曹存心医案全集

（清）曹存心 著

欧阳八四 周曼 欧阳怡然 辑注

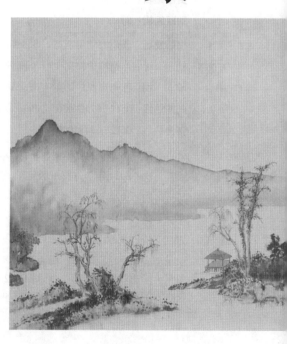

苏州大学出版社
Soochow University Press

图书在版编目（CIP）数据

曹存心医案全集／（清）曹存心著；欧阳八四，周曼，欧阳怡然辑注. —苏州：苏州大学出版社，2022.7
ISBN 978-7-5672-3950-0

Ⅰ.①曹… Ⅱ.①曹… ②欧… ③周… ④欧… Ⅲ.①医案－汇编－中国－清代 Ⅳ.①R249.49

中国版本图书馆 CIP 数据核字（2022）第 079146 号

书　名：曹存心医案全集
　　　　Caocunxin Yian Quanji

著　者：（清）曹存心

辑 注 者：欧阳八四　周曼　欧阳怡然

责任编辑：吴　钰

助理编辑：郭　佼

出版发行：苏州大学出版社（Soochow University Press）

社　址：苏州市十梓街 1 号　邮编：215006

印　刷：苏州市深广印刷有限公司

邮购热线：0512-67480030

销售热线：0512-67481020

开　本：787 mm×1 092 mm　1/16　印张：27.75　字数：529 千

版　次：2022 年 7 月第 1 版

印　次：2022 年 7 月第 1 次印刷

书　号：ISBN 978-7-5672-3950-0

定　价：98.00 元

图书若有印装错误，本社负责调换
苏州大学出版社营销部　电话：0512-67481020
苏州大学出版社网址　http://www.sudapress.com
苏州大学出版社邮箱　sdcbs@suda.edu.cn

序言一

习近平总书记指出，中医药学凝聚着深邃的哲学智慧和中华民族几千年的健康养生理念及其实践经验，是中国古代科学的瑰宝，也是打开中华文明宝库的钥匙；传统医药是优秀传统文化的重要载体，在促进文明互鉴、维护人民健康等方面发挥着重要作用，中医药是其中的杰出代表。这些重要的论述深刻阐述了中医药的历史价值、文化价值、现实作用，是坚定民族自信、文化自信的重要支撑。

中华医药，源远流长，吴门医派，独领风骚。3 000多年前的"泰伯奔吴"，开启了吴地的历史，吴地的中医药历史也拉开了序幕。2 500多年前的"子胥筑城"，开始了苏城的文化积淀，"勾吴"土著文化与中原文化、楚文化相互交融而形成的吴文化，犹如一颗璀璨的明珠，散发着熠熠光辉。吴中医学作为吴文化的重要组成部分，在漫长的发展历程中，将传承作为发展的根柢，将创新作为发展的驱动，探索真理，勇于开创，筑就了中医发展的里程碑，攀登了医学发展的新高峰。"吴中多名医，吴医多著述，温病学说倡之吴医"，成为吴门医派生动的写照。

以习近平同志为核心的党中央，坚持以人民为中心的发展思想，坚持把保障人民健康放在优先发展的战略位置，以人为本，人民至上，生命至上。中医药的发展被提到国家发展的战略高度，《中共中央 国务院关于促进中医药传承创新发展的意见》《关于加快中医药特色发展的若干政策措施》《国务院办公厅关于印发"十四五"中医药发展规划的通知》等一系列重要文件，为新时期中医药的发展描绘了宏伟的蓝图。

中医药的优势在于其良好的临床疗效，中医药的发展需要与时代要求紧密结合，切实把中医药这一祖先留给我们的宝贵财富继承好、发展好、利用好，历史赋予了广大中医药工作者义不容辞的责任。"守正创新，传承精华"，继承是创新的基础，汲取前人的学术思想与临证经验，加强中医药知识的活态传承，为中医药的创新发展提供了源源不竭的动能。苏州市吴门医派研究院、苏州市中医医院加强对吴门医派的传承保护，推动中医学术流派的发展，组织人员对吴门医派相关古籍文献进行整理利用，陆续出版"吴门医派传承发展系列"丛书，将对发扬光大吴门医派学术、丰富吴文化的内涵起到积极的作用。

　　"促进中医药振兴发展，加强中西医结合。"2020 年政府工作报告部署了中国特色卫生健康发展模式的重点工作任务，中医药发展遇到了前所未有的天时、地利、人和的大好时机，吴门医派更需要抢抓机遇，快速发展，筑高地，建高原，攀高峰，传承精华重"当归"，守正创新谱"神曲"，为中医药传承发展做出新成就，为苏州打造"健康中国典范城市"做出新贡献，在构建人类卫生健康共同体的伟大实践中，贡献中医的力量，贡献吴门医派的力量。

苏州市卫生健康委员会主任　

2022 年 4 月

序言二

苏州位于长江中下游，四季分明，气候温和，土地肥沃，物产丰富，作为我国久负盛名的历史文化名城，2 500 多年的风云激荡，兴废存亡，孕育了名重天下、精彩纷呈的吴文化。苏州的魅力，既在于她浩瀚江湖、小桥流水的自然风情，更在于其灵动融合、创新致远的人文精神。

"吴中"是苏州的古称，人们习惯将这块土地上的医生称为"吴医"。《吴医汇讲》载录了 30 多位吴医 100 余篇医学文稿，从而使"吴医"为天下周知。如果说"吴中医学"是吴地传统医学行为的自然结果，那么"吴门医派"就是蕴含了吴地医家群体学术精髓的理论体系，温病学说、络病理论、痰病学说、脾胃分治论等，犹如一粒粒太湖珍珠，在医学桂冠上熠熠闪亮。从吴中医学到吴门医派，是吴中医家对传统中医理论的突破和升华，体现了吴中医家对真理的探索和对学术创新的追求精神。

吴门医派肇始于元末明初，鼎盛于明清，发展于新中国成立后。吴中医学的发展历程，也是中华医药传承发展的剪影，体现了中华医药传承与创新发展的灵魂。吴门医派有着庞大的医家群体、鲜明的学术主张，在中医学术流派中占据着重要的历史地位，对近现代苏州地区中医临床实践和学术理论，乃至苏州城市文化，有着深刻的影响，和苏州评弹、吴门画派等一样，成为吴文化的重要组成部分，不断为中华传统文化注入新的活力。

文化需要传承，文化自信是一种力量，国家将振兴传统文化提高到战略层面，昭示着文化传承是中华民族伟大复兴的重要举措。医学需要发展，发展的根基在于继承。党的十八大以来，以习近平同志为核心的党中央，坚持以人民为中心的发展思想，把中医药工作摆在更加突出的位置，出台了一系列支持中医药传承发展的纲领性文件。《中共中央 国务院关于促进中医药传承创新发展的意见》更是指出，传承创新发展中医药是新时代中国特色社会主义事业的重要内容，是中华民族伟大复兴的大事。中医药振兴发展迎来天时、地利、人和的大好时机，切实把中医药这一祖先留给我们的宝贵财富继承好、发展好、利用好，是广大中医人乃至全社会的共同责任。

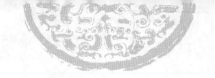

　　苏州市中医医院、苏州市吴门医派研究院是吴门医派的主阵地、主战场，也是吴门医派传承创新发展的排头兵、领头羊。秉承"两院一体、共同发展"的理念，传统与现代相彰，传承与创新并举。我院始终坚持"以名医带名科，以名科铸名院"发展战略，落实《苏州市传承发展吴门医派特色实施方案》，不断深化中医药改革，传承发展吴门医派特色，发挥中医药防病治病的特色优势，进一步健全中医药服务体系，提升中医药服务能力和质量，推动全市中医药事业高质量发展，加快建成省内领先、全国知名的现代化综合性中医院。

　　翻开历史的画卷，吴中名医，灿若群星，吴中医籍，汗牛充栋。时不我待，吴门医派的历史遗存，亟待我们加以挖掘整理。广大吴医人用担当兑现承诺，用行动书写使命，对标工作要求，"梳理挖掘古典医籍精华，推动中医药传承创新发展，增进人民健康福祉"，将陆续整理出版"吴门医派传承发展系列"丛书，传承精华发古义，守正创新融新知。

苏州市中医医院院长

2022 年 4 月

总目录

过庭录存

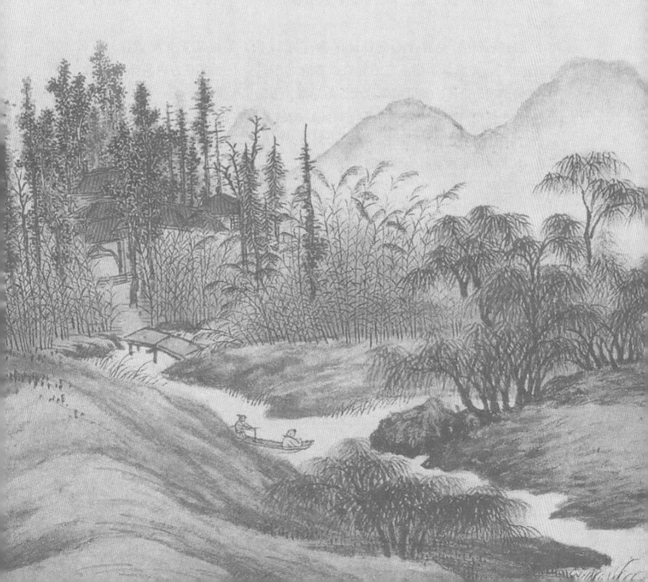

整理说明

《过庭录存》为医案类著作，一卷。大约成书于清道光十四年甲午（1834），又名《曹存心遗方》，初刻于清咸丰九年己未（1859）（吴文澜校刻本），重刻于清光绪七年辛巳（1881）。1924年裘庆元依据江苏刘哲明的抄本将其编入《三三医书》中，仅有14案。比较《三三医书》所载《曹仁伯医案论》与《过庭录存》明异实同，仅2案互异。案语、药方偶有差异，应该是门下弟子各自抄录所致。

《过庭录存》是曹存心的临证医案，共25则。案由其子文澜录存，故名"过庭录"。文澜承家学，克绍箕裘，亦有名于时。本书主要为内科杂证治验，医案偏于理论论述，颇可揣摩曹氏诊治思维，为医家所重。

此次整理出版以清咸丰九年（1859）初刻本为底本，并与《三三医书》之《曹仁伯医案论》相参。原书为竖排、繁体，今作整理为横排、简体，以方便阅读。力求保持原抄本原貌的同时，逐一加以句读、点校。对难以理解的词句，适当加以注释。

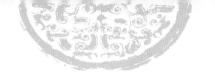

程 安徽

先生之病，素禀湿热，又挟阴虚之病也。湿者何？地之气也。热者何？天之气也。天地郁蒸，湿热生焉。地天交泰，絪蕴生焉。生生不息之机，妙合于其间。禀而受者，湿热元气混合一家，出自先天，牢不可破。较之外感、内伤之湿热属在后天者，一扫而尽，岂可同日语哉！设使薄滋味，远房帏，不过生疮动血，幼年所患之等症而已。惟从事膏粱，更多嗜欲，外增湿热，内耗阴精，则脏腑营卫常有春夏之情，而无秋冬之气，无怪乎其亥年之风火相煽，耳苦于鸣，岂非阳气万物盛上而跃之一验乎？当斯时也，静以养之，则脐冷、齿痛以下见症之外，犹可相安于无事。何乃火上添油，喜功生事，陡然头昏面赤，一派炎炎之势，甚至火极似水，阳不成其为阳，热不成其为热，肝经之火，督脉之阳亦从而犯上，失其本来之面目矣。近闻引火归源，以为甘温能除大热。嗟乎！未闻道也。甘温能除大热者，良以下极阴寒，真阳上越，引其火归其源，则坎离交媾，太极自安。若夫阴虚湿热蒸动而上者，投以清滋，尚难对待，断不可以火济火，明犯一误不可再误之戒。然清已有法，滋亦频投，饮食能增，身体能胖，外有余矣，而色色不能久立久坐[1]，即病机中万物阴阳不定、未有主也之条。际此外盛中空，下虚上实，用药实难。尝见东垣之清燥汤、丹溪之虎潜丸，润燥合宜，刚柔协济。张氏[2]每赞此两方，始克有赖，何乐而不即用之耶！无如药力之所以载行者，胃气也。胃属阳明，阳明中土，万物所归，湿热窃踞，亦久已薰蒸，传为吐血嗽痰，鼻塞噫气，二便失调，正是九窍不和，都属胃病。欲安内脏，必先清其外腑，又为第一要着。至于秋末冬初病甚者，十月坤卦纯阴，天已静矣，而湿热反为之动，肾欲藏矣，而湿热仍为之露，致邪失正，能不令病之更进一层乎？附方谨复。

青盐 四两　甘草 八钱　荸荠 一斤　海蜇 二斤　萆薢 一两　饴糖 八两
橘叶 五钱　霞天曲 一两五钱　十大功劳叶 一斤　刺猬皮 一两五钱

上[3]药为末，竹沥和水泛丸。每服三钱，清晨开水送下。服完后，合虎潜丸全料[4]，同合常服。

汪 杭州

承示病源，阳分比阴分更亏，显有明征。阴亏而用十全、养荣等法，责重乎

---

〔1〕色色不能久立久坐：语出《素问·脉解篇第四十九》，"色色"两字疑有误，《针灸甲乙经》作"邑邑"。"邑"通"悒"，邑邑指心神不宁的样子。
〔2〕张氏：张璐。《张氏医通》卷六"痿"中有对此案的论述。
〔3〕上：原文为"右"，今改竖排为横排，故改之，下同。
〔4〕料：原文为"科"，系笔误，据《曹仁伯医案论》改。

阴，寓以阳药，本属和平之剂。良以秋分在即，燥气加临，不敢责重乎阳，以燥就燥，反增燥病焉耳。然于膏方下云"后日可加附、桂，斟酌用之"一语，早已言之，非不见到也。盖天地之气半月一更，人身之气亦半月一更。八月而至九月气已两更，病势不除，饮食反减，明明阴得膏滋而无病，阳得膏滋而更衰，一月之间阴阳偏胜，一膏之内功过相抵，可叹补偏救弊，因时制宜，应接不暇也。所言廿七、廿九两日霜降始寒，寒气外侵，痰饮内动，动见青黄绿水，尚属阳明胃腑。至于黑色，已自胃底而来，肾虚水泛，脾虚积饮，已见一斑。然神气困顿，面色青浮，脉见双弦，以昭阳气不充，痰饮内聚宜矣。而反忽然牙齿浮疼，加以口舌酸甘，呃忒于胃，冲逆于胁，变出一番火气者，肝火也，肝气也。气火之横逆，不外肾虚无以涵木，木旺顺乘脾土，此等气不足即是寒之根底，反见气有余便是火之情状，所谓本寒标热是也。夫惟本寒标热，岂非阳气之虚，较之阴气更进一层耶？此时论治，离照当空，始可阴霾四散。宗风虚则炽、痰寒则壅之训，而出一星附散法，以助脾阳。俾虚风寒痰不相互结，非独分解病情，而且土旺用事，更合机宜。如一立冬，又不可以纯阳无阴之品，施于久病阴血本亏之体。冬月宜藏之令，即以此方分两三分之一，日进一服，参入前定膏滋方中，只须五钱，清晨服下，傍晚再服水泛金匮肾气丸一钱五分，淡盐汤送下，以占冬至阳生，勿药有喜。至于黑锡丹、控涎丹，本来合式。因病处方，随机应变，相时而动可也。须俟尊处高明权之。

胡 西汇

天之热气下，地之湿气上，人在气交之中，无隙可避。虚而受者，即名曰暑。暑之为言，有湿有热，不言而喻。夫暑先入心，暑必伤气，气分之湿不为之先除，则所留之热必不能外出，所以暑湿热三气交蒸之先，务须消去其湿，正合古人消暑在消其湿之旨也。然湿邪一去，热气即从外达，又名暑热，不名暑湿，一气而有两名，前后之用药亦异。盖以热则伤阴，气亦更弱，无怪乎鼻衄旧恙上从清道而出，身体困倦，饮食渐减，脉转弦数，阳分更热，口内知干，种种见其虚中有实之象焉。但暑邪一症，河间每论三焦。现在头额昏蒙，邪热偏于中上，惟衄去多，虚在下焦阴液。如此细诊，断在少阴不足，阳明有余，有何疑惑哉！拟景岳[1]玉女煎法，俾得中下焦热气薰于肺者，悉从暗化，而下焦之阴气，亦不再伤。仍不出乎刘氏[2]三焦治例，未识当否？

---

〔1〕景岳：张介宾，字会卿，号景岳，明代著名医家，著有《景岳全书》。

〔2〕刘氏：刘完素，字守真，金元四大家之一，河间（今河北河间县）人，故又称之为"刘河间"，著有《素问玄机原病式》《宣明论方》等。

细生地　煨石斛　淮牛膝　麦冬　肥知母

萧 藩署

人年四十，阴气自半，从古至今，未尝不若是也。惟尊躯之所独异者，正在湿痰素多，阳事早痿耳。尝阅医书，夜卧臂在被外者，每易招寒而痛，露臂枕儿者，亦易受寒而痛。此间之痛，虽非二者可比，而其起痛之因，本于卧在竹榻。竹榻之性寒凉者也，日日卧之，则寒凉之气未有不袭筋骨，较之前二条之偶伤筋络者，更进一层矣。所以阳气不宣，屈伸不利，痛无虚日，喜热恶寒。仲景云：一臂不举，此为痹。载在《中风》门中，虽非真中，而却类中之机，岂容忽视。现在治法，首重补阳，兼养阴血，寓之以驱寒，加之以化痰，再取经络通之，则一方制度，自不失君臣佐使焉。

制川附　党参　片姜黄　炙草　大熟地　当归　白芍药　橘红

风化硝　桂枝　西羌活　沉香　海桐皮　枳壳　野於术　茯苓　绵黄芪

阿胶　制半夏　虎掌

上为末，取竹沥一茶碗，姜汁二调羹，入淡蜜水泛丸。

朱逢辰 次诊，松江

左升太过，右降不及，何经之病？曰：左属肝，右属肺，肺肝同病，自然升降失常。然肺为五脏华盖，肝脉布于两胁，此左升仅属于肝，右降反属于肺，何也？盖肝体在旁，肺体在上，只就位置而言。若论其作用，《内经》又曰：肝居人左，肺居人右，右之不降，肺正失其用也；左之过升，肝反多所横逆之用也。横逆之邪加于清肃之所，木寡于畏，反侮于金，无怪乎身半以左之气旋之于右，既不能透彻于上，亦不能归缩于下，有如邪正相争，盘旋胁部，直至得下后与气则快然如衰者。木究克于金，而仍下泄于土也。夫土曰稼穑，作甘者也。木曰曲直，作酸者也。口甘带酸，痰唾亦然，何莫非土受木乘之过，木亦太刚矣哉。谁能柔之，惟有左金一方，以为克木之制，则木正其体，金得其用，何患升降之不得其常耶！

左金丸

复朱逢辰书

接读手书，荷蒙锦念，谢谢。所谕气火益炽等证，即古语云"气有余，便是火"。气从左边起者，肝火也，左金丸主之，当归龙荟丸亦主之。今既左金一丸如水投石，自宜以当归龙荟丸继之于后，未尝不可为法。惟我先生有"为痛为血不可不预防"一语，出自高明，定有灼见。弟始而骇然，继且茫然，几不知笔从何处着矣。我先生如饥如渴，以望一方，惟速为贵。而弟又刻无暇暑，夜以继日，有者求之，无者求之，必得一左之右之、无不宜之之要法，然后可以复书。非敢缓也，盖有待也。端午日下问者少，徒辈聚在一堂，讲论百病皆生于气，遂有九气[1]不同之说。气本一也，因所触而为九。夫怒与思为九气中之二焉，思则气结，《内经》自为注脚云：思则心有所存，神有所归，正气留而不行，故气结。先生有之。至于怒则气上，甚则呕血，怒则气逆，筋缓，发于外为痛疽。古人亦载于气门，以昭邪郁必变，久病入络，非无意也，先生亦有焉。弟即从此领悟曰：怒有形于外者，亦有不形于外者。形于外者，暴怒伤阴；不形于外者，郁怒伤肝。惟其郁也，木即不能畅茂条达，反来横逆，则气郁于中者，势必火炎于上。金受火刑，有升无降，痰血热辣一病于肺，痞满闷塞再病于脾。脾肺同病，则胃家之痰食无力以消，胆经之木火从而和之。将来血溢于上，痛肿于经络，增出一番新病，诚不能不未雨而绸缪也。然为痛为血之枝叶，仍不外乎气郁为火之根底。治病必求其本，因思气从左边起者，条内有"久患气结，诸药不效者，先服沉香化气丸，以开其结"之文，不独将来之变病可以预防，即现在之气火升腾亦为合剂，而况右脉弦强，即土郁夺之之法耶。惟沉昏化气丸重剂也，权宜用之而已。元虚久病之体，于病不能不用，而亦不可多用，清晨宜服八分，晚服逍遥、六君辈，调之补之，以为实必顾虚之计。未知是否，请正。

朝服沉香化气丸，晚服逍遥散合六君子汤（去半夏、人参，加北沙参、川贝）。

吴 嘉善

大小便易位而出，名曰交肠。陡然气乱于中，原属暴病。不料迟之又久，肠间秽物归并膀胱，悉从小便而出，较之交肠症似是而实非矣。良由瘀血内阻，大肠废而不用，幽门辟为坦径，阑门不司泌别，舍故趋新，舍宽趋隘，日瘠一日，漫无愈期。窃恐元气不支而败，此时论治，必须故道复通，瘀血渐消，庶乎近理。

旋覆花　新绛　青葱管　归须　柏子仁　首乌　荠菜花
另：用旧乌纱帽一顶炙灰，每服钱半，温酒下。

李 常熟

惊悸起因，传为颤振，继以痤癗不宁，左脉细软，右关弦数。数则为火，弦则为痰，细软又主乎虚，虚在肝肾，兼以痰火结于脾胃，所以能食少运，肢体软

---

[1] 九气：指怒、喜、悲、恐、寒、炅（热）、惊、劳、思九种不同致病因素。《素问·举痛论》曰："百病生于气也，怒则气上，喜则气缓，悲则气消，恐则气下，寒则气收，炅则气泄，惊则气乱，劳则气耗，思则气结。九气不同，何病之生？"

弱，口燥身麻也。连日固本，既属安适，无容更张。惟痰火内胜，不得不以十味温胆法加减佐之，以为标本兼顾之计。俾得虚不再虚，实者不实，未知是否。

人参　大熟地　天冬　大生地　茯神　柏子仁　枣仁　石决明

橘红　当归身　川贝　鲜竹茹　龙齿

次诊　颤振一症，振乃阴气争胜，颤则阳气不复，其势之来，上冲则鼓颔，四散则肢动。至于肉瞤筋惕，不过来势之轻者。治此病者，平补镇心而已。惟肝不藏魂，寤寐失常，胆又内怯，惊悸时作，加以痰火串入其间，法须兼备，冀免厥塞。

人参　龙齿　当归身　远志　茯神　麦冬　橘红　大生地　枣仁

川连三分,拌炒　胆星　秫米　半夏竹沥拌　石决明　钩藤　竹茹

三诊　颤振不发于冬至，已责阳气不复，此在冬至以前发者，尤为阳气不复，不言而喻。至于阴气争胜，似未可解，而不知阴气之得以争胜者，皆为阳气不充，未经来复之故。若能来复，则阴气何能争胜？然阴之争胜固已，而其所争所胜之阴，究系何物邪气？曰肝属阴，痰亦属阴；痰生于脾，脾经所生之痰，内因肝经之阴火下动，动则生风，痰亦随之而逆，此颤振之所由来也，岂独"诸风掉眩，皆属于肝"而已哉？惟本有惊悸，此因颤振而更剧，无怪乎其寤多而寐少。

人参　冬术　茯神　炙草　半夏　陈皮　大生地　麦冬　归身

白芍　酸枣仁　远志　秫米　竹茹　石决明　钩藤

先服磁朱丸二钱，陈皮汤下。

张　嘉兴，王店镇

细绎病源，本属暑、湿、热三气之症也。始以湿秘，后以热结，所感暑邪，由此久恋。然此就初中末三者而道其常，尚未言其变。所变者何？昔肥今瘦。肥人多湿，瘦人多火，湿已化火，火已就燥，而况更有变者。痰结肺经而取效葶、杏，热结肠间，又增大便如栗，甚至与大肠相为表里之金，同受火刑，皮肤燥脱。岂非湿生痰，痰生热，热生风之一验乎？若夫水液浑浊，皆属于热，内热生痿，不能起床，鼻之燥，耳之鸣，眼之泪，热象不一而足，阴亦不一而伤。至于口中不渴，似属令人不解，然亦不难。久病入络，络主血，血主濡，所以但干而不渴耳！宗"无阴则阳无以化"立法。

鲜首乌　石决明　柏子仁　方解青盐　怀牛膝　白杏仁　姜水炒山栀

郭　薛家湾

阴络伤则血内溢，血内溢则后血。血之从后出者，已经数载，时发时止，未

有甚于去年也。今春营血日亏，卫气益虚，虚[1]则气不摄血，血亦因咳而来。阳络更伤，中焦失守，不独肝肾内虚，而且浮肿于前，喘促于后，甚至饮食不思，恶心欲吐，脉来数疾无伦，竟有阴从下脱，阳从上脱之意。急急大补，俾得抱一不离，方为幸事，然恐鞭长莫及。

人参　麦冬　五味子　坎炁　牡蛎　龙骨　干河车　蕤仁　茯神

川柏　酸枣仁

转方悬拟：加黄芩、伏龙肝。

复诊　喘之一症，已得大补而平，可见肝、脾、肾三经，亏之已极。姑置勿论，现在脉芤且弦，其名为革，以昭血络空虚、元气难摄之象。夫惟元气难摄，所有湿邪下注为便溏，外走为浮肿，上逆为咳痰，甚至阴络伤血内溢之下，更有阳络伤血外溢之症。似此中虚少纳者遇之，窃恐不堪磨耐，仍起风波而败，不可忽略。

制川附七分，青盐一分拌炒　大生地三钱　白芍二钱　阿胶钱半　生於术钱半　五味子七分　人参七分　麦冬钱半　干河车三钱　炙甘草四分　牡蛎一两　泽泻钱半　葫芦巴二钱　巴戟肉二钱　枣仁二钱　乌梅一钱　伏龙肝一两

陶　昆山

湿有五，肥人之湿多起于脾。脾主湿，又主土，土气不旺，湿邪无路可出，则变而为痰，化而为热，所谓"湿生痰，痰生热"是也。湿热痰体，亦既有年，姑置忽论。且论病经两候，痛泻起因，继以寒热往来，一日二三度发，其间呃忒频频，七日而止。显系冷风外感，内从少阳而入，里气不纳，上逆冲激，出入无定使然。当时汗出太多，虽有口苦呕恶等症，却难和以小柴胡汤。现在汗已不少，吐亦未除，下又通矣。三法自行，而疟疾仍作，胸前痞闷，脉右软滑，左觉空弦，神情困倦，语言无力，饮食不思，中气大虚，邪气还盛。汗、吐、下三法，既不可施，惟有和、寒、温三例，尚可以行。尝念丹田有热，胸上有寒，白苔滑者，仲景曾出黄连汤一方，喻氏师之，以为和上下法之计。又念汗、吐、下三法之后，胸前作痞，噫气不舒者，仲景用旋覆代赭汤，通其阳，镇其逆，俾得呃不再起。想亦未始不合，如此治法，不独为新病而设，即旧时之湿热生痰亦与焉。和方之制，和其不和者也。不和于已虚之后，窃恐虚波暗起，未可忽略。

川连　干姜　炙草　旋覆花　人参　半夏　桂枝　代赭石　白芍

---

[1]　虚：两个"虚"字，原文为"空"，今据《曹仁伯医案论》改。

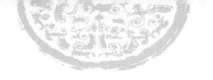

陈皮　生姜　草果仁　红枣　茯苓

晚诊

　　加制川附_{青盐拌}　冬术_{姜水炒焦}

次日复诊　今晨寒热又作，来势颇轻，呕亦稍松，苔又渐薄。所受风寒湿热，却有暗化之机，似属佳兆。无奈脉之弦滑，多带空象，元气阳气，实已内虚，虚而有邪，不得不以扶正化邪为法，盖恐邪未尽而正先尽耳。

　　制川附　於术　人参　草果仁　淡干姜　桂枝　炙草　旋覆花

代赭石　茯苓　川连　制半夏　制川朴　白芍　生姜　大红枣

　　绎此病风邪外感，内蒸湿热浊痰，古人所谓夹病，此等症是也。何以见之？风入少阳则为寒热往来，半在表，半在里，出而与阳争则寒，寒宜不饮；入而与阴争则热，热宜发渴。此乃寒喜热饮，热反不渴，若无湿热痰浊，何以如是。是故白苔满布，面色晦滞，脉弦又滑，尽带空濡之象。欲去其风，必须化湿、化痰、化热，以除兼夹之邪，则风邪寻路而出，不被兼夹所持矣。然热自痰生，痰从湿化，即欲化痰化热，先宜化尽湿邪。嘉言云：舍助阳别无驱湿之法。明示人以温通为主。将来附子理中、连理辈，一定章程。其中损益，尤须临病斟酌，活法在诸高明也。设使兼夹之邪日化一日，而疟机未脱，仍可用小柴胡汤和之。或寒热渐轻，但师其意，不取其方，亦无不可。诸高明自有洞见，何庸多议。此不过主人之嘱，聊以应命而已。

　　华_{甘露}

大少君之病，伏暑晚发之病也。暑邪者何？天之热气下，地之湿气上，人在气交之中，无隙可避，感而受者，遂病为暑。假使发于当日，其邪易达，其气未深耳。惟深伏三焦，直至秋晚而发，道远气深，自内达外，焉得一病便轻，所以病经十有三日，日重一日矣。然伏邪仅在三焦，不过寒热分争之下，所见者无非胸前痞闷，口中甜腻，二便失调而已。兹乃肢麻不已，更见厥逆，显系所患之邪，不从三焦而出，反入于肝。肝者将军之官，其性横逆，上犯肺经，则为厥；旁流中土，则见为麻。麻、厥并至，不惟邪盛，早见肝阳逆矣。然肝阳之逆，暑气之侵，亦非无故而作，必由风喜伤肝，未病之前先招风气，引动伏邪。加以阴气素虚，肝失所养，所谓最虚之处，便是容邪之处。三焦之病，累及乎肝，最为恶候，能不虑其虚不化邪，厥逆频频乎？所幸者胆亦受暑，胆属少阳，其机为枢，有出入之意焉。是以寒热之势变为寒热往来，间日而作。俾得病情从此渐轻，不独肝脏之邪，可以外传于府，即留在三焦者，亦可望其归并也。但少阴本

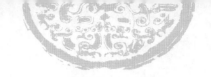

虚,脉弦而𢿫,最怕欲化不能,亦恐半途而废。邪实正虚,用药最难,权就寤言不寐,多梦纷纭,邪在胆经为甚者,立方候正。

人参　生地　竹茹　羚羊角　枣仁　枳壳　龙齿　省头草[1]

茯苓　当归　灵草　制半夏　橘红

 邵 绍兴

东方生风,风生木,木生肝。肝居人左,全赖血以濡之。又属刚脏,须凭水以涵之。肾水本亏于下,心血更耗于上,肝失其养,木性横逆,有升无降。无怪乎其卧则归于肝之候,魂不藏,气反逆,少腹一冲,直至胸膈,心为之悸,身为之摇。风从内起,始而母病及子,继以子病及母。所谓"诸风掉眩,皆属于肝",又谓"上升之气,自肝而出",此等证是也。夫肝者,将军之官,非柔不和。下滋肾水,上清心火,以养肝木,仍不出乎专理肝经例治,舍许学士[2]真珠母一法而何!

石决明　熟地　茯神　柏子仁　西党参　归身　沉香　酸枣仁

香犀角　龙齿

邵 松江,米家角

太翁之病,肝肾素虚,肺胃新感之病也。夫肝属乙,肾属癸,乙癸同源,病则俱病,往往如此。花甲之年,即使不病新邪,筋骨间早已空虚,何堪再经磨耐。岂料寒热陡发,直至一候有余而解。解则急急补之,犹恐填而不足,乃又经食复[3],消克之剂,在所必需。幸而外热递减,内热不清,已虚而益著其虚,咳嗽更剧,浊痰黏腻,出而不爽,气息短促,形神困顿,饮食不思。病势有加无已,因病致虚,因虚益病,互相为患者也。至于舌色或黄或白,现在又多剥象,左胁曾痛,两膝常屈,卧床不起,小溲仍黄,干而不渴,加以音不扬,睡中语。显系肺胃两经之热,既不能从外而泄,又不能从上而清,邪无出路,断无中道而立之理,势已逼入下焦,两伤肝肾。邪之所凑,其气必虚,留而不去,其病为实。实则泻之,虚则补之,以使补不碍其邪,泻不伤其正,一举两得,方合实必

---

〔1〕省头草:佩兰的别称。

〔2〕许学士:许叔微,字知可,南宋医学家,曾为翰林学士,人称"许学士"。许氏著《普济本事方》(又名《类证普济本事方》),载"真(珍)珠母丸",药用珍珠母、酸枣仁、柏子仁、龙齿、当归、熟地、人参、茯神、沉香、犀角,用以滋阴养血,镇心安神,故称真(珍)珠母法。

〔3〕食复:病证名,指大病愈后,因饮食失节而致复发者。《素问·热论》:"热病已愈,时有所遗者,何也?"岐伯曰:"诸遗者,热甚而强食之,故有所遗也。若此者,皆病已衰,而热有所藏,因其谷气相薄,两热相合,故有所遗也。"《诸病源候论·时气食复候》曰:"夫病新瘥者,脾胃尚虚,谷气未复,若即食肥肉、鱼、饼饵、枣、栗之属,则未能消化,停积在于肠胃,使胀满结实,因更发热,复为病者,名曰食复也。"

顾虚之计。此等立法，似乎从症而未及脉，然所诊之脉，亦无不合之理。右寸关部弦而且滑，左尺关部细而且数，数则为热，滑则为痰，弦主乎肝，细主乎肾，岂非肺胃两经之热痰正盛，肝肾两经之虚气大昭？无怪乎其气从左逆，卧不能侧，更著上实下虚之证焉。为日已久，肺失清肃之司，相傅无权，肾失封藏之本，作强无主，而来此喘息。标本都伤，何恃不恐？必得药随病转，首能呼吸调和，庶几循循而治，否则气不归原，难卜其旋元吉矣。

　　　大生地　人参　天冬　竹茹　橘红　羚羊角　茯神　枣仁　川贝

　　归身　生蛤壳　骨皮　桑皮

　　复诊　清养之下，弦滑脉象较昨颇缓。然肺受热伤，每易成痿，不可不虑。

　　　前方加冬瓜子　丝瓜络

　　次日复诊　喘出于肾，关于肺，标本同病，始而邪盛，继以正衰，大非久病所宜。热在上焦者，因咳为肺痿。仲景早已言之，非无意也。肺之一脏，外为热火所烁，内被肝火上燔，金不生水，水不涵木，木反侮金，其畏如虎。转与复脉汤治其下，苇茎汤治其上，以冀弋获。

　　　灵草　人参　大生地　麦冬肉　阿胶　枣仁　冬瓜子　丝瓜络

　　桑皮　苡仁　川贝母　肥知母　骨皮　蛤壳

　　转方　细绎病源，总不外燥之一字。燥万物者，莫熯[1]乎火。火有虚实，金必受刑，清养之下，咳呛气息，不过小效者，肺中之实火稍清，而虚火之上炎，不能归缩于下也。是以黄痰之外，更见粉红，舌干糙燥，便结小坚，肌肤干热，甚至手震睡语，以昭热极生风，液涸风动之象焉，何必以脉之左者反浮，右者反细，而后知五志厥阳之火，亦从而暗烁其金乎。当此肺已痿矣，束手无策，然又不能坐视，惟有资液救焚汤，虽曰鞭长莫及，亦不得不以润万物者，莫悦乎泽之思，以冀吉人天相。

　　　资液救焚汤[2]

　　陈 茜墩

　　夏间伏暑，直至秋末而发，亦云晚矣。晚则其道远，其气深，横连于膜原，外发于阳明。所以初发之时，仅见蒸热，虽得汗泄，而不能解。今已二十日矣，

---

　　〔1〕熯：音同"汉"，有"干燥"的意思。
　　〔2〕资液救焚汤：喻嘉言方，用生地、麦冬、人参、甘草、阿胶、胡麻仁、柏子仁、五味子、紫石英、滑石、寒水石、犀角、生姜、西牛黄。

曾经化火，发渴发干，阴分必伤。伤阴化燥，本属暑邪见症，而况阳明中土，万物所归，尤易化火伤津者乎？然阳明化火伤津，不过清之养之而已，尚可有为。无如所患之火，内挟饮食之积，结而不开，盘踞小肠，上升则口糜，下注则便泄，泄还不已，转而为痢，其色黄而带灰，红而带白，便则多痛，以昭邪盛则实之意焉。设使胃家气旺，肾脏不虚，而用攻克之剂，尚可以胜其任者，原为幸事。而饮食不思，神情困倦，面白带青，肌肉暗削，小便不多。少阴阳明两经之生气索然，津液告涸，急须补助，已恐鞭长莫及，岂能再用攻克。诊得右脉弦数，左部细小。细小为虚，弦数为实。虚中有实，用药两难，惟有猪苓汤一法，最为痢后阴伤所合，然下焦可治，而中焦之结者，肝阴之亏者，仍未得以兼治，参入六一散[1]方，佐以芍药甘草汤，一方而三法备焉，以冀弋获，否则悠悠忽忽而脱矣。

　　猪苓　阿胶　赤苓　泽泻　红曲　甘草　芍药　滑石
　　取荠菜花一两、荸荠四个、海蜇二两，煎汤代水。

　　又次诊　进猪苓汤后，所见下痢已减其半，所化之邪亦减其半，所以唇之肿者已消，齿之垢者能清，以及右脉之弦数者能缓能和，似属佳兆。然左脉细小，按之仍属无神，且兼关部带弦。弦主乎肝，细小无神又主乎真阴不足，惟以不足之真阴，难以涵养肝木，肝木顺乘中土，尤为易事。如土中尚属有权，往往于病邪消化之后，胃口渐开，生机可望。此乃胃中之津液早被热气所伤，又为下痢所劫，一伤一劫，杳不思谷，干哕恶心，所谓津劫病至，津竭祸来，此等症是也。若论小肠盘踞之邪，痛势仍然，按之未减，而其位置已近乎少腹，而不连于胁部，势欲下行，还未归并大肠，即使贻患将来，不过为痢为血，尚可徐图。惟此虚态百出，变生眉睫，能无惧乎？然则阴尽痢止，最为危候，不得不宗"七虚三实，扶正为先"之训，而回元气于无何有之乡，再图侥幸。

　　人参　北五味　麦冬　银花　甘草　荸荠　白芍　青皮　丹皮
　　川贝母　橘白　牡蛎　花粉　人中白
　　取炒香谷芽五钱，煎汤代水。

陆 唯亭

阴亏之体，肾家一水本来不胜两火，此《内经》仅道其常也。兹更有变者，烦劳之下，火从内起；炎暑之威，火自外逼，内外两邪合而为一。以肾水久虚者当之，则阳络受伤，血从外溢，溢而未清，变为咳嗽，甚至有声有痰连连不已，

----

〔1〕 六一散：原文为"青六一"，似有误，今据《曹仁伯医案论》改。

饮食虽可，肌肉暗削。自秋及冬，正属金水相生之候，见症尚和，自觉相安于无事，而不知仲春木旺亦反侮金。金者肺也，肺失清肃则音不扬，咽中痛，其喉为痹，以昭一阴一阳之火气内结，金受其累，渐成损症矣。然脉形细数，尚未见促，阴火虽旺，阴液未竭。缓以图之，日进滋补，俾得夏至阴生，其旋元吉。现在脉虚火甚，物难下咽，最为吃紧之时，非清不可，非补不可，斟酌于二者之间，惟有钱氏补肺阿胶散法，可以加减用之，似乎合式。

阿胶　马兜铃　甘草　牛蒡子　花粉　猪肤　川贝　淡秋石

凤凰衣　麦冬　粳米　濂珠粉　大生地　甜杏仁

另：水泛六味丸三钱，清晨淡盐汤送下。

陆　平望

红疹属血，白㾦属气，气血同病，㾦疹并发，发则病宜解矣，神必清矣。兹乃既发白㾦，又发红疹，而神反昏沉，身热不退，气息短促，加以舌缩质红，其苔灰薄，遍身自汗，足胫逆冷，小便自遗，本来咳嗽，今反寂然，水饮与之则咽，不与亦不思。诊得右寸脉形滑数，关部濡软，左手皆细小，按之模糊。想是风邪外感引动温邪，又被湿痰所阻受伤，元气受伤，走入手足厥阴也。势已危笃，每易悠悠忽忽而脱，邪从汗出，元气亦与之俱出。正在势不两立之时，最为棘手。勉从虚羸少气例立法，以冀邪尽而元气不与之俱尽。

大竹叶　石膏　人参　麦冬　川贝　谷芽　中生地　天花粉　远志

茯神　钩藤　牛膝　生甘草　犀角

陈　昆山

胃脘当心而痛，继以形寒发热，如疟而作，甚至呃忒频频。此系温邪外感，秽浊内踞，加以湿痰食滞交结中宫也。设使中宫之阳气内旺，所受之邪容易化达。兹乃元气本虚，诸邪又伤于后，无力消除，病延多日，所以脉象空弦，神情困倦，非补不可时也。但舌苔白腻，干欲热饮，下体先痹，今更作麻，哕逆恶心，邪恋肺胃，而肾气亦衰，用药极难兼顾。然温养中宫，佐以上下分治之品，俾得一举而三善备焉，以冀即日见痊[1]为幸，否则气息易喘，恐增额汗，伊可畏也。

人参　於术　制川附　淡干姜　炙草　旋覆花　半夏　川朴　丁香

麦冬　藿香　木瓜　代赭石　茅根　枇杷叶

进前剂，麻痹得和，四肢亦暖，且得吐出陈腐酸苦，其色若尘，此皆得温而

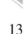

---

〔1〕痊：原文为"长"，今据《曹仁伯医案论》改。

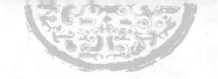

通也。然呃忒频频，气息短促，呻吟不绝，哕逆呕恶之象，仍不能除。神情困倦，左脉空细，右脉弦急，大便溏黑，喜饮热汤，湿痰邪滞之外，又有瘀血在里。邪从上出，不自下行，已为逆症，而况呕吐之时，曾经额汗，能不虑其虚波暗起而脱乎？哕逆呕吐无不由于气之所载，气若不平，诸症何从化解？将前方加减，先使气平为要。

　　旋覆花　代赭石　半夏　西洋参　牛膝　槟榔　角沉香　杏仁

刀豆子　台乌药　大补阴丸

　　呃忒日轻，呕恶日重。此即陈腐之邪内阻气机，为呃者，都从呕出，所以一则见轻，一则见重也。然病根欲拔，而其所出之路，逆而不顺，上而不下，颇失胃气下行为顺之理，却为累事。昨夜额虽无汗，今朝脉尚弦急，呻吟未绝。所留陈腐之邪尚在中宫，犯肺为咳，犯胃为呕，直从中道而出，犹带呃忒。必须去尽宿邪，庶几有望。

　　风化硝　茯苓　制半夏　枳壳　刀豆子　苏子　白芥子　茅根

枇杷叶　厚朴　西洋参　竹茹

　　荡涤宿邪之下，呕恶大减，呃忒更缓，脉象稍和，呻吟渐除，大便叠通。夫乃胃有下行为顺之兆乎？去疾莫如尽，尚须磨荡下行，继之于后，可卜其旋元吉。

　　云茯苓　枳壳　风化硝　半夏　白芥子　苏子　大腹皮　苡仁

枇杷叶　厚朴　刀豆子　茅根　鲜竹茹　谷芽

王　黎里

　　阳络伤，血外溢，溢后脉宜静。此乃脉细而数，数则为热[1]，细则阴虚。所以气息短促，胸胁隐痛，面色萎黄，语言无力，小溲清白，大便漆黑，心悸少寐，气逆或闷，动则火升，倦则阳举，无一而非虚阳上扰，阴血下虚，气不归元之象。先哲云：气有余便是火，气不足便是寒。不足之气反见有余，此非真火，乃是虚寒，阴不恋阳，血不配气，以致此也。欲降其气，必先补阴，理固然耳。

　　人参　五味子　燕窝　枇杷叶　米仁　橘红　石决明　玉竹

冬瓜子　川贝母　麦冬肉　茯苓

　　胸闷胁痛，今午大减，良以上焦瘀血渐从活动而消，所进养阴利肺法似属合宜。然气息之短促未长，火升心悸，口燥颧红，脉细仍数。阳气外露，阴血内

---

〔1〕热：原文为"动"，今据《曹仁伯医案论》改。

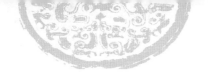

亏。若能呼吸调和，即[1]是其旋元吉。

人参　北五味　麦冬　白芍药　米仁　橘红　石决明　云茯苓

玉竹　冬瓜子　阿胶　丝瓜络

接服方：

大生地　麦冬　北沙参　茯苓　甘草[2]　枇杷叶　阿胶　石决明

白花百合　败龟板[3]　燕窝　白芍药　骨皮　玉竹　抱木茯神

俞 常熟

肝藏魂，肺藏魄，魂升魄降，一阴一阳之各有其常也。此间之病，魄之降者，一无所关，魂之升者，独擅其奇。始而见所未见，继而闻所未闻。男女话长，分居左右，此无他，婴儿姹女，天各一方，而实黄婆之不媒以合也。夫黄婆属土，土中湿热生痰，以致天五地十之生成，失其所主，累及肝魂，魂不附中，而出之于上。欲治其上，势必先奠厥中。

人参　茯苓　冬术　灵草　橘红　獭肝　半夏

另：磁朱丸。

虞德泰室人 年五十岁，新城西栅

肝者，将军之官，女子以此为先天，与男子不同。大病后先天未经复元，肝血内亏，不能涵养肝木，肝性刚强，入营则吐血，入胃则脘疼，上升则头晕，肝经之病，可云甚矣。设使脾土内旺，尚可生金，金来制木，不足虑也。无如此际健运失常，湿从下走，五更溏泄，甚至湿郁于中，腹中雷鸣。湿又郁而为热，其气上行，耳内嘈嘈，出脓出汁，今更失其聪矣。脾经之弱，自顾不暇，岂有生金制木之功哉。然肝为刚脏，顺乘中土，本属易事，横逆肺经，亦不为难。以不难侮金之木，偏遇肺失清肃，木寡于畏，咳嗽数月，时见鼻衄，左脉过弦，右寸上溢于鱼际，甚至少腹有形之气从左而起，从下而上，或攻于左胁，或逆于右胁，或塞于中，或作呕恶，竟有骤变为厥，缓变为臌之形，岂容眇视。然肝属乎阴，木火存焉，不左其金，无以为治。但面色萎黄，肢体无力，饮食不多，喜饮热汤，中下之阳气式微，不得不兼顾而治之也。至于得后与气则快然如衰者，不外是病，亦不外是治耳。

---

〔1〕即：原文为"已"，似有误，今据《曹仁伯医案论》改。
〔2〕甘草：原文为"赴邻"，似有误，今据《曹仁伯医案论》改。
〔3〕板：原文为"穴"，应有误，今据《曹仁伯医案论》改。

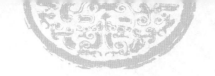

　　九香虫　冬术　车前子　白芍　麦冬肉　桑皮　左牡蛎　陈皮

紫菀茸　骨皮　厚杜仲　归身　左金丸

陆信夫　平望，西阑溪塘

先痛而后肿者，形伤气也。究其气之所以形伤者，热胜则肿，火甚则痛耳。此等见症，不足以泄其邪，又挟身中之白积，下走肠间，似属寻路而出矣。然脾气不升，反从下陷，四肢浮，阴囊肿，小水不利，满症作焉。实则泻之，未始不美，而不知所存之湿归入腹中，以昭诸腹胀大，皆属于热。幸得五苓已分其势，然犹未也。午后发热，鼻准色赤，虽曰脾经伏热，而咽之时痛，喉之干燥，舌之光红，苔之剥落，又有热伤阴气之象。泄热之中兼以存阴，尚为可治。今乃望得形枯色滞，闻得气短言微，问得不纳便溏，脉之切得者右关弦数而大，至数模糊，左部寸短，关尺细弦，按之俱属无情，无一而非阴枯阳竭，土受木乘，势欲悠悠忽忽而脱。偏补阴阳，皆有所碍，惟以培补元气一法，以冀一息之气，既可助阳，亦可生阴耳。

　　人参　麦冬　五味子　鲜藋斛　藕汁　丹皮　伏龙肝　陈香橼

茯神　牡蛎　白芍

复诊　肿胀一症，大忌气喘溏泄，上下交征，以使气血阴阳立尽而脱，深可虞也。进前方溏泄已止，气喘已平。肾本肺标，自有相生之兆，病属转机。是以色之滞者能开，形之枯者得润，本实之拔固然因补而挽回，而枝叶之害亦因清而见化，化则口舌之干，咽喉之燥，咳嗽之作，无一不因而愈。所愈者过半矣，可称佳事。无如大腹之满，虽减不已，未食之前，不知饥饿，既食以后，反多饱胀。盖以阳明中土，万物所归，而阳明胃府，更有食积痰滞交结于中，无怪乎短脉虽长，弦数未罢，且兼滑大，午后微热，鼻色微红，阳缩虽伸，囊肿虽消，四肢之浮肿不能尽退，且右臑肩臂久偏为患者，竟不能消，尚属病根未拔之候。虚则补之，热则清之，积之一字，惟有磨荡而已。一方而三法备焉，未知其能弋获否。

　　人参　五味子　白芍　鲜藋斛　麦冬　左牡蛎　藕汁　陈香橼

丹皮　伏龙肝　茯神　鸡内金　泽泻　陈海蜇　荸荠

　　二剂后去藕汁，四剂后去鲜斛。

另方：

　　陈香橼、人中白等分为末，每服钱半。取人参三分，砂仁一分，煎汤送下。

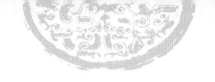

温中军

头为空谷，气本内清；耳为听官，声由外纳。兹乃反是。望得舌苔黄浊，闻得气急[1]喘促，问得心神恍惚，胁部胀逆，诊得左脉细长，右关弦数。弦则为湿，数则为热，细为阴分之细，长为寿命之长。长命者，元阳必旺，阴分自虚，偏以湿蒸热郁窃踞阳明。阳明之脉盛于头面，头面诸经暗被湿热上薰，何怪乎昏昏不爽于头里，嘈嘈反起于耳中，而心神之所，肝胁之部，肺气之息，凡在中上两焦者，莫不深受其累焉。补阴以配其阳，化湿兼清其热，在所必需。

大熟地八两　竹茹二两　江枳壳一两　党参三两　当归身二两
灵草一两　制半夏二两　茯苓三两　酸枣仁二两　陈皮一两　明天麻一两
甘菊一两　石决明三两　於术一两　白芥子七钱　丹参二两　女贞二两

上为细末，取白蜜十四两，炼熟，糊丸如桐子大。每服五钱，清晨淡盐汤送下。

又　古语云：痒为美疾。夫疾以美名，似非近理，而不知一痒之下，湿热交蒸者无不发之于外，都从黄水而出，则躯壳之内从此清且和矣，不亦快哉！然际此黄水成疮之候，搔痒难当，可无具以应之乎。

附方：

煨石膏十两　扫盆[2]四钱　青黛一两

共为细末掺之，如水少者，用煎熟菜油涂。

又　惊者必恐，烦亦归劳，劳则气陷，恐则气下。气之正者既从下陷，则胃家水谷之气，亦未有不随之而下陷，此作泻之所由来也。扶助正气，以使有升无降，舍大补脾肾而何？

大熟地四两　肉桂五钱　淮山药二两　茯苓一两五钱　山萸肉二两
丹皮一两五钱　制川附五钱　黄芪二两　西党参三两　升麻三钱　灵甘
草五钱　於术一两　当归身一两　陈皮一两　建泽泻一两五钱　柴胡三钱

上药和入清水，煮成膏滋，收得极厚，听用。

取：补骨脂二两，吴萸一两，五味子一两，肉果二两，为末。即取前膏糊丸如桐子大。每服四钱，清晨淡盐汤送下。

---

〔1〕急：《三三医书》中作"息"，可互参。
〔2〕扫盆：轻粉的别名。

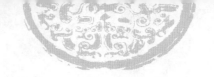

复元和何明府改定丸方

从前所用十四味方，不外乎心脾肾三阴药也。三阴之中，责重乎阴，稍佐以阳。制方之意，悉因阳常有余，阴常不足起见，是以熟地、龟板滋纳肾于下，於术、党参健运脾于中，茯神、枣仁、远志、柏仁培养心于内。尚恐三阴不能和协，而用归身以统血，陈皮以调气，更取猪之髓、人之乳，皆属有情者，急补真阴，又得枸杞、菟丝之二子，阴中求阳，阳生阴长，共填不足之阴，而阳之有余者亦不至有所偏害。近来饮食不多，体肤未免受饿，理治不少，筋骨未免受劳，将充肤泽皮以温分肉之黄芪，养筋壮骨以添精髓之首乌，合而用之，未始非一要着。至于劳倦伤脾，脾虚不能为胃行其津液，容易生痰生饮，可以二陈为使。然则今之立法，意在贵阳而贱阴矣。呈电。

谢 <small>杭州</small>

肝者，将军之官，谋虑出焉；胆者，中正之官，决断出焉。二者失其所出之常，郁结不解，以致右胁下痛。盖肝脉布胁，胆附于肝，一脏一腑，表里同病耳。然所病之痛，又因下积而除，显系肝胆两经，虽因本病，而实湿热久伤，附和其间所致。后来温补燥烈，既伤营血，又滞浊痰，气分日窒，右降不及，无怪乎右胁之下窒碍不通，舌上生苔，大便燥结，吐痰反少，面黄带滞，脉象弦涩，增出一番清浊浑淆见症也。据述下积之后，精神稍爽，似欲以通为补之象，未知是否。

　旋覆花　青葱　霞天曲　新绛　柏子仁　饴糖　当归须　萆薢
刺猬皮　橘络

先服《医通》沉香化气丸五分。

另：水红花子一合，炒热绢包熨。

又　脉之涩象稍和，弦则未改。积下之后，胁部稍能活动，想是痰血两邪尚有盘踞之意，而未解散也。

　旋覆花汤　饴糖　霞天曲　归须　刺猬皮　橘络　鸡内金　萆薢
瓦楞子

丸方：

　六君子汤　干姜　陈粳米一合淘，取巴豆四十九粒拌炒，仍去巴豆
黄连　九肋鳖甲　川朴　鸡内金　当归　水红花子　饴糖　瓦楞子　牡蛎

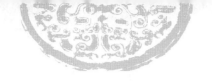

竹沥达痰丸[1]另研细　白芍　荠菜花

神曲浆糊丸。

潘 卫道现前

头为天谷，藏神者也。面无精彩，头苦常鸣，岂非天谷内虚，神色无华[2]乎？然头鸣右盛，痰火必多。当兼顾治之。

大熟地十两　天冬四两　党参八两，三味煎膏　制於术　黄芪

归身　炙草　桂圆肉　远志　枣仁　木香　石决明　阿胶　橘红　甘菊

云茯神　半夏　竹茹

为末，将前膏糊丸。每服三钱，淡盐汤下。

〔1〕竹沥达痰丸：《赤水玄珠》方，药用半夏、陈皮、白术、大黄、茯苓、黄芩、甘草、人参、青礞石、沉香、竹沥、姜汁。

〔2〕华：原文为"旗"，似有误，今据《曹仁伯医案论》改。

延陵弟子纪略

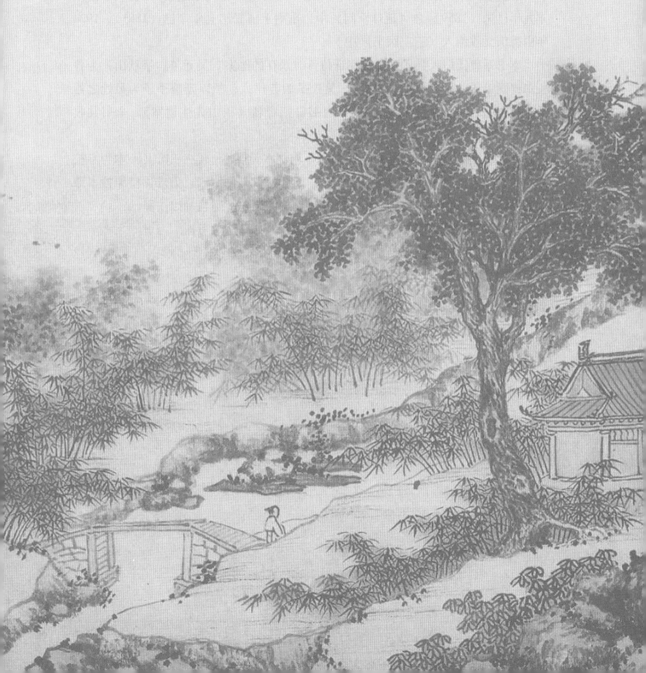

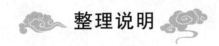

整理说明

《延陵弟子纪略》，医案类著作，一卷，又名《乐山先生遗案》，初刻于清咸丰九年己未（1859）之《琉球百问》中，重刻于清光绪七年辛巳（1881），1924年由裘庆元收编入《三三医书》中。

本书系曹氏门人吴元善随师临证侍诊时录存的医案。吴元善，字秋山，为曹仁伯得意弟子，著有《随诊录事》。吴氏虽为苏州人，然以延陵季子为吴姓之始祖，故本书名为《延陵弟子纪略》，内书口则署名《乐山先生遗案》。全书共收载医案52则。

此次整理出版以清咸丰九年（1859）初刻本为底本，《三三医书》本为参校本。原书为竖排、繁体，今整理为横排、简体，以方便阅读。力求保持原抄本原貌的同时，逐一加以句读、点校。对难以理解的词句，适当加以注释。

本书由曹仁伯子曹文澜作序。曹文澜，字一如，从父习医。

《延陵弟子纪略》序

先君子门诊日以百计，手诊者二三十人，其余分给门徒，诊毕一一复之，不稍懈，盖恐失之毫厘也。此卷吴君所诊，先君子为之点窜者居多，故论病则擘肌分理，剖析毫厘，而语气之间时寓谆谆训诲之意，引人入胜，具见苦心。独慨先君子门下士百数十人，当日分诊之下，改易不少，而诸公不能如吴君之用心，各编一册，汇成大集，惜哉！

时在咸丰九年蒲月[1]中旬文澜识

---

〔1〕蒲月：指农历五月。端午节，旧俗皆悬菖蒲、艾叶等于门首，用以辟邪，因称五月为"蒲月"。

孙 桐泾桥

据述五更泄泻，叠进温通而罔效，病亦奇矣。诊得左关脉弦，弦主乎湿，亦主乎肝。右关一部内主乎脾，脾为土，肝为木，木乘土位，湿自不消，不消则脾为湿所浸淫，为重滞，为中宫痞，为少纳多痰。脾气被湿所累，既不能散津上归于肺，口舌常干，而但运湿下入于肠，大便自泄。病在肝脾而不在肾明矣。拟治中、连理辈，佐以缩脾法，俾得土中泻木，以使两和。

　　於术　茯苓　党参　灸草　炮姜　川连　扁豆　草果　青皮　葛根

砂仁　陈皮

姚 常熟

虚则补之，阴虚则补阴，阳虚则补阳。久病者阴阳两亏，寒热分争，既补其阴，又补其阳，未有不合者也。然补阳则胀，补阴亦然，是虚不受补乎？另有实邪乎？诊得脉形细涩而数，细属阴亏，涩为血少，数之一脉，外因阳气亏者，阴火浮于上也。然此等脉息，在虚者按必无力，而按之还觉鼓指，不独虚也，久病而见实脉，病从何来？因思秋燥气也，燥气先伤上焦华盖，则诸气膹郁，营卫失和，寒热分争，无怪乎补气补血不一应手。夫燥胜则干，燥于上，嗌自干；燥于外，肤自干；燥于内，血自干。肺受燥气则为咳为嗽。燥万物者莫熯乎火，润万物者莫悦乎泽，若不以嘉言之清燥救肺汤，棘手无策矣。泻必先补于前，实必固虚于后，此不过以意逆之，冀其弋获而已。

　　桑叶　北沙参　石膏　麦冬肉　灸草　羚羊角　川贝　大生地

麻仁　枇杷叶　杏仁　清阿胶

沈 嘉兴

湿邪下注为浊，湿流关节为痛，湿热不攘，大筋软短，软短为拘。[1] 据此三条而论，显系脾经积湿，下注旁流，不能化尽，郁而为热，伤及于筋。夫筋肝所主也，宜养宜滋。而脾经之湿热仍未清楚，不得不以通化之品兼施之。然病日经久，恐非旦夕所能取效。

　　大熟地　当归　白芍　川芎　虎胫骨　茯苓　防风　秦艽　潞党参

於术　灸草　苡仁　鲜桑枝　木瓜

〔1〕"湿邪下注……为拘"句：此句包含三层含义，① 湿邪下注为浊：源于《素问·太阴阳明论》"伤于湿者，下先受之"，湿邪伤人，多始于下部，且湿性重浊，易于下注，多见浊病，如淋浊、带下、泄泻、下痢等；② 湿流关节为痛：《伤寒论》第175条言"风湿相搏，骨节疼烦，掣痛，不得屈伸，近之则痛剧"，风湿、寒湿流注关节，拘急疼痛为其主症；③ 湿热不攘，大筋软短，软短为拘：出自《素问·生气通天论》，原文为"因于湿，首如裹，湿热不攘，大筋软短，小筋弛长。软短为拘，弛长为痿"。

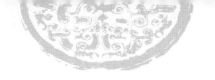

另服川乌粥百日。

李 常熟

舌上之有苔无苔，全凭中气立与不立。然中气所立之苔白而且润，兹乃黄而带黑，又兼干象。干属无津，黄则为土，黑则为火，火土合病而不合德，邪热薰蒸也。邪热既蒸阳明，无怪乎阴不上承，以昭津液暗伤。若不以实则泻之之法治之，吾恐心阳更旺。

泻黄散

薛 高濠

久痢未有不伤肾，肾虚则气不归元，呼多吸少，喘自作焉。纳气归元，最为要着。然龙雷之火亦已随气上逆，口干、鼻燥、咽痛，脉冲反见有余之象，引火归元更不可少。此亦不过因病治病，竭力以图之计，鞭长莫及，未免致叹于崇朝[1]。

水泛金匮肾气丸一两，炒炭煎服

吴 江阴

阳结于上，阴枯于下而为噎膈者，肾家之阳不能蒸腾于上，肺经之阴不能沾濡于下。古人于膈证一门，重补肝肾，良有以也。

大熟地　半夏　归身　代赭石　旋覆花　干姜　茯苓　制川附
台乌药　麦冬　竹沥　新会皮　炙甘草

董 庙堂巷

知柏之性本来迅扫荡阳，据云服之者多而且久，以致浊阴用事，真阳上越，烦躁眩晕，尺脉微细，小便不举。幸得大温大补之剂，尚可支持。为今之计，舍此温补，别无苟安之法。病发时少腹作痛，际此冬至之时，身中之一阳未必即生，急以来复法生阳于下，佐以真武汤坐镇北方，俾得阴阳不散，最为第一要着。

制川附　白芍　茯苓　生姜　於潜术
煎送来复丹。

吴 庞家弄

脾脉络舌本，又主四肢。脾经素有之痰为寒所遏，上行舌本则不言，下注四

---

〔1〕崇朝：崇，通"终"，指从天亮到早饭之间的时段，亦指整天。《文心雕龙》有"淮南崇朝而赋骚，枚皋应诏而成赋"句。

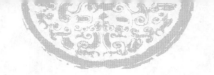

肢则痛痹，内阻心包则形神呆钝，外阻阳气则四肢冰冷。现在脉象小滑，寒痰正甚，必得温通经络，以使痰消寒化乃妥。

苏合香丸一丸　竹沥五钱　姜汁一茶匙
隔滚水炖温溶服。

陈 枫泾

病名癫疾，得自母胎时，所谓其母有所大惊，气上而不下，精气并居，故令子发为癫疾是也。四年前曾经一发，现在形呆目定，不寐胡言，心悸溺热，脉弦且数。想是惊则气乱，神出舍空，痰邪袭入其间，旧病复作也。当以化痰调气，俾得包络渐和为要。

竹茹　半夏　风化硝　橘红　茯苓　远志　石菖蒲　灸草　枳壳
南星

复诊　进前剂得寐得吐，并得言语稍清，形神活动。显系胞络之痰邪已有向外之机。无如脉象仍弦，至数还数。数则为火，弦则为痰，痰即有形之火，火即无形之痰。痰火交结胞络，正复不少，必须调化，以使痰火渐清，神明渐出，则君主之官不补而自安矣。

半夏　橘红　石菖蒲　远志　南星　茯神　风化硝　灸草　龙齿
竹茹　北秫米

另：指迷茯苓丸、白金丸二丸和匀，每服三钱，开水送下。

方 松江

鼻衄上流，白浊下注，脉象弦数。中宫之湿火分头而病也。

猪肚丸[1]五两，每服三钱，取茅根汤送下。

沈 松江

金空则鸣，金实则无声。无声之症其为金实无疑。然金本空也，何反言实？实者热也。热在上焦者，因咳为肺痿，痿则相傅无权，清肃失职，金受火刑，六叶两耳中之二十四窍痿而不通，此音不扬之所由来也。肺与大肠相为表里，肺既病于上，大肠焉得安于下？上下见血，阴阳两络俱伤，火之为害，亦云甚矣。诊得脉象弦数，其形颇大。弦数属痰与热，大则又主阳明，显系肺与大肠之病，又被阳明痰热所累也。治病必求其本，法当顾本，兼治其标。

---

〔1〕猪肚丸：元代许国桢《御药院方》方，药用白术、苦参、牡蛎、雄猪肚。

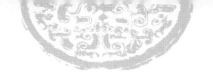

芦根　生米仁　生蛤壳　丝瓜络　牛蒡　冬瓜子　白杏仁　忍冬藤

粳米　马兜铃　阿胶　地骨皮　甘草

张 枫桥

寒热之下，下利胸痞，脉促气喘。此即太阳之邪，不传阳明之经，即入阳明之腑也。

葛根芩连汤

王 嘉善

湿热不攘，大筋软短，小筋弛长，软短为拘，弛长为痿。此间虽非软短，亦已弛长，惟其弛长，无怪乎痿而少用。然痿因湿热，脾虚不化也。往往治在脾经，而不知最虚之处，便是邪客之处。下焦见证实系肾气内亏，欲治其痿，必先化湿与热，欲化湿热，必先补脾及肾。脾肾一旺，湿热自减，不独下焦欲痿可以渐入佳境，即中下两焦之小恙，亦可以向安。尚难以痿证已成之例，独取阳明为治也。清燥汤加减之。

人参　生冬术　茯苓　炙草　麦冬　小川连　川柏　陈皮　首乌

建泽泻　神曲　生姜　红枣　五味子

曾 广东

水流湿，火就燥，湿不与燥为邻，燥偏逼湿为火。火势炎上，则水之润下失常，无怪乎求救外水，渴而能消，消则仍渴，转展不已也。前进许氏法仅能小效，制大其方，正在此时。

大竹叶　石膏　党参　炙草　大生地　半夏　当归　白芍　绵黄芪

麦冬

诸 平湖

疟疾皆生于阴。阴者，太阴、少阴、厥阴也。名之曰阴，必得阳以对待，不言而喻矣。此乃阴风寒湿又来袭入其间，出而与阳争，入而与阴争，寒热往来，轻重不一。苟非扶助阳气以逐阴邪，则三阴之界何从打退病魔乎？

青皮　川朴　柴胡　草果仁　茯苓　茅术　淡芩　鹿角尖　炙草

半夏

符 丹阳

北方黑色，入通于肾，开窍于二阴，藏质于腰间。欲通大便，精窍先开，腰间苦痛，脉来尺细关弦。肾家之虚也，不言而喻矣。

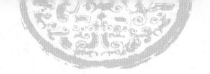

河车大造丸加青盐　甘草

戴 <small>太平桥</small>

梦泄遗精，勤而又久，近更举念则泄。肾失封藏之职，心失神明之主矣。急秘其元。

龙骨<small>一两</small>　大诃子皮<small>五只</small>　砂仁<small>五钱</small>　朱砂<small>五钱</small>

为末，取糯米粥糊丸如桐子大，另用朱砂为衣。朝服二粒，盐酒送下，晚服三粒，冷水送下。

董 <small>关上</small>

阴枯于下，阳结于上，阳明素有之瘀血浊痰亦阻膈间，以致饮食之下为噎为噎。经年不愈，其病更剧，所以胸中窒塞，尚吐白沫，脉象细涩，左关带弦。又兼食后作胀，大便坚结，势欲成膈。膈之用药最难，必须循循渐进，以冀弋获。然噎是神思间病，尤要内观静养，俾得怀抱放开，庶几有得。

当归　白芍　白蜜　鲜芦根　干姜　薤白　槟榔　瓦楞子　党参
半夏

复诊　进前法胸中之窒塞稍和，白沫之上泛略缓，显系上焦阳气暂得温通之品，结者能开。然虽暂开，尚未生生不息，加以阴血仍枯，是以饮食之下，不惟为噎为噎，且兼胀逆不舒，大便坚结，脉象细涩，左关带弦，病情正剧时也。悦耳目，娱心志，当在服药之先。

淡干姜　炙草　当归　白芍　制首乌　薤白　党参　陈皮　瓦楞子
茯苓　槟榔　乌药　制川附　沉香　芦根　白蜜　制半夏

顾 <small>唯亭</small>

肺气通于鼻，和则鼻能知臭香矣。兹乃反是，肺之不和也无疑。然肺脉固涩，而脾胃两脉何得亦然？加以白苔满布，想是中焦湿土先病，累及肺金。欲清肺金，必先崇土化湿，以绝病根。若在枝叶上求治，无益也。

藿香　砂仁　於术　党参　半夏　陈皮　辛夷　桑皮　苡仁　炙草

邵 <small>太平桥</small>

病中咳嗽，病后浮肿。浮肿属脾，咳嗽属肺，肺金风邪，脾土水湿，互相搏结，变而为风水症也。气息喘促于上，二便失调于下，病势危笃，能不虑其厥塞而脱乎？勉拟开鬼门、洁净府两法，以冀表里皆通为幸。

麻黄汤　五苓散<small>用肉桂</small>

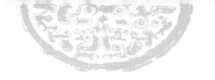

毕 山塘

叠进补纳，自云诸恙向安，偶尔动气，又云诸恙复作。然所患之恙，仍不外乎咳喘两字，并无节外生枝见证，病亦奇怪矣哉！而不知所患咳喘，下虚气不归元之痰也。前所补纳，脏气未充。一以怒则气上，再以思则气结。既结于中，又上于肺，则健运失其常，清肃失其职，而痰饮之邪能免咳喘乎？补纳方中佐以降气，俾得两全为要。

　　大熟地　归身　灵草　党参　紫石英　陈皮　於术　牛膝　胡桃肉

杏仁　苏子　茯苓　制半夏　桂枝　沉香

刘 徐州

失血后咳嗽不已，痰涎不少，甚至寒热分争，左部细软，右寸关部数大不宁，饮食少纳，纳则胸脘不利。此系伏热伤胃，延及肺金，金受热伤，变为肺痿。肺既痿矣，水绝生源，则肝肾两经即使不虚者而亦虚矣。然虚则补之，本来一定章程，无如肺胃两经之伏热尚属不少，暗劫津液，若非清养肺胃以去病根，而徒补肝肾无益也。若论所吐痰涎，本从热化，而不知胃家有热，所进食不能化为气血，亦易酿成痰饮，上泛于肺。肺又失其清肃之常，不能通调水道，下输膀胱，则肺自旋受而旋吐也。吐已多而且久，最虑气喘，喘则肾本肺标，上下皆损，恐归虚脱。如此看来，一清一养之下，稍能应手方幸。

　　冬瓜子　苡仁　白杏仁　芦根　灵甘草　蛤壳　丝瓜络　紫菀

海浮石　鳖甲　淡姜渣　秦艽　云茯苓

梁 宝应

病起下焦后艮于背，夫背为阳，艮为山，设使背阳充足，何至重若艮山。惟督脉内空，不能统领诸阳敷布于背，以致脾经之湿痰下随肾家之气，夹背而上，上而不致于眼突，即艮其背，有似山之重焉。背重于上，囊动于下，上下各病其病，而实一以贯之。古语云：生病之处，即阳气不到之处。此等症是也。下气通阳，最为入手要著。

　　制川附　川椒　茯苓　陈皮　制半夏　灵草

李 上海

少阳之脉行身之侧，痰核结于颈旁，延及腋下。想是湿生痰，痰生热，流落少阳部分而不能化达也。痰核所成，匪朝伊夕，谅非汤药所能速效者。惟其不能速效，所患湿热即从少阳胆经袭入厥阴肝部，寤不成寐，寐则惊惕，甚至口燥苔黄，溺赤便坚，病热有加无已。良以胆附于肝，腑病还之于脏也。夫肝脏属木，其性最刚，非有水以涵之，每来横逆。此间"阳常有余，阴常不足"之体，更易有升无降，竟可彻夜不眠，为现在所苦，急须医治，然后再论缓调。拟许学士真珠母法。

石决明　洋参　大生地　龙齿　当归身　犀角　朱茯神　枣仁
柏子仁　沉香

陈 _{常熟}

浓痰内结，须从上腭咯出。暴者为风热外感，久者为阴火上冲。若阴火既冲，风热复感，二者互相为患于一时，浓痰更结，咯出更难。欲治其疾，必先静养。

大熟地　丹皮　建泽泻　茯苓　北沙参　怀药　地骨皮　桑皮
川贝母　洋参　白芍　竹茹　石决明　陈皮　枇杷叶　阿胶　麦冬肉
为末，淡蜜水泛丸。

张 _{浦东}

语言艰涩，口角流涎，肢麻气短，脉息沉弦。此系内风习习，感召外风以成类中也，七日内小心骤变。先理风痰，随后大补。

云茯苓　蝎梢　制半夏　南星　台乌药　制蚕　广陈皮　甘草

沈 _{松江}

四肢属脾，脾主湿。湿毒内胜，走入脾经，右手背先痛后肿者，气伤形也，名曰手气。

云茯苓　茅术　制半夏　枳壳　片姜黄　当归　风化硝　赤芍

陈 _右

三焦浮游之火，行走不定。

黑山栀_{煎服}

复诊　进奇方，火衰大半，药对病矣。然舌红无津，左脉弦数，水不足，火有余，不言而喻。泻南补北法主之。

细生地　归身　白芍药　川连　石决明　黑栀　胡黄连　阿胶

程 _{安徽}

痢疾古称滞下，滞下者，暑邪积滞，下走肠间也。幸得大黄荡涤，未成重候。然迁延不已，已经一月有余。脉形弦细，肢体无力，溺色清，痢色红白，中脘不舒，舌苔湿白。想是脾肾两经之阳气暗伤，所有余邪不能化净也。理中者理中焦，此症已及下焦，不独补脾，尤宜补肾，盖久痢未有不伤肾耳。

    附子理中　治中　地榆　防风

吕 湖南

脉象浮弦，弦则为痰，浮则为风。风邪因外而感，痰饮自内而起，内外合邪，咳嗽并作。安内攘外，似属一定章程。然所言弦脉固在右关，而浮之一字见于左者甚微，见于右者独著，想是风之所感本轻，痰之所上实重。其在《脉论》云"浮弦痰饮"，此之谓。夫如是，则治痰之品宜重于驱风，不言而喻。

    苏子降气汤去桂　泻白散　赤苓　枇杷叶

徐 枫桥

诸风掉眩，皆属于肝。诸禁鼓栗，如丧神守，皆属于心。既读《内经》，即识此病。一怒则掉，一笑则鼓之病，病在心肝也。但肥人多湿，湿易生痰，调养心肝之外，必须兼化湿痰，未知是否。

    生地　竹茹　制半夏　陈皮　於术　枳实　石决明　灵草
朝服天王补心丹三钱。

陆 太仓

脉见两弦，非痰即败。今所呕者，幸有痰涎，尚非败症。然久吐不已，究恐成败，断不敢以痰涎上泛小恙目之。惟治痰饮者多用温法，而此间肝阴不足，其火本旺，舌红且绛，用药最难。况酒客中虚，湿热又胜，刚柔相济之品难矣。拟连理汤合戊己法加减。

    生於术　茯苓　干姜　灸甘草　制川附　白芍　陈皮　制半夏
潞党参　川连
    另：生姜、食盐、饴糖、灵草四味，煎汤代茶。

洪 庙前

无阴则阳无以化，所以大剂清凉，而病势依然不改也。

    细生地　犀角　牛膝　肥知母　鲜石斛　石膏　麦冬　南花粉
粉丹皮　金斛

复诊　进少阴不足阳明有余法，身热渐缓，大便亦通，岂非寒之不寒，责在无水之一验乎。然病虽衰，而阴亏留热尚不能平，脉数溺疼，苔黄口燥，自汗神疲，多所反复时也，岂容眇视。仍宜昨法守之。

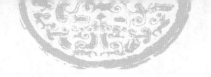

照前方用中生地　加蔗汁

武 太仓

风寒湿三气杂至，合而为痹。本宜温药和之，无如痹日经久，三气之邪亦已郁热，正在经热则疼、络热则痹之时，又与风寒湿初起见症甚不相同，所以脉象弦数，口舌干腻，小溲带黄，继之于后也。拟蠲痹法加减。

　　当归　赤芍药　羌活　片姜黄　黄芪　嫩桑枝　黑栀　鲜竹沥
芦根　白蒺藜

朱 青浦

阴虚生内热，有所劳倦，形气衰少，谷气不盛，上焦不行，下脘不通则胃气热，热气熏胸中，故内热。就此《内经》而论，未有不补阴者也。然胃为市，脾为使，脾虚易泄之体，不能为胃行其津液，亦易暗生其热，所以脾胃一论，始自东垣，以补《内经》之不逮。由此观之，似与清燥汤，方为合作。

　　清燥汤

金 关上

痢之一症，未有不在乎暑，暑邪先伏肠间，外因凉气一束，其毒下注，则为痢疾。伤于血者其色必红，伤于气者其色必白。白也，红也，总不外乎暑毒之所留也。然暑毒之外，每有饮食之积附和其中，所以痢之为名古称"滞下"。今痢已十有七日，积之下者不少，暑之解者已多，不然红何以能转为白？痛何以亦得大减？所虑内留之邪，尚随脾气下陷，苟非脾气上升，则下痢漫无止期矣。拟东垣补中益气汤加减。

　　补中益气汤_{去芪}　六一　香连　淡干姜　神曲

张 嘉兴

陡然失血之下，气升则头痛目红，气降则阳举梦遗，身之肥瘦亦随气换形，加以筋惕肉瞤，指甲色变，肢体或痿，脉息弦细。此系肝经伏热，袭入肾经，水中火发，虽非真火，亦可畏也。法当清热，佐以潜阳，即仿乙癸同源例治之。

　　大熟地　丹皮　泽泻　山萸肉　怀山药　青盐　川椒　龙胆草
左牡蛎　茯苓　杜仲　败龟板

张 嘉兴

上吐下疝，肝胃两经宿疾也。去冬腹胀，因硬而起，延及于中，二便失调，此即脏寒生满病也。良以一阳未生，寒物内伤，阳气更虚，病情更剧，下焦阳气

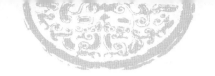

既因艾灸而醒，何不进而求之，俾得一阳来复，浊气潜消，庶几有望。

> 来复丹_一钱五分_ 清米饮汤送下

次诊 大温之下，腹满不减，减不足言。阳气极亏，即欲来复，尚未得生生不息之机，至七日庶得一阳。

> 来复丹_二钱_

三诊 一阳来复，满者已减其半，岂非美事。然美中不足，三阳未泰，尚觉其痞，痞者否也，否而不泰之谓也。

> 来复丹_三两，十服_

殷 太仓

病分气血，不病于血，即病于气。然亦有气血同病者，未必各有所分也。即如此病，胃脘当心而痛，起于受饿之余，得食则缓，岂非气分病乎？然独气分为病，既然得食痛缓，宜乎即刻向安，而此痛虽能得食而缓，而午后则剧，黄昏尤甚，属在"阳中之阴，阴中之阴"之候，其为血病无疑。况但头汗出，便下紫色，脉形弦涩而数，更属血之见症，但此血又非气虚不能摄血之血，乃酒热所瘀者。瘀则宜消，气虚宜补，消补兼施，庶几各得其所。

> 治中　失笑
>
> 另：元明粉、红曲为末，和匀。每服二钱，痛时服。

高 三板桥

《伤寒》有"或已发热或未发热"之条，以昭寒伤营也。此间之寒深入营分，营分虽热而卫分仍不能热，所以肤寒鼻血，苔黑口干，甚至舌强难言，其热已畏，加以左关独弦，余者皆小，两足厥冷，但欲寐，胸前痞闷，味甜溺频，手振痰血，呃忒连嚏。湿邪、食滞、气结三者既助为虐，又因少阴之阴气不充，自顾不暇，不能化托诸邪，其病更剧。曲运神思，聊拟一方，以冀应手方妥。

> 葱白　淡豆豉　黑栀　小川连　人参　肥玉竹　川贝　广橘红
> 藕汁

复诊 足之厥冷已温，肤之寒象转热，脉息之小者又能转大，且数且弦。寒郁之热颇有开泄之机，然其所开所泄独在大经小络，而肺之脏，胃之腑皆不能通。气分阴分仍属无力以托其邪，无怪乎口干苔黑，舌强难言，牙关不开，鼻衄嚏出，胸闷气粗，呼吸有声，神情不振，且兼无慧，昏昏默默而睡，其势尚在险途。搜索枯肠，以尽医力。

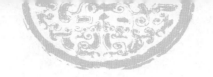

小川连　山栀　淡豆豉　淡芩　川黄柏　桑叶　白杏仁　花粉

川贝母　知母　大生地　竹沥　枇杷叶　炒楂

马　小邾弄

舌乃心之苗，苗本于心，心为君火，其舌宜温，兹何反是。左寸脉沉而缓，舌色淡白，据云口唇早已先寒，然后及之于舌。因思阳明胃脉环于唇口，唇口之先寒，阳明胃府久被寒痰所阻，累及于心。良以胃土之生，生于心火，子病及母，势所必然。

苓桂术甘　二陈　益智仁　远志　开口川椒

顾　太仓

舌乃心之苗，心血内亏，其舌少荣，无怪乎舌质觉辣，甚于烦劳之下。

天王补心丹

邓　南濠

天之热气下，地之湿气上，人在气交之中，无隙可避，感而受者，名之曰暑。暑之为气，有湿有热，不问可知。其为患也，或疟或病，不一而足。所谓使天只有三时而无夏，则人之病也必稀，正为此等证而叹也，姑置勿论。此间寒热往来，少阳受暑也，少阳见证也。尔时所受之暑出入于胆经，乘势提之，近似有理，而不知其在气分者已从出时而达，在血分者反从入时而陷，所以疟疾止后，舌苔之黄色依然不改，小溲之浑浊亦未化清，甚至嘈烦易饥，饮食无味，精神委顿，不能复元。如此情形，已为累事。不意风从外束，邪自内蒸，变为发热不休，独在阳明之经，反不若少阳成疟，尚有歇时也。然疟已转病，一候不解，舌质颇红，干不多饮，头胀且蒙，胸闷不开，背后独疼，恶心唇燥，其势不轻。加以音烁不扬，四肢无力，岂非阳明血热无路可出，上薰于肺，肺热叶焦则生痿躄耶？病热有增无减，精气曾夺者遇之，窃恐不胜其任，而有昏喘厥塞之虞，此乃余之过虑，非有意骇人也。《经》云"治痿独取阳明"，即宗此旨，出一枇杷叶散法加减，应无不合。

枇杷叶　茅根　西洋参　厚朴　羚羊角　丹皮　地骨皮　知母

川郁金　橘红　川贝母

次诊　进前方音之不扬者已扬，肢之无力者亦已有力，所称肺热叶焦则生痿躄之状可以免矣。得之于心，应之于手，在医者本宜如此。第身热之象夜重日轻，首还如裹，背尚独疼，二便失调于下，口苦不和于上，恶心痞闷于中，三焦正病，暑气正多，所以脉形弦细不见缓和。用药最难着手。然河间论暑，每以三焦为训，观其三焦之邪孰轻孰重，则药即随之而进退。因思此间上下两焦见症轻于中焦，中焦痞闷恶心一减，则上下之见症亦可轻松。痞闷于内，恶心于外，最为现在所苦，速宜和解。当以泻心汤法参入枇杷叶散方中，以作结者开之之计，如能取效，庶免风波。

　　小川连　淡芩　西洋参　半曲　羚羊角　厚朴　贝母　藿香

　枇杷叶　青蒿　鲜茅根　干姜

　　取生谷芽、焦谷芽，煎汤代水。

　　三诊　所言三焦见症，首如裹，背之疼，口舌之不和，二便之不调，以及胃脘之恶心哕逆，无一而非，随药向安，岂非美事。然美中不足，独有身上之热，胸中之痞依然不改。因思痞者否也，否而不泰之谓也。无形之热，有质之湿，结而不开，变而为痞。苟非阳气得转，则清浊混淆，痞无虚日，热无退时，久病如此，能不虑起风波乎？就脉数芤细而论，邪留一半，正已大虚。虚则补之，邪则化之，斟酌于二者之间，出一半夏泻心汤，专开其痞。痞若得开，热亦可退，否则徒退其热而亦不能退也。

　　　半夏泻心汤_{去参}　加薤白

王　西汇

　　营行脉中，卫行脉外，脉为血脉，血脉盛则营卫流行，血脉衰则营卫阻塞。流行者，通也，通则不痛。阻塞者，不通也，不通则痛。痛之为日已久，病必在络，不独气之为患可知。然则通其络、破其气以使营卫渐和，不至有窒碍之弊，岂非快事？而不知五脏内亏，气血不充，阴阳之道路久已难宣，急急补之，还恐精神不旺，气滞血凝而痛，焉能受得攻方。夫营即血，卫即气，气者肺所主也，其用在右。右胁部痛，肺之治节不出，相傅无权，必得培土生金，补火生土，则真火上腾，肺气自旺，旺则燥金当令，金不自病矣。

　　　制香附　附子理中汤　归须　白芍　高良姜

　　　取旋覆花、青葱、新绛、瓦楞子，煎汤代水。

　　次诊　火土合德，肺金自旺，右胁部痛所以向安也。夫肺为五脏华盖，其用在右，隔一隔二以补其体，以使其用，体用兼全，痛固不作。但秋刑官也，肃杀令行，宜旺而不宜衰，宜通而不宜塞。肺若独虚，一交秋令，痛自除矣，何反秋深而更痛耶？细察病情，起于血后大补肺金，右胁便痛，显系肺络之中必有一点瘀血，阻其清肃，所以当旺不旺，当通而反不通，漫无止期，不独壮年时形寒饮冷伤肺而已。仍宜培补，佐以宣通，以使肺金日旺，瘀积消磨为要。

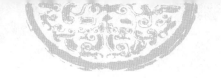

照原方加九香虫　陈皮　延胡　薤白

三诊　胁部不疼，背脊生胀，两腿作酸，无一而非三阴之界也。三阴之阴气内旺，阳气必衰，衰则浊阴用事，为胀为酸，以昭火土不能合德。气息自短，脉形软弱，嗽痰少寐，浊阴之气已加阳位，无怪乎中下两焦自病矣。若非温通阳气，窃恐白露横江，宿疾复发。

附子理中　当归　白芍药　新会皮　金毛脊　薤白　九香虫
五加皮

四诊　温通后痛已不作，诸恙大愈，药之力耶？魔之退耶？姑置勿论。且论脉为血脉，五至为平，六至为数，三至为迟，诊得脉来四至，既不为数，亦难为迟，使以平脉断之，似未熨帖，何也？盖以未至太息不见五至者，亦属迟脉，迟则为寒，又属阳虚。若不以阳和之品，日进一日，还恐真火难生，浊阴窃发。

附子理中汤　河车　当归　白芍　九香虫　鹿角霜　金毛脊　陈皮
五加皮

仍取肝着汤、瓦楞子煎汤代水。

五诊　脉已五至，气血之平也可知。平则营卫调和，阴阳和协，以免亢则为害之机，且有承则乃制之力焉。然皆药力之偏见长也，而不知久而久之，药力又增气火，火宜少不宜壮，壮火食气，少火生气耳。

干河车　当归　白芍药　於术　鹿角霜　杜仲　九香虫　陈皮
潞党参　麋茸　大茴香　炙草　菟丝饼

取肝着汤、瓦楞子煎汤代水。

六诊　风邪从阳而亲上，上之为言肺也。肺为五脏华盖，燥风往往先伤，咳逆不爽，所谓秋伤于燥，上逆为咳是也。然观其咳逆之状，薄痰外出，咳则稍安，竟有嗽意，嗽则属脾，咳则属肺，咳而兼嗽，肺风引动脾湿，不言而喻。

川桂枝　茯苓　炙甘草　於术　白杏仁　前胡　杜苏子　桑皮
金沸草　桔梗

七诊　风痰咳嗽已除大半，脘胁之旧痛复发，加以背胀腿酸。背为阳，腿为阴，阳部尚病，何况乎阴？前此肝胃两经未有不同患难也。究其由来，浊阴用事，阳气不宣。温养一法，宜继于辛散之后。

云茯苓　桂枝　野於术　炙草　金沸草　麦冬　鹿角霜　木瓜
金毛脊　当归

取肝着汤、瓦楞子煎汤代水。

十诊　营卫者，阴阳之道路也。营为阴，卫为阳，卫之为言护卫也，全在阳气以舒之。兹乃阳气久虚，护卫失职，凉风暴感，外从皮毛渐入于卫，以致形寒脉紧，苔白，背仍胀，腿仍酸，脘胁苦痛亦不肯罢。急须解表，以使凉风外达，不使郁久发热为要。

川桂枝　白芍　灸甘草　厚朴　白杏仁　葱白　缩砂仁　当归
瓦楞子　橘红

十一诊　营行脉中、卫行脉外，既得桂枝汤一调营卫，则脉之中外自得和谐，病有向安之处矣。然时病时安，还在正气之盛衰无定，所以新感之凉风，久积之阴寒，未能一时化尽。推其原，究属阳气内亏，不能敷布使然耳。

川桂枝　白芍　灸甘草　防风　绵黄芪　当归　云茯苓　干姜
白杏仁　陈皮　瓦楞子

十二诊　鼻为肺窍，肺寒则鼻流清涕，肺热则流浊涕。兹乃清涕转浊，肺之所感风寒已经化热，表邪解矣。不过尚有余邪留落于鼻间而已，姑置勿论。就胁痛复作，作于霜降始寒，寒则气凝，凝则阳气郁，郁则营卫不通，不通则痛，良有以也。因思秋分一节，大剂温通，其痛本愈，何不复之。

鹿角霜　当归　白芍药　陈皮　灸甘草　干姜　云茯苓
取肝着汤、瓦楞子煎汤代水。

十三诊　天降繁霜，归之燥政，金令大行矣。行则肝木受戕，气从内郁，血亦内凝。凝滞则疼，郁开则缓，所以痛无定所，总不外乎肝之部分，随气之开阖而盛衰也。现在手足心热，不比旧时苦冷，想是真阳暂通，肝气下郁。《经》云：木郁达之。逍遥一法，未始不可权行。

逍遥散
另：取白芥子、水红花子、葱白、麸皮四味炒热，熨之。

十四诊　逍遥之下，胁上之痛暂止一夜，今又移入下胁，且及中脘连及背胀，显系肝郁暂开，而其浊阴之气归并中宫，中宫之阳气前不能通，后不能运，所以脉反弦也。斩关直入，开通阳气，驱逐浊阴，非雄烈之品不足以有为。

制川附　於术　潞党参　干姜　九香虫　灸草　白芍药　当归
新会皮

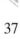

另：獭肝五分，开水磨服。

王 太仓

人身一小天地，大块噫气，其名为风，人身嗳气，亦即是风。风行于地，噫由于胃，胃即是地，地即是胃。胃土之病，总不外乎肝木所乘，肾气上逆，所谓雷风相搏者，其在斯乎？法当镇之。

旋覆代赭汤　四磨饮去枳实　左金丸　姜　枣

倪 憩桥巷

湿之见于夏者，热湿也。热湿内蒸，邪从大便而泄，似为美事，而不知身中元气即于泄泻而伤，伤则所蒸之邪又从内踞。大腹胀满，足跗浮肿，小水短赤，饮食减少，神情困倦，脉象芤数，口舌干燥。病热有加无已，每易喘脱。进以：

桂苓甘露饮

甘 南翔

望得色萎肉削，闻得气怯言微，问得右乳肿痛，切得脉数弦急，就此四者而论，是脱营之症也，且脱营将成之兆也。夫脱营之候，载在《内经》，有其论，实未定其所。[1] 毓仁先生[2]仅以耳之前后定其结肿，幸得张氏[3]驳之，以为膺乳等部随处可生。所谓始如痰核，久则渐大如石是也。初起不肿不疼，似属相安无事，惟溃则血水一流，则不可问矣。然肿痛之象，其质已热，其色已红，颇有内溃之情。当此饮食减少，神情困倦，腰脊苦疼，口舌干燥，寤寐失常，少腹下坠，气火上炎，气血大亏，肝脾更病，窃恐不胜其任矣。本宜益气养营汤法，惟嫌腻滞不灵，姑以十味温胆汤加减。

细生地　茯神　酸枣仁　陈皮　台人参　黄芪　煅龙齿　川贝

石决明　霍斛　鲜竹茹

次诊　进前法寤言已寐，眼亦有神，即结肿之处红色减，热象颇缓，有病随药转之机，岂非美事。但脉之急者虽除，而弦数之象依然不改。弦主乎肝，亦主

---

〔1〕"夫脱营……其所"句：所指为《素问·疏五过论》所言"凡未诊病者，必问尝贵后贱，虽不中邪，病从内生，名曰脱营。尝富后贫，名曰失精。五气留连，病有所并"。
〔2〕毓仁先生：指陈实功，字毓仁，号若虚，江苏南通人，明朝著名外科学家，著有《外科正宗》四卷。
〔3〕张氏：指张璐，字路玉，晚号石顽老人，清长洲（江苏苏州）人。此段在《张氏医通》中言：毓仁所谓初如痰核，久则渐大如石，破后无脓，惟流血水，乃百死一生之证，是以不立方论，良有以也。其形著也，或发膺乳腋胁，或发肘腕胫膝，各随阴阳偏阻而瘕聚其处，久而不已，五气留连，病有所并，则上下连属，如流注然，不可泥于毓仁之耳前后及项间。

乎痰，数主乎肿，亦主乎火，痰火交煽，肝郁内结，所以坚硬如石，有似乳岩乳癖而实不同者，还未能开，加以食少腰疼，口燥，言之微，腹之坠，种种虚象，不一而足。正在营既内伤，症[1]复外形之候，攻补两难，尚须养化以和之也。如能日渐向安，然后可以正方，庶乎近理。

中生地　茯神　酸枣仁　陈皮　川贝母　霍斛　合人参　归身

绵黄芪　龙齿　石决明　竹茹　芦根

吴 唯亭

病经旬日，恶寒身热而起，本多头痛，现尚体疼，红疹虽发未能透达，少汗多烦，牙关紧闭，舌强难言，苔色灰白，唇干齿燥，胸闷脘痞，小便长，转矢气，曾经厥逆，至今气塞。诊得脉象皆数，右寸关部弦而且滑。此系燥风外感，引动伏暑，已经化火，且兼痰食中结，互相为患也。结而不开，往往津液暗伤，变为实在痉厥矣。速以凉膈法，清其无形之邪火，导其有质之痰食，以使三焦通利为要。

凉膈汤　川郁金

李 西街

胃为多血之乡，和则降，逆则升。有升无降，热气载血上行，吐而不止，其色带紫，且有浊痰夹杂其中，宜治胃也无疑。但虚寒之体过服热药而来者，不能纯用清法。宗吐血不止例治。

侧柏叶　炮姜　马通　大生地　归身炭　阿胶　绵黄芪　白绵纸灰
黄连　炙草　降香汁
取苡米一两，煎汤代水。

次诊　进仲景法，紫血已除，热渴自减，无如痰中带血，胃必不和。究其血色已淡，责在乎虚，虚则脾失所统，肝失所藏，血从上脱，火逆气升，尚须前法加减。

原方加鸡子黄、淮麦，去淡芩。

钟 湖州

肺为娇脏，不耐邪侵，一伤于悲哀，二伤于发散，从此相傅无权，清肃失职，木寡于畏，怒则为哮，毛窍常开，寒则亦发。当发之时，肺金本贮之痰，脾家所生之痰，无不上归于窍，呀呷有声，卧难着枕，如是者数数矣。现在不发之时，脉静而细弦，元阳不足，非补不可，非温亦不可。

---

〔1〕症：原文为"瑕"，应有误，今据《三三医书》改。

紫菀茸　桑皮　五味子　白术　大熟地　灵草　潞党参　陈皮

绵黄芪　防风　银杏肉　半夏　云茯苓　当归

杨 憩岩

中虚湿热生痰生饮，为咳为嗽，甚至为喘。喘出于肺，关于肾，肺病及肾，水失金之母也，如此日虚一日，而所患之湿热郁蒸于内，化热伤阴，溺黄口干，味苦苔白，脘痞头昏，耳闭，小有寒热等证继之于后，更觉无力以消，所以右脉虽空，其形弦大且数，左部虽沉，反见弦急不静。从肺肾立法，本属堂堂正正，无如湿热反蒸何？

甘露饮去草　水泛资生丸

取炒香花生果肉，煎汤代水。

复诊　寒热一除，精神有半日之爽，未几，复蹈前辙。是湿邪尚盛为热，热又蒸湿，蒙其清窍。将前方减其补者，重乎清降。

大生地　麦冬　半夏　茵陈　西洋参　川斛　枳壳　苏子　枇杷叶

桑皮　通草　竹沥

徐 枫桥

咳嗽于前，风也。痛痹于后，湿也。风湿一病于外，伏暑内动于中，以致寒热如疟，八日不退。诊得右脉弦中带数，左部虽数，偏见濡象。数之一脉，诚属暑气所形，而弦且濡者，又属风少湿多。因思汗出已多，而暑之不能速化者，原被湿气所遏，难以因风而达。然则面色黄滞，舌苔满白，小溲短赤，从未发渴，岂非热处湿中之谓乎？若欲暑邪透达，非先化去其湿则不能也。然迟之又久，往往暑不外达，反从内走，增出一番险症，不可不防。盖以邪无中立，不出则进耳。

赤苓　茅术　制厚朴　滑石　灵草　丹皮　草果仁　陈皮　杏仁

桑叶　淡干姜

次诊　面之滞色已开，湿邪有暗化之机矣，是以右脉弦象稍缓，左之濡象略弦。脉之转移，病之化动，自然相应。惟数象仍然，寒热稍轻，舌苔渐薄，小溲亦不为短，明系暑气尚留，湿还内胜，无他，暑必夹湿，湿去则暑亦自消。若非此理，古人之消暑在消其湿，何以言之？宗消暑法，参入苓术汤中，以使再减。然体质素亏，不得不以一甘一寒之法佐之。

醋炒半夏　赤苓　甘草　橘红　淡干姜　杏仁　藿香　滑石

草果仁　桑叶　川朴　茅术

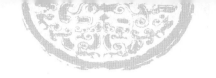

三诊　湿从温燥而减，病情已缓。然湿为黏腻之邪，最难骤愈，无怪乎暑气还郁，小有寒热，如疟而作，舌苔虽薄，口尚不渴，面滞虽开，其色未亮，加以小溲不利，肢体不松，脉弦带滞，所谓脾为湿所浸淫而重滞，其在斯乎？转以缩脾饮，佐以五苓散。

　　　草果仁　砂仁　桂枝　赤苓　醋炒半夏　猪苓　茅术　葛根
　建泽泻　扁豆

四诊　湿衰大半，是以诸恙轻减。所嫌但热不寒，一日两度，有似瘅疟，而并不烦呕发渴，脉弦带滞。无他，暑湿之邪尚留脾部，兼涉少阳，所以白苔之外，咽干带苦，每见于清晨也。古语云：舍助阳别无驱湿之法。又云：治湿不利小便，非其治也。宗此两条，而出一清脾饮，仍佐五苓散，以使脾阳渐运，邪从小便而出，不再入于少阳，恰合现在病机。

　　　清脾饮用茅术　　五苓散

五诊　白苔化为黄色，湿邪退矣，暑犹在也。暑之所在，布于三焦，脉来濡数。今日[1]知干，小便未利，胸次或痞，发热两度。正须透达之时，法宜提化。但苔有剥处，阴被暑伤，际此秋气平分，虽难滋补，亦不可不顾其阴。

　　　青蒿　丹皮　滑石　甘草　茯苓　泽泻　淡芩　橘红　萆薢　薏仁
　谷芽

六诊　诊得脉数，数者热也，内由暑邪所化也。暑必夹湿，起于伤风，是以午后发热，夜半而衰。尚有如疟之状，中土之邪究涉少阳，近来之口苦咽干，实出于此。至于疹块外发，风之余气亦属透达，所嫌大便溏热，腹中隐痛，肠间不无暑滞，舌苔剥落，阴分已亏。当此虚中留实之时，治宜扶正化邪，而出一小柴胡汤加减。

　　　柴胡　淡芩　制半夏　甘草　青皮　防风　天花粉　茯苓

七诊　大汗之下，身热竟退，暑邪解矣。解则余邪未尽，阴气必伤，自然午后微热，尚如疟状。舌苔之剥落，小便之浑浊，饮食之少进，未尝不为此也。脉来濡中带数，正宜清养兼施，以冀渐入佳境。

　　　鲜荷叶　粳米　云茯苓　炙草　西洋参　丹皮　白芍药　川斛
　地骨皮　陈皮

―――――――――――

　〔1〕日：《三三医书》作"口"，可互参。

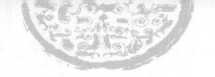

八诊　病日经久，暑必化燥，秋分以后，天时之燥，身中一水不能胜此两燥，阴分更亏，此舌苔剥落，身体如热之所以未和也。法当养阴，佐以泄热。

细生地　天冬　川石斛　丹皮　西洋参　骨皮　鲜湖藕　麦仁

白芍药　茵陈

九诊　燥已化，阴亦生，病经向愈矣。所嫌小水浑浊，阴头发痒，饮食少运，酸水曾溢。想是脾胃内亏，下陷之湿热还未尽净也。主以和养，兼理余邪。

生冬术　茯神　广陈皮　半曲　川萆薢　乌药　西洋参　食盐

益智仁

十诊　病退转虚，所以营卫分争之下，汗出过多，心悸神疲，脉左更弱，少情，加以水液浑浊，虽属膀胱腑病，而少阴肾经亦未必不亏也。急须封固，以免后患。

三才封髓[1]　五味子　麦冬　龙骨　牡蛎

十一诊　左脉有神，汗出亦少，宜补可知。据述小溲已畅，其色浑浊，或有如胶。因思膀胱余邪，每易延及肾经，封固元气之内，寓以大补其阴。

三才封髓　大补阴去猪脊髓[2]　龙骨　牡蛎　云茯苓

十二诊　虚波已定，所嫌小溲浑浊，饮食过多，左脉细，右带数。责在肾阴不足，其火有余，加以膀胱府热留淫所化也。主以补阴，兼清其火。

固本[3]　三才封髓　大补阴

十三诊　尝闻中气不足，溲便为之变。变者，变其清白之常，化出浑浊之水也。湿病后中气必虚，虚则气陷，下焦湿热随之渗入膀胱，夫膀胱与肾相为表里之府，久而久之，窃恐虚及脏里。须以守中法砥柱中流。

归脾去龙眼　大生地　天冬　陈皮

十四诊　病愈后先便后血，名曰远血。良由心生之血，内被湿热之热气所逼，以致肝失所藏，脾失所统，下注阴络而泄也。现在腹中隐痛，未免瘀热未清。际此霜降始寒，可以加味归脾之外，合入以黑止红之法，分头治之。

黑归脾　丹皮　黑栀　槐花炭

〔1〕三才封髓：三才封髓丹，《卫生宝鉴》方，药用天冬、熟地、人参、黄柏、砂仁、炙草。

〔2〕髓：底本为"筋"，应有误，今据《丹溪心法》大补阴丸方改。

〔3〕固本：固本丸，《张氏医通》方，药用天冬、麦冬、生地、熟地、人参。

评选继志堂医案

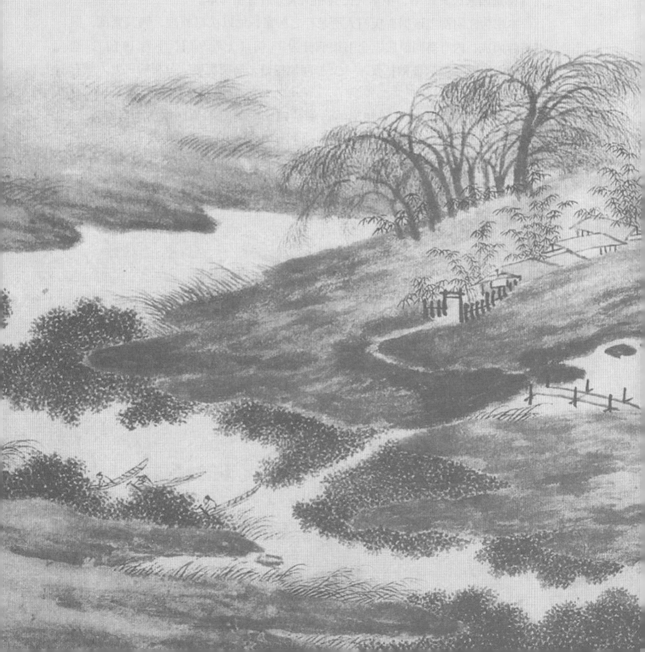

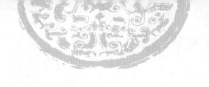

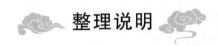 整理说明

　　《评选继志堂医案》，医案类著作，二卷。初刻于清光绪三十年甲辰（1904）之《柳选四家医案》中，中华人民共和国成立后有铅印本。

　　本书为江阴柳宝诒据曹氏门人所录存之医案，加以次第整理，删其繁乱，撷其精粹而成，内有翁同龢跋。全书按病分为23门（上卷9门，下卷14门），选案153则，附《咳嗽证治括要》一文。间加按语，简明扼要，分析病机处方颇有理致，为医林所称道。

　　此次整理出版以1904年初刻的《柳选四家医案》本为底本。原书为竖排、繁体，今整理为横排、简体，以方便阅读。力求保持原抄本原貌的同时，逐一加以句读、点校。对难以理解的词句，适当加以注释。

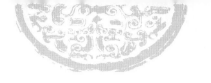

柳序

　　右《继志堂医案》两卷，曹仁伯先生所著也。先生讳存心，字仁伯，别号乐山，系常熟之福山人。幼时读书颖悟，长老咸目为令器。顾以家道不丰，一衿不足裕衣食，遂谋习医。从薛性天先生游，薛故郡中名宿，得先生剧赏之，谓将来光吾道者，必曹生也。先生居薛所十年，帏灯烼掌，上自《灵》《素》，下逮薛、喻诸家，无不研求贯串，乃出应病者之求，辄奏奇效。先生尝言，医者存心，须视天下无不可治之病，其不治者，皆我心之未尽耳。故其临病人也，研精覃思，直以一心贯乎病者之食患起居，而曲折无不周至，每有剧病，他人所弃而不治者，先生独能运以精思，而以数剂愈之。古人谓生死肉骨，先生诚有之焉。先生又言，每遇病机丛杂，治此碍彼，他人莫能措手者，必细意研求，或于一方中变化而损益之，或合数方为一方而融贯之，思之思之，鬼神通之，苦心所到，必有一恰合之方，投之而辄效者，以是知医者之于病，稍涉危疑，即目为不治而去之者，其不尽心之过为不少也。嗟乎！先生之言如此，即先生居心之笃厚，与艺事之精能，盖皆即是而可见矣。先生所著，有《琉球百问》《继志堂语录》《过庭录》《延陵弟子纪略》诸书，经先生之孙博泉、玉年裒集锓行，杨太常滨石序之。先生之行谊，备详于许君廷诰所撰家传中。先生以医名著，继叶、薛诸公而起，德被吴中，名驰海外，至今人能道之。特其所著医案，于《过庭录》《延陵弟子纪略》外，未有传本。今年夏，偶于友人处，得见其门弟子所录存者，惜中多阙误，因假归钞录，为之次第整理，删其繁乱，撷其精粹，间或赘以评语，以发明其用意之所在。钞成上下两卷，俾后人读之，犹可想见其诊病时危坐构思，旁若无人之概云。

　　　　　　　　　　光绪二十六年庚子八月江阴柳宝诒识

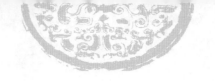

翁同龢跋

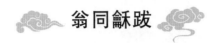

同龢按：道光五年，吾母许太夫人以呕[1]血谒曹先生于吴门。先生切脉曰：夫人得无从高坠下乎？曰：然。又曰：得无引重努力乎？曰：然。是时，吾母奉亲过岭。先生量药一裹。偻指计程曰：行至赣江愈矣。已而果然。昔母家居，尝左抱儿，右挈浆，下楼，颠，自初桄至不尽一级止。腰膂伤矣，而儿无恙。此呕血之因也。同龢熟闻此事，因谨识于后。

光绪三十年四月廿又一日

---

[1] 呕：底本为"欧"，据文意改。

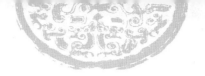

目录

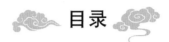

◎ 内伤杂病门

心营与肾水交亏，肝气挟肝阳上逆。胸中气塞，口内常干，手震舌掉，心烦不寐，即有寐时，神魂游荡，自觉身非己有，甚至便溏纳少，脾胃亦衰。脉形细小无神，而有歇止之象。逐证施治，似乎应接不暇。因思精神魂魄，必令各安其所，庶得生机勃勃，否则悠悠忽忽，恐难卜其旋元吉。拟许学士真珠母丸法。

石决明盐水煅，一两　人参一钱　归身钱半　犀角五分　龙齿三钱

茯神三钱　生地四钱　麦冬二钱　枣仁二钱　炙草三分　淮药三钱

沉香磨冲，三分

另：珠粉四分，先服。

诒按　此方于肝气一层，嫌少理会。愚意去山药、甘草，加木香、陈皮，则胸中之气塞亦平矣。

又接服方：

生地　白芍　人参　丹皮　橘红　茯神　枣仁　石决明　龙齿

林米　佛手

再诊　脉之歇止向和，便之溏泄不作，气塞稍平，手震亦定。但寤多寐少，内藏之魂魄未安，胸痞脘闷，上壅之浊痰未降。容将通阳镇逆法，参入前方，冀

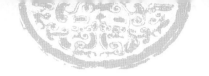

相与有成耳。

真珠母丸（柏子仁　茯神　犀角　龙齿　沉香　珍珠母　熟地
当归　人参　枣仁）去柏子仁、当归，加旋覆花一钱五分　代赭石三钱
陈皮七分　冬术七钱　炙草五钱　白芍二钱　麦冬三钱
甘澜水煎竹沥一两冲服。

诒按　案云通阳镇逆。方中用旋、赭镇逆，而术、芍、麦、草，则未可谓之通阳也。

三诊　夜半得寐，心肾已交，肺魄肝魂，自能各安其藏。无如心易烦动，神反疲乏，气犹短促，胸还痞闷，脉仍细小，两足不安。脉虚证虚，是谓重虚，而兼有湿痰从之为患，夫痰即有形之火，火即无形之痰也。法当固本为主，消痰佐之。

人参固本丸加龟板五钱，炙　茯神三钱　枣仁二钱　白芍三钱
淮麦三钱　陈皮一钱　旋覆花一钱五分　柏子仁一钱五分，去油　冬术钱半
另：珠粉二分，竹油二十匙，鸡子黄一枚和服。

诒按　于痰病重投冬、地，得无嫌其滋腻否？

四诊　风火痰三者之有余，留滞肝经，以致卧血归肝，魂不能与之俱归，筋惕肉瞤而醒。前次气短等证，莫不因此，而又起于有年病后，气血两亏，何堪磨耐。所治之方，不出许学士法加减。现在脉息细小带弦，虽无止歇之形，尚有不静之意，究属难免风波，未可以能食为足恃也。

石决明盐水煅，三钱　麦冬二钱　犀角五分　柏子仁三钱　龙齿三钱
枣仁盐水炒，三钱　归身七分　大熟地浮石粉拌炒，六钱　羚羊角一钱
冬术一钱五分　白芍三钱　陈皮一钱　人参二钱　茯神三钱　银花一钱
薄荷五分
另：金箔二张，竹沥一两，真珠粉三分，姜汁一匙冲服。

诒按　方中用银花、薄荷两味，不识其意何居。

五诊　前夜熟睡，昨又变为少寐，寐之时适在子时以后，肝胆两经，尚有余邪可知。更兼痰火阻气，时逆时平，其气逆时，必面赤心悸，甚则肉瞤筋惕，烦热不安，脉亦随之变异。所谓心火一动，相火随之是也。调治之外，必须静养，俾心火凝然不动，方可渐入坦途。

人参　丹参　麦冬　元参各二钱　旋覆花　冬术各一钱五分
橘红一钱　小麦五钱　枣仁川连煎汁拌炒　茯神　川贝各三钱　炙草四分

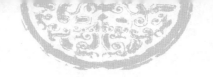

枇杷叶　竹茹_{各三钱}　珠粉_{冲，三分}

诒按　相火属少阳，即胆火也。方中川连、竹茹，恰合病机。

六诊　所患小恙，无一不除，盖以清之，化之，补之，养之，无微不至，而得此小效耳。所嫌者，寐非其时，寤非其时，心阳太旺，神气外驰。是卫气独行于阳，阳跷脉满，满则不入于阴，阴分之虚明矣。将滋阴之品，参入前方，未识能弋获否？

前方加大生地_{五钱}　陈胆星_{五分}

另：真珠母丸、朱砂安神丸各五十粒。

诒按　此证不寐，乃肝胆有痰火所致。案中引《内经》阳跷脉满之文，本属强为牵合，至以《经》言阴虚，指为阴血之虚，尤非《经》文本旨。

七诊　人可以参天地之干者，莫贵于眠食如常。今食能知味，眠则未安，昨夜忽寐忽醒，醒则不爽，寐则不安，以昭卫气不得入于阴，独留行于阳之意。

按：案语牵合支离，总由误认经文阴字，故说来总不入理。是阳跷脉满，营血不能充足，肌肉不能润泽，苟非阳生阴长，阴足恋阳，何以渐入佳境？然营中之血，既不生之于心，乌能藏之于肝、统之于脾？而欲借草木之无情，俾血肉之有情者，以生以长，谈何容易。况当此痰火易烦，得食暂安，以及虚风内动，筋惕肉瞤，支体牵摇，大便难通之候，更难为力矣。急宜加意调理。

前方去元参　旋覆　珠粉　丹参　加黄芪_{一钱}　远志_{三分}　归身_{一钱}

半夏_{一钱五分，猪胆汁炒}　木香_{三分}　圆眼肉_{三枚}

另：真珠母丸四十粒，朱砂安神丸三十粒。

诒按　黄芪与此证不甚相合，猪胆汁炒半夏，思路新颖。

八诊　彻夜好眠，神魂已定，是佳兆也。但脉形细小而兼滑数，数为有火，滑为有痰，细属阴虚，小属气弱。虚弱之中，兼有痰火。有时面红，有时咳嗽，有时气痞而短，有时烦热不安，更兼大便燥而小便短，筋惕肉瞤，支体动摇，神情困倦，语言无力等证，均未平复。还宜谨慎小心。

前方加柏子仁_{三钱}

另：朱砂安神丸三十粒，真珠母丸四十粒。

诒按　此好眠是痰蒙所致，未必定是佳兆。

九诊　脏之为言，藏也。心之神，肝之魂，肺之魄，脾之意，肾之志，无不各得其藏，五脏和矣，即有不和，因藏真不足，盖有待也。而与脏相表里者为府，府以通为补，与脏之以塞为补者有间。因思胃主下行，肠主津液，津液不

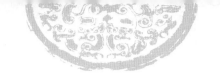

充，下行失令，故大便燥结而难通。此际不以滋养营阴，俾得施润泽，非计也。目前之治如此，将来或痰，或火，或感，或伤，偶有违和，事难逆料，断无预定之理，随时斟酌为嘱。

麻仁　郁李仁　柏子仁　松子仁_{各三钱}　桃仁_{七分}　陈皮　人参
苏子_{各二钱}
另：朝服膏滋药，晚服丸药。

此王江泾王姓病也，是人素有肝火上升之病。想热病之后，必有余邪余火，留于肝胆，乘虚窃发，气塞而不能卧起者，中有实痰，加于短气不足以息之体，神魂摇荡，身非己有，虚之甚矣。用真珠母丸法。先以犀角治实火，参、地补气血，俾相火得清而奠安。第二方，即参入陈皮、竹油、赭石、旋覆花，挟补挟化。第三方，人参固本入龟板、芪、芍、鸡黄。第四方，加入羚羊、银花，清药与补药，俱加倍用之。第五、六方，竟是十味温胆，吃重痰火一层。用药心细手和，既沉着，亦灵敏，洵可法可师之作。

阳络重伤，咳无虚日，而于五更为甚。口干盗汗，溺赤便溏，脉数而身热，欲成损证也。咽中已痛，虑其加喘生变，权以清热存阴。

黄芩汤合猪肤汤　加牡蛎

再诊　所见病情，与前无异。喜食藕汁，咽中干痛稍轻，大便溏泄更甚。虽属肺热下移于大肠，而实则中气已虚，失其所守也。

六味丸加牡蛎　川贝　元参　淡芩

诒按　大便溏泄，虚证中所最忌者。此证始终大便不坚，故再三反复，终不复元也。

三诊　溏泄已止，咳嗽未除，咽痛盗汗，脉数。肺经尚有热邪。

补肺阿胶散加白芍　生地　淡芩　元参　山药

四诊　便泄稀，身热轻，咽喉干痛亦渐向愈，而咳嗽腹鸣，神疲纳少，脉小带数。想是风热递减，气阴两亏，而脾中之湿，又从而和之为患。补三阴，通三阳之外，更以崇土化湿佐之。

六味丸加牡蛎　淡芩　於术　防风　陈皮　炙草

诒按　阴虚而挟脾湿，阳虚而挟肺火，邪实正虚，彼此相碍。凡治此等证，总须权其轻重缓急，又须心灵手敏，方能奏效。若稍涉呆滞，则效未见而弊先

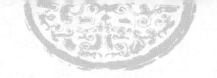

滋。如此证屡用六味，虽于证情亦合，究嫌落笔太重，少灵动之机括也。

五诊　气阴得补渐和，不意又有燥风外感，袭入湿痰之中，微有寒热，咽痛咳嗽不止。权以清养法。

六味丸_{去萸}　加桑叶　杏仁　陈皮　川贝　炙草

六诊　发热恶风，汗多，是属伤风之象。但伤于壮者，气行则已；伤于怯者，难免不着而为患也。大为棘手。

六味丸合玉屏风散　加桑叶　元参　川贝　橘红　甘草

七诊　多汗恶风之象渐轻，新风解矣。而咳嗽咽痛，大便溏，饮食少，仍是脾肺肾三脏皆虚之候，幸未气喘。

玉竹饮子　陈皮　玉竹　川贝　茯苓　紫菀　甘草　姜　桔梗　　合猪肤汤

玉屏风散加麦冬　山药

八诊　脾虚则便溏，肺虚则咳嗽，肾虚则虚火上炎，咽喉干痛，脉弱无力，元气伤矣。急宜补气育阴。

人参　二冬　二地　黄芪　陈皮　阿胶　杏仁　百合　甘草

诒按　此方究非便溏所宜。

九诊　精生于谷，肾之精气，皆赖谷食以生之，而谷食之化，又赖脾土以运之。今便溏纳少，脾失运矣，急宜补脾为要。

都气丸合四君子汤　百花膏

另：八仙长寿丸，参汤下。

诒按　此方亦嫌少灵活之致。

又按　此证前后方案九则，议论颇有精当之处，惟用药未能面面照顾。总缘阴虚而兼便溏，彼此相碍，难于安置妥帖也。

先生之病，素禀湿热，又挟阴虚之病也。湿者何？地之气也；热者何？天之气也。天地郁蒸，湿热生焉。湿热禀于先天者，与元气混为一家，较之内伤外感之湿热，属在后天者，岂可同日语哉！设使薄滋味，远房帏，不过生疡出血而已。乃从事膏粱，更多嗜欲，斯湿热外增，阴精内耗，藏府营卫，但有春夏之发，而无秋冬之藏。无怪乎风火相煽，而耳为之苦鸣也。当斯时也，静以养之，犹可相安无事，何又喜功生事，火上添油，致陡然头晕面赤？其一派炎炎之势，盖无非肝经之火，督脉之阳，上冒而为患。近闻用引火归原之法，以为甘温能除大热。嗟乎！未闻道也。夫甘温除大热者，良以下极阴寒，真阳上越，引其火，归其原，则坎离交媾，太极自安。若阴虚湿热蒸动于上者，投以清滋，尚难对待。况敢以火济火，明犯一误再误之戒乎。迨后清已有法，滋亦频投，饮食能增，身体能胖，而坐立独不能久者，明是外盛中空，下虚上实，用药殊难。尝见东垣之清燥汤，丹溪之虎潜丸，润燥兼施，刚柔并进，张氏每赞此两方，谓必互用，始克有济。何故而不宗此耶！然犹有进于此者，治病必资药力，而所以载行药力者，胃气也。胃中湿热熏蒸，致吐血痰嗽，鼻塞噫气，二便失调，所谓九窍不和，都属胃病也。然则欲安内藏，先清外府，又为第一要着矣。至秋末冬初病甚者，十月坤卦纯阴，天已静矣，而湿热反动，肾欲藏矣，而湿热仍露，能勿令病之加剧乎。附方谨复。[1]

青盐四两　甘草八两　葶苈一斤　海蛰二斤　萆薢一两　饴糖八两　刺猬皮一两五钱　霞天曲一两五钱　十大功劳叶一斤　橘叶五两

共为末，竹沥和水泛丸。每朝四钱。服完后，合虎潜丸全料，同合常服。按：方中海蛰、葶苈、饴糖不能作丸，此必有误。愚意用东垣清燥汤方，合青盐以下数味为末，而用葶苈、海蛰煮汁，和饴糖、竹沥泛丸乃合。

原注　起手提清湿热之病，阴虚之体，发明先天素禀湿热之故。第二段一折，折出嗜欲膏粱，因此更加阴虚。第三段再折，折出动火伤阴。第四段，直辟用热之谬，下乃归到治病先治胃。通篇说理既精，笔力遒老，饶有古文笔意。

诒按　推论病原，指陈治法，言言切实，绝无模糊影响之谈。最后推出先清胃府一层，尤为洞中窾要，深合机宜。凡治阴虚湿热者，于此可悟出法门矣。

身热，手心热，少力神倦，濡利脉濡。此脾阳下陷，阴火上乘，甘温能除大热，正为此等证设也。

补中益气汤加鳖甲

诒按　此脾虚内热证也，用东垣法最合。

劳倦而招风湿。右脉濡小，左脉浮弦，舌苔薄白，溺赤便溏，肢体酸楚，神倦嗜卧，少纳口干。

---

〔1〕"先生之病……谨复"段：此即《过庭录存》中第一案"程"姓案，案语稍有不同，方药则全同。

升阳益胃汤 独参 防 术 柴 芪 连 草 芍 夏 姜 陈 枣 羌 泽

加川朴 青皮

诒按 此与前证略同，故用药亦相似。

胃虚，则纳食无味；脾虚，则运化无常。

六君子汤合治中汤 加熟地 益智仁 粳米

诒按 脾喜温升，宜香燥。胃喜清降，宜柔润。脾阳健则能运；胃阴充则能纳。凡脾胃同治者，用药须识此意。愚意去熟地，加石斛，似与胃虚者更宜。

五脏六腑，皆有营卫，营卫不调，则寒热分争。此病分争之后，肌肉暗削。因思脾主肌肉，肌肉暗削，正所以昭脾之营卫虚也。无怪乎脘痞纳少，力乏嗜卧，脉形软弱，有种种脾虚见象。于法当健脾为主，而八八已过之年，阳气必衰，又宜兼壮元阳，使火土合德，尤为要务。

乌龙丸合香砂六君丸 加首乌 当归

心脉宜大者，反小。肾脉宜沉者，反浮。浮则为伤，小则为虚。想是读书攻苦，心肾不交，失其封藏之职。夫心肾，即婴儿、姹女，欲其交者，须得黄婆为之媒合。黄属中央，脾土所主。舍补中宫之外，皆属徒然。

归脾汤

诒按 借丹诀以谈医理，原一贯也。此案说理颇精，惜未能指列病状。

昼为阳，阳旺应不恶寒。夜为阴，阴旺应不发热。兹乃日间恶寒，夜间发热，何以阴阳相反若是耶？此无他，阳虚则恶寒于日，阴虚则发热于夜。阴阳之正气既虚，所有疟后余邪，无处不可为患。足为之浮，腹为之满，溺为之短，一饮一食，脾为之不运，生饮生痰，肺为之咳嗽，脉从内变，而为细弦。夫形瘦、色黄、舌白，阳分比阴分更亏，极易致喘。

桂枝加厚朴杏仁汤 加附子 干姜 冬术 半夏 橘红

原注 案则一线穿成，药则理中去参，以理其本，桂枝以和其标，二陈、朴、杏以化其邪，乃丝丝入扣之方。

脾为阴土，胃为阳土，阳土病则见呕恶，阴土病则见泄泻，二者互相为患，此平则彼发，令人应接不暇。现在呕止而泄，似脾病而胃不病，不知脾胃属土，木必乘之，不乘胃土而呕，必乘脾土而泄。治病必求其本，本在木，当先平木，必使阳土阴土皆不受所乘，方为正治。

　　理中汤　乌梅丸　吴仙散_{吴萸　茯苓}　白芍

诒按　推究病机，既能融会贯彻，斟酌治法，自然入彀。

舌乃心之苗，舌上之苔，剥落不生者久矣，是心阴不足，心阳有余也。

　　黄连阿胶汤_{去芩}　_{加大生地}

诒按　胃阴枯涸者，每有此病。心阴不足之说，亦可备一法也。

◎ 中风门

类中之余，足不任身，手难举物，尺脉无力。阴阳并弱，拟用河间地黄饮子法。

　　熟地　苁蓉　川附　牛膝　石斛　远志　巴戟　甘菊

再诊　手之举动稍和，足之步履如旧。盖缘阳气难于充足耳。

　　六君子汤加熟地　巴戟　白芍　川附　虎骨

又膏方

　　归芍六君子丸　加虎骨　巴戟　菟丝　苁蓉　首乌　杜仲　萆薢

三诊　足部有力，步履不艰。补方得力可知，仍以前法。

　　地黄饮子_{菖　地　苓　巴　薄　萸　味　麦　附　斛　桂　去麦　味　菖}
合异功散　加当归　芍药　蝎尾　竹油

诒按　此病之由乎虚者，故用药专以补养收功。从甫并未用疏风化痰之药，案中亦无见证，至末方，诸恙就痊，而忽加蝎尾、竹油二味，想必另有风痰见证也。

怒则气上，痰即随之。陡然语言謇涩，口角流涎，月余不愈，所谓中痰中气也。然痰气为标，阳虚为本，所以脉息迟弦，小水甚多，肢麻无力。法宜扶阳为主，运中化痰佐之。

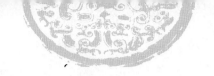

六君子汤加川附　白芍　麦冬　竹油　蝎梢

诒按　立方虚实差到，所谓看似寻常最奇特也。勿以平易忽之。

左肢痿而不用，口歪流涎，舌苔起腻，便溏溺少，脉形弦迟。以中虚湿胜之体，易于生痰动风，内风既动，未有不招外风者也。

牵正散_{白附　蝎梢}　合二陈汤　加川附　桂枝　白芍　制蚕

再诊　肢体稍和，流涎略减。仍以前方增减。

前方去芍　加首乌　川断　竹油

诒按　方案均切实不浮。

◎ 痿痹门

膝骨日大，上下渐形细小，是鹤膝风证。乃风寒湿三气，合而为痹，病之最重者也。三气既痹，又挟肺金之痰以痹肘，所谓肺有邪，其气留于两肘。肘之痹，偏于左，属血属阴，阴血久亏，无怪乎腰脊突出，接踵而来。至于咳嗽，鼻流清涕，小水色黄，肌肉暗削，行步无力，脉形细小，左关独见弦数，是日久正虚，风寒湿三气，渐见化热之象。拟用痹门羚羊角散加减。

羚羊角　归身　白芍　杏仁　羌活　知母　桂枝　薏米　秦艽

制蚕　茯苓　竹沥　桑枝

诒按　由膝而肘而脊，病情渐引渐深，方中于肘膝之邪，已能兼治，于脊突一层，似未能兼顾及之。拟再加鹿角霜、川怀牛膝等味。

素患鼻衄，入夏又发，下体酸软无力，咳嗽口干，溺黄肤热。想是鼻衄屡发，上焦阴液久耗，而胃中湿热之邪，熏蒸于肺，肺热叶焦，则生痿躄也。

清燥汤_{连　参　猪　芪　茯　草　麦　术　味　归　苍　橘　柏　柴　泻　升　地　羌　去术　升柴}　加白芍　茅花　枇杷叶

诒按　此证自当滋清营液为主。东垣清燥汤，立法未纯，前人颇有议之者，用者当审之。案语阐发病情，极其熨帖。

人年四十，阴气自半，从古至今如是。惟尊体独异者，盖以湿热素多，阳事早痿耳。近又患臂痛之证，此非医书所载之夜卧臂在被外，招风而痛，乃因久卧

竹榻，寒凉之气，渐入筋骨，较之被外感寒，偶伤经络者，更进一层。所以阳气不宣，屈伸不利，痛无虚日，喜热恶寒。仲景云，一臂不举为痹，载在《中风门》中，实非真中，而为类中之机，岂容忽视。现在治法，首重补阳，兼养阴血，寓之以祛寒，加之以化痰，再通其经络，而一方中之制度，自有君臣佐使也。

熟地_{八两}　当归_{四两}　白芍_{二两}　虎掌_{一对}　阿胶_{三两}　半夏_{四两}　橘红_{二两}　枳壳_{二两}　沉香_{五钱}　党参_{四两}　於术_{四两}　茯苓_{八两}　熟附_{一两}　炙草_{一两}　风化硝_{一两}　桂枝_{一两}　羌活_{一两}　绵芪_{二两}　姜黄_{一两}　海桐皮_{一两}

共为末，用竹沥、姜汁和蜜水泛丸。

诒按　立方清切周列，可法可师。

◎ 神志门

神识不清，自言自语，起坐无常，寤寐失度，脉形小滑，舌苔白腻。此痰热内郁心包，无路可出，而作心风也。久久归入癫痫，毋忽。

导痰汤_{梅　苓　橘　夏　姜　枳　草　星}^{加菖蒲　远志}
另：白金丸。

诒按　病情已属癫证，再加犀角、龙、牡等清镇之品，似更得力。

阳明之脉，环于唇，唇起红筋，即发牵动而厥，厥醒吐沫，咳血鼻衄，二便失调，脉弦滑数。显系胃有积热，动血生痰，又被肝火所冲激。乃痫证之根，毋忽。

六味丸加川贝　石决明
另：虎睛丸犀角一两，黑栀一两，远志五钱，虎睛一对，制军一两，蜜丸。每服二十一粒。

诒按　既曰胃有积热，似非六味所能胜任，且方中如萸肉之酸温，亦宜避去。

又按　积热者，蓄积之热也，与积滞之积不同。虎睛丸中大黄、黑栀，即为泄热而设。

痫证之因，未有不由乎龙雷之火上升，此则更有湿热之痰，从而和之为患。

六味丸加龙齿　石决明　橘红　黑栀　川贝　川连　竹茹

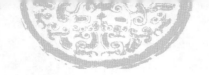

诒按 连读痫证数案，皆以六味丸为主。查六味为通补三阴之方，先生习于《内经》"重阴者癫"一语，谓"痫证必挟龙雷之火，而以滋水柔木为主"，故用药如此。其实痫症有因于胎惊者，有因于先天阴虚者，亦有因于惊痰内扰者，当随所因而治之，初非可执一端以论也。

惊则气乱，神出舍空，痰涎袭入。此心悸形呆，善忘不语，所由来也。至月事不至，血从内并，用药亦须兼及。

　　茯苓　香附　沉香　半夏　橘红　远志　胆星　牛膝
　　另：惊气丸（白附、麻黄、天麻、橘红、南星、苏子、白花蛇、蝎、蚕、脑、麝、辰砂）。

诒按 拟加丹参、琥珀、归须等，兼顾血分，乃与案语相合。

心悸，初从惊恐得之，后来习以为常，经年不愈。手振舌糙，脉芤带滑，不耐烦劳，此系心血本虚，痰涎袭入也。

　　人参　元参　丹参　枣仁　天冬　麦冬　菖蒲　茯苓　茯神　当归
远志　五味　桔梗　半夏　生地　橘红　枳壳　柏仁　炙草　竹茹

原注 此天王补心丹合十味温胆法也。心血本亏，补心丹主之；痰涎袭入，十味温胆汤主之。

湿热生痰，留于手足少阳之府，累及心包，心惊胆怯，性急善忘，多虑多思，舌苔浊腻带黄，胸脘内热。清化为宜。

　　黄连温胆汤加洋参　枇杷叶

原注 舌苔浊腻带黄，加入黄连一味，苦燥化湿。再加洋参补阴，枇杷叶清肺，想是火旺之体，肺液必亏，且以救二陈之过燥也。

神蒙善忘，包络之病为多。然左寸脉息上浮，关部独带弦数，右寸与关，小而带弦，白苔满布，大便久溏，肢体无力，倦怠嗜卧，脾经之湿痰，被肝火所冲激，累及心包也。

　　藿梗　党参　於术　半夏　陈皮　香附　砂仁　木香　沉香　远志
枳壳　葛根　菖蒲　竹油

诒按　此必兼有胀满之候，故方中多香燥和脾之品。用葛根、藿梗，乃兼清暑湿之意。

再诊　痰因湿酿，湿自脾生。脾若健运，则无湿以生痰，所患善忘等证，自可化为乌有。然则健脾一法，在所必需矣。

　　　香砂六君子汤加沙苑　远志　谷芽

原注　苔白便溏，乏力嗜卧，皆脾倦见证，故用健脾化湿法。

◎ 痰火门

胃为贮痰之器，上逆心包，轻则胸闷，重则神蒙。

　　　导痰汤合温胆汤

另：白金丸。

诒按　此治痰蒙之正法也。在此证，尚属轻剂。

曾经失血，现在内热吐痰，夜来大魇，脉象滑数。阴虚挟痰所致。

　　　十味温胆汤加麦冬　归身

诒按　阴虚挟痰之证，用药最难恰好。十味温胆汤，即温胆汤去竹茹，加参、地、枣仁、远志、五味，治寒涎沃胆，胆寒肝热，心悸不寐。

◎ 痰饮门

积饮成囊。

　　　平陈汤

另丸方：

　　　茅术_一斤_　芝麻_半斤_　枣肉丸
　　　如便血，山栀汤下。

诒按　此病不易除根，煎、丸两方，极为熨帖。特未识能奏肤功否。

鼻血遗精，肺肾俱病。寒热盗汗，营卫并伤，必须大补为是。无如脉息细弦，舌苔满布，二便失调，饮食不舒，脾家又有湿痰为患。先宜化湿健脾，再商补剂。

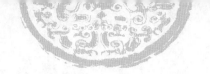

　　枳砂二陈汤加乌梅　生姜

诒按　方中乌梅一味，似不入格。查《医通》载二陈汤古方，本有乌梅，取敛护胃阴之意。先生用此，其意或在是乎？

动则气喘，言则亦然，是下虚也，宜其俯仰不适矣。至于脘中拒按，隐隐作疼，筑筑而跳，脉息中部太弦，必有湿热痰浊，交阻于胃，失下行为顺之常。未便独以虚治。

　　川贝　陈皮　茯苓　白芍　牛膝　海蜇　荸荠
　　另：水泛资生丸。

诒按　此必挟有痰饮，阻于中脘。宜从饮门用意。

再诊　俯仰自如，渐通之兆。所见言动之气喘，脘腹之拒按，已日轻一日，大妙事也。动气攻筑，独不能除，且兼气坠少腹，卧则可安。此则非胃气之能降，而实脾气之不升也。

　　香砂六君丸合雪羹　加神曲
　　另：资生丸。

诒按　立论精当明了，惟用药尚不甚得力。

◎ 咳喘门

年逾古稀，肾气下虚，生痰犯肺，咳喘脉微。当与峻补。

　　金水六君煎_{归 地 橘 夏 苓 草}　合生脉散　加桃肉
　　另：八仙长寿丸，肾气丸。

原注　补命门之火以生土，清其生痰之源，则肺之咳喘自宁。煎方金水六君煎，以治脾肾，生脉以养肺，桃肉以补命门，其奠安下焦之剂。另用丸药常服，斟酌可谓尽善矣。

气喘痰升，胸痞足冷，是中下阳虚，气不纳而水泛也。已进肾气汤，可以通镇之法继之。

　　旋覆代赭汤_{去姜枣}　合苏子降气汤_{去桂 前 姜}　加薤白　车前
　　茯苓　枳壳

诒按　于肾气后续进此方，更加旋、赭以镇逆，薤白以通阳，用意极为周到。

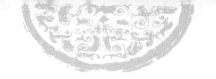

交冬咳嗽，素惯者也。今春未罢，延及夏间。当春已见跗肿，入夏更增腹满，口燥舌剥，火升气逆，右脉濡数，左脉浮弦。风邪湿热，由上而及下，由下而及中。即《经》所云"久咳不已，三焦受之。三焦咳状，咳而腹满"是也。际此天之热气下行，小便更短，足部尚冷，其中宫本有痞象，亦从而和之为患。用药大为棘手，姑拟质重开下法，佐以和胃泄肝之品。

猪苓　鸡金　白术　石膏　寒水石　雪羹　枇杷叶

原注　风邪归并于肺，脾气素虚者，由肺而陷入于脾，尚是一线，加以日燥舌剥，阴虚有火之体，更属难治。用河间甘露之意，质重开下，方则极妙，未识效否？

诒按　病情纷错，实难着手，以桂苓法增减出之，已属苦心经营。特于痞满一层，尚恐与两石有碍，方中茯苓、滑石似不可少。

寒热后，咳嗽痰浓，头疼口渴，舌红脉数，大便溏泄。冬温之邪郁于肺分，而从燥化。当泄之清之。

葳蕤汤　葛　羌　草　杏　麻　芎　葳蕤　青木香　石膏　薇

原注　此冬温咳嗽也。麻、杏开泄外罩之凉风，羌活、葛根佐之；石膏清内伏之温热，白薇、玉竹佐之。冬温必头痛、便泄，青木香治便泄之药也，病比伤寒多一温字，方比麻黄去桂枝一味，加入石膏以治热，有因方成珪、遇圆为璧之妙。

诒按　此病既见痰浓口渴，则已有邪郁化热之征，方中羌、防、葛根，似宜酌用。

寒必伤营，亦必化热。咳嗽不止，呕吐紫血，咽中干痛，苔白边青，脉紧而数，近更咳甚则呕，气息短促，肺胃两经皆失其清降也。郁咳成痨，最为可怕。

荆芥　杏仁　紫菀　桑皮　地骨皮　苏子　麦冬　金沸草　玉竹

再诊　白苔已薄，舌边仍青，痰出虽稀，咳逆未止。观其喘急呕逆，多见于咳甚之时。正所谓肺咳之状，咳而喘；胃咳之状，咳而呕也。

桑皮　骨皮　知母　川贝　淡芩　浮石　桔梗　甘草　紫菀　麦冬
芦根　莱菔汁

原注　风寒之邪，郁于肺胃，久而化火，遂至见血。先用金沸草散、泻白

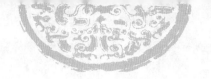

散，以搜剔其邪。第二案即加入芦根、知母，清营中之热。用法转换，层次碧清。

诒按 此证先曾吐瘀，加以舌边色青，似有瘀血郁阻，方案中何以并不理会及此？

伤风不醒，咳嗽呕恶，所见之痰，或浓或薄，或带血色，左关脉独见浮弦且数，小有寒热，此损证之根也。《千金》法治之。

苏叶　党参　川连　乌梅　橘红　川贝　柴胡　杏仁　桑皮

地骨皮

原注 此用柴前连梅煎意，《千金》法也。咳嗽由来十八般，只因邪气入于肝，即是此方之歌诀。此方效，转方加竹茹一味。

诒按 弦数独见于左关，故知其病专在肝。

咳嗽吐出青黄之痰，项强，恶风，音烁，寒热分争，是名劳风。服秦艽鳖甲而更甚者，当进一层治之。

柴前连梅煎 猪胆汁　童便　猪脊髓　薤白　柴胡　前胡　黄连　乌梅

附：

秦艽鳖甲煎 柴胡　青蒿　归身　知母　秦艽　鳖甲　地骨皮　乌梅

再诊 进前方咳嗽大减，所出之痰，仍见青黄之色，身热虽轻，咽中苦痛，脉形弦细数。风邪未尽，中下两虚。制小前方之外，参入猪肤法，一治身热，一治咽痛。

柴前连梅煎合猪肤汤 加党参　花粉

原注 此方治伤风不醒成劳，比秦艽鳖甲又进一层。其见证，每以咳吐黄绿青痰为据。

咳嗽时盛时衰，粉红痰后，变为青黄。劳风之根也。

柴胡　前胡　乌梅　川连　薤白　童便　猪胆汁　猪脊髓

诒按 童便易秋石甚妙。

再诊 进劳风法，咳嗽大减，红痰亦无，但痰色尚带青黄，左关脉息弦硬不和。肝胆留邪，容易犯肺胃俞也，毋忽。

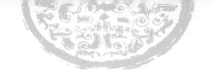

麦冬　沙参　淡芩　灵草　白芍　川贝　青黛　广皮

原注　此方极玲珑，先生用之每灵。大约风喜伤肝，风郁于肝，久而不出，必有青黄之痰，所谓劳风是也。

诒按　先生案中，治劳风一证，必用柴前连梅煎。自云：法本《千金》，用之神效。查《千金方》所载劳风治法及所叙病原，与此不同。即所用之柴前连梅煎，仅见于吴鹤皋[1]《医方考》，《千金方》中并无此方，先生偶误记耳。

右脉弦滑而数，滑为痰，弦为风。风郁为热，热郁为痰，阻之于肺，清肃不行，咳嗽自作。

金沸草　前胡　半夏　荆芥　甘草　赤苓　川芎　枳壳　紫菀
杏仁　桑白皮　蒌皮　竹沥

原注　方中芎、枳二味，是升降法也。必有一团寒风化热，郁闭于肺，用芎之升，枳之降，以挑松其火。若火重者，不可用；有阴火者，更不可用，恐火升则血易动耳。

诒按　此金沸草散去麻、芍，加芎、枳以挑动之，菀、杏以宣泄之，桑、蒌以清降之。细玩其加减，可识其心思之细密，用意之周到矣。案语亦简练老洁。

晨起咳嗽，劳倦伤脾，积湿生痰所致。久而不已，气喘畏风，金水因此而虚。补中寓化，一定章程。现在身热、口干、苔白，脉息细弦而紧，紧则为寒，寒风新感，必须先治新邪，权以疏化法。

香苏饮合二陈　加枳壳　桔梗　杏仁　通草

又　接服方：

麦门冬汤合二陈　加旋覆　冬术　牛膝

诒按　此即六君加麦冬、旋覆、牛膝也，恰合脾虚有湿痰，而伤及金水者之治。

《内经》云：秋伤于湿，冬生咳嗽。喻氏改作：秋伤于燥，冬生咳嗽。岂知初秋之湿，本从夏令而来，原为正气。若论其燥，则在中秋以后，其气亦为正令。二者相因，理所固然，势所必至。仲景早已立方，独被飞畴看破。今人之用

---

〔1〕吴鹤皋：吴昆，号鹤皋，安徽歙县人，明代医家，著有《医方考》等。

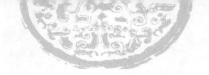

功，不如古人远矣。

麦冬　半夏　甘草　玉竹　紫菀　泻白散

原注　此麦门冬汤也。先生以"肺燥胃湿"四字提之，故此案以"燥湿"二字为言。

去冬咳嗽，今春寒热，至秋令而咳嗽或轻或重，惟喉痒则一。所谓火逆上气，咽喉不利，此等证是也。最易成痨，未可以脉未促、气未喘为足恃。

麦门冬汤合泻白散　加橘红　茯苓　甘草　玉竹

再诊　内热已除，咳嗽亦减。气火之逆上者，渐有下降之意。静养为佳。

前方加枇杷叶

原注　此病必有舌苔，再不夜咳，所以与四阴煎证有异。

肺经咳嗽，嗽则喘息有音，甚则吐血。血已止，咳未除，右寸脉息浮弦。弦者，痰饮也。良以饮食入胃，游溢精气，上输于脾，脾气散精，上归于肺，而肺气虚者，不能通调水道，下输膀胱，聚液为痰，积湿为饮。一俟诵读烦劳，咳而且嗽，自然作矣。补肺健脾，以绝生痰之源，以清贮痰之器。

麦门冬汤合异功散　加薏仁　百合

原注　此曲曲写出痰饮之所由来。用二陈以化痰，佐以薏米；用麦冬以养肺，佐以百合；用白术以健脾，佐以党参。味味切当熨帖，看似寻常，实是功夫纯熟之候。

诒按　以上数案，均是麦门冬汤证，乃燥湿互用之法。

附录　咳嗽证治括要

咳者，和谐声也，其音开口而出，仿佛亥宁之音，故有声无痰为咳。嗽则如水之灌漱然，有物在喉，漾漾欲出，故从口从敕，后人遂以有痰为嗽。然则咳嗽之病，胡从生也？曰：病有万变，要不出内伤、外感两端。请先明外感。外感者，风、寒、暑、湿、燥、火六者尽之。论其常，则各主一时为病；论其变，则四时皆可以受六淫之邪。今则即风寒论，感风者鼻塞身重，恶风，清涕，此证也；左脉浮弦，此脉也。感寒者恶寒体痛，发热，脉紧，此寒之证与脉也。而风之中，又有辨。春则为温风，肝木用事，受风者必伤肝，而又有中血、中气之别。风伤卫则参苏饮；风伤营则芎苏饮。夏则为热，风伤心包，而亦有凉热之别。凉风，香薷饮；热风，鸡苏散。秋为凉风伤肺，败毒散、金沸草散。冬为寒风，伤膀胱，桂枝厚朴杏仁汤、麻黄汤。倘冬时天热而感寒风，则当用葳蕤汤、阳旦汤，此冬温之邪也。惟秋分以后少暑湿，春夏无燥气。他如先伤风，而后伤热，为热包寒，葳蕤汤。肺素热而感寒风，为寒包热，金沸草散。一嗽而痰出稠黏者，脾胜湿，二陈之类。连嗽无痰者，肺燥甚，清燥救肺汤。此皆外感咳也。言风一端，而六气可类推矣。

若夫内伤，大法惟痰饮、津伤两种。痰饮多阳虚，津伤多阴虚。其阳虚痰饮尚浅者，六安、二陈之类；有火者，温胆汤；夹阴虚者，金水六君煎；阳虚甚，兼夹痰火不可攻者，玉竹饮子。咸降法：喘者，降气汤、贞元饮。此阳虚痰饮一端也。他如阴虚者，阴火易于上升，胃气不清者，麦门冬汤；曾见血者，四阴煎；痰多而浓，无胃气者，六君子汤；痰少而嗌干，胃气未绝者，六味丸、都气丸、八仙长寿丸。此粗举内伤之一端也。

此外，又有劳风一门，咳吐浊涕青黄之痰，由劳碌伤风，恋而不化，最为难治。浅者，秦艽鳖甲；表虚汗多者，黄芪鳖甲；深则柴前连梅煎，《千金》法也。此皆劳风之治也。至于芎、枳二味，以治寒郁化火之咳，合二母以泻肺之母；泻白散，以清泄肺脏；四物桔梗汤，以引清血分，皆在所常用也。似此某证某方，条分缕析，须平日有格致功夫。试观先生临证之方，似乎夹杂，合之病人之证，则无一味可以增减。先生尝曰：吾门之病，如时文，割截、隔章、隔节之题，他人无处下手，左支右拙，余能以心思灵空，贯串合凑一方，令病安稳。此无他，外感多与内伤同病，内伤每因外感而发，更遇杂药乱投之医，治丝而棼，愈难就绪。治此者，不能不兼采众方，就中另出一方，其立方之意，在案中宣露明白。噫！执此意以寻先生之门径，思过半矣。

◎ 失血门

饮食入胃，游溢精气，上输于脾，脾气散精，上归于肺，通调水道，下输膀胱，水精四布，五经并行，合于四时五脏阴阳，揆度以为常也。此乃饮归于肺，失其通调之用，饮食之饮，变而为痰饮之饮。痰饮之贮于肺也，已非一日，今当火令，又值天符相火加临，两火相烁，金更甚于前。然则痰之或带血，或兼臭，鼻之或干无涕，口之或苦且燥，小水之不多，大便之血沫，何一非痰火为患乎？

旋覆花　桑皮　川贝　橘红　浮石　炙草　沙参　茯苓　麦冬
竹叶　丝瓜络

诒按 此证乃素有浊痰郁热，壅结熏蒸于内，再受时令火邪，熏灼肺胃所致。如此立论，似亦直截了当，何用饮食入胃及天符相火如许大议论耶？可参用苇根汤。

再诊 接阅手书，知咳血、梦遗、畏火三者，更甚于前。因思天符之火，行于夏时，可谓火之淫矣。即使肺金无病者，亦必暗受其伤，而况痰火久踞，肺金久伤，再受此外来之火，而欲其清肃下降也，难矣！肺不下降，则不能生肾水，肾水不生，则相火上炎，此咳逆、梦遗之所由来也。至于畏火一条，《内经》载在"阳明脉解篇"中，是肝火乘胃之故，法宜泻肝清火，不但咳血、梦遗、畏火等证之急者，可以速平，而且所患二便不通，亦可从此而愈。悬而拟之，未识效否？

鲜生地　蛤壳　青黛　桑皮　龙胆草　川贝　地骨皮　黑栀　竹叶

大黄_{盐水炒}

三诊 阳明中土，万物所归。现在肝经湿热之邪，大半归于阳明，以著顺乘之意，而逆克于肺者，犹未尽平。所以睡醒之余，每吐青黄绿痰，或带血点，其色非紫即红，右胁隐隐作痛，脉形滑数，独见肺胃两部，宜从此立方。

小生地　桑皮　羚羊角　阿胶　冬瓜子　薏米　蛤壳　川贝　杏仁

忍冬藤　青黛　功劳露　芦根　丝瓜络

原注 肝经久病，克于土者，为顺乘。犯于肺者，为逆克。

诒按 前方实做，不若此方之空灵活泼也。

四诊 痰即有形之火，火即无形之痰。痰色渐和，血点渐少，知痰火暗消，大可望其病愈。不料悲伤于内，暑加于外，内外交迫，肺金又伤，伤则未尽之痰火，攻逆经络，右偏隐隐作疼，旁及左胁，上及于肩，似乎病势有加无已。细思此病，暑从外来，悲自内生，七情外感，萃于一身，不得不用分头而治之法，庶一举而两得焉。

桑皮　骨皮　知母　川贝　阿胶　枳壳　金针菜　姜黄　绿豆衣

藕汁　佛手

原注 痰带血点，鼻干口燥，小水不多，大便血沫，总属痰火为患。第一方用清金化痰，不效。第二方案加咳血、梦遗、畏火三证，归于肝火，一派清肝，略加养胃。第三方从肺胃立方，略佐清肝之意。第四方全以清淡之笔，消暑化痰。

诒按 统观前后四案，议病用药，均能层层熨帖，面面周到，于此道中，自

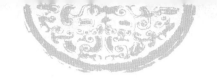

属老手。惟所长者，在乎周到稳实，而所短者，在乎空灵活泼。此则囿乎天分，非人力所能勉强矣。第一方就病敷衍，毫无思路。第二方清泄肝火，力量颇大。第三、四方，则用药空灵不滞，是深得香岩师心法者。

咳嗽而见臭痰咯血，或夜不得眠，或卧难着枕，大便干结，白苔满布，时轻时重，已病半年有余。所谓热在上焦者，因咳为肺痿是也。左寸脉数而小，正合脉数虚者，为肺痿之训。而右关一部，不惟数疾，而且独大、独滑、独弦。阳明胃经，必有湿生痰，痰生热，熏蒸于肺，母病及子，不独肺金自病。此所进之药，所以始效而终不效也。夫肺病属虚，胃病属实，一身而兼此虚实两途之病，苟非按部就班，循循调治，必无向愈之期。

紫菀一钱　麦冬二钱　桑皮钱半　地骨皮钱半　阿胶一钱　薏仁五钱
忍冬藤一两　川贝钱半　蛤壳一两　橘红一钱　茯苓三钱　灵草三分

诒按　论病选药，俱极精到。此方亦从苇茎汤套出，可加芦根。

再诊　诸恙向安，右脉亦缓，药能应手，何其速也。再守之，观其动静。

前方加水飞青黛三分

三诊　右关之大脉已除，弦滑未化，数之一字，与寸相同。湿热痰三者，尚有熏蒸之意，肺必难于自振。

前方加大生地蛤粉炒，三钱　沙参三钱　蜜陈皮一钱

四诊　叠进张氏法，肺金熏蒸，日轻一日。金性渐刚，颇为佳兆。然须振作，以著本来之清肃乃可。

前方去薏米　加麻仁

五诊　夜来之咳嗽，尚未了了，必得肺胃渐通乃愈。

前方去蛤壳　茯苓　加川斛　百合

六诊　肺虚则易招风，偶然咳嗽加剧，而今愈矣。脉数，右寸空大，阴气必虚，自当养阴为主。然阳明胃经，湿热熏蒸之气，不能不兼理之。

前方去百合　加知母

七诊　右脉小中带数，肺阴不足，肺热有余。其所以致此者，仍由胃中之湿热熏蒸也。

前方加丝瓜络　冬瓜仁　苇茎

八诊 肺属金，金之母，土也。胃土湿热未清，上焦肺部焉得不受其熏蒸，所谓母病及子也。肺用在右，右胸当咳作疼，未便徒补，必使其清肃乃可。

前方加薏仁 杏仁

九诊 来示已悉。因思动则生火，火刑于金，则咳逆；火入于营，则吐血。此十七日以后之病，失于清化，以致毛窍又开，风邪又感，咳嗽大作，欲呕清痰，血络重伤也。事难逆料，信然。悬拟以复。

桑皮 地骨皮 杏仁 甘草 淡芩 茅根 知母 川贝 苇茎
忍冬藤

两剂后去淡芩，加麦冬、沙参、生地。

又 丸方：

大生地 白芍 丹皮 泽泻 沙参 茯苓 山药 麦冬 阿胶

用忍冬藤十斤煮膏，蜜丸。

原注 此病道理，尽具于第一案中。先生平日所言，起手立定脚根，以下遂如破竹。大约此病，拈定胃火熏蒸四字。方中得力，尤在忍冬藤一味。

宿积黑血，从吐而出，胸之痞塞少和，肺之咳嗽略减，是瘀血也。从上出者为逆，究非善状。

瘀热汤 枇叶 葱 苇 旋覆 新绛 参三七 磨冲

诒按 可加酒炙大黄炭数分，研末冲服，以导血下行。

再诊 所瘀之血，从下而行，尚属顺证。因势导之，原是一定章程。

当归 丹参 桃仁 灵脂 蒲黄 茯神 远志

诒按 仍宜加牛膝、三七等导下之品。

昨日所溢之血，盈盆成块面来，无怪乎其厥矣。幸得厥而即醒，夜半得寐，其气稍平，今日仍然上吐，脉来芤数，火升颧红，咳逆时作，大便不爽而黑。阳明胃府，必有伏热，防其再冒再厥。

犀角地黄汤 加三七 牡蛎 龟板 枇杷露

诒按 此与下条，皆木火亢盛，阴血沸腾之证。

久嗽失血，鲜而且多，脉数左弦，苔黄心嘈。金受火刑，木寡于畏，以致阳络被伤也，防冒。

> 犀角地黄汤　加二母　侧柏叶
>
> 另：归脾丸。

原注　吴鹤皋曰：心，火也。肺，金也。火为金之畏，心移热于肺，乃咳嗽，甚则吐血，面赤，名曰贼邪。是方也，犀角能解心热，生地能凉心血，丹皮、芍药性寒而酸，寒则胜热，酸则入肝，用之者，以木能生火，故使二物入肝而泻肝，此拔本塞源之治。

阳络频伤，胸前窒塞，咳逆不爽，舌红苔黄，脉形弦数。此系瘀血内阻，郁而为热，肺胃受伤，极易成损。慎之。

> 旋覆　猩绛　葱管　芦根　枇杷叶　忍冬藤　苏子　桑皮　川贝
>
> 知母　广郁金　参三七　竹油　地骨皮

原注　前五味，名瘀热汤，是先生自制之方，治瘀血内阻，化火刑金而咳，不去其瘀，病终不愈，此为先生独得之秘。

诒按　合二母、泻白以清肺，佐苏、郁、三七以通痹，立方周到之至。

脘胁痞结作痛，形寒如疟，苔浊不纳，渴欲热饮，神情愈乏。此血络凝泣，湿邪附之欲化热，而未能透出也。

> 瘀热汤加香附　川连　归须　青皮　白芍　橘络

瘀血先阻于中，一经补味，胸中遂痞，紫黑之血，从此而来。

> 瘀热汤加郁金汁

原注　此方大效。

诒按　再加三七磨冲，更妙。

◎ 虚损门

痧子之后，咳嗽四月，颈旁疬串，咳甚则呕，纳少形瘦，肤热脉细。想是余邪内恋，阴分虚，欲成损证也。

> 四物汤加香附　川贝　元参　牡蛎　麦冬　苏子——一本作苏叶

诒按　方中元参、牡蛎，为项疬而设，无此证者可减也。

温邪发疹之后，咳嗽失血，血止而咳嗽不减，所吐之痰，或黄或白，或稠或稀，舌质深红，其苔满白，喉痒嗌干，脉弦带数。渐作痨劳之象。

四物汤加紫苏　桑皮　骨皮　川贝　知母　前胡　淡芩

原注　此痨后余邪，留恋营分而成咳也。先生尝云：余自制两方，一为痨热汤，一为此汤，尚未立名，以治痨后咳嗽极效。盖四物是血分引经之药，将温散化痰之品，纳入其中，引入营血中，散邪清热，每用必灵。此可悟用四物之法。

咳嗽五月有余，黄昏为甚，肌肉暗削，肢体无力，容易伤风，或头胀，或溺黄。总由阴分下虚，浮火夹痰上扰所致。

四物桔梗汤四物加桔、柏　加桑皮　地骨皮　川贝　知母　甘草
青黛　蛤壳　枇杷叶

原注　此方之眼，在咳嗽黄昏为甚，毕竟风邪陷入阴分为剧，余目睹效者甚多。

诒按　此四物合泻白，加二母、蛤、黛法也。

金能克木，木火太旺，反侮肺金。金藏尚受木克，则其吸取肾水，疏泄肾精，更属易易。此梦遗、咳嗽之所由作也。

天冬　生地　党参　黄柏　甘草　砂仁　白芍　龙胆草

原注　此三才封髓丹，加白芍、龙胆也。其人面必黑瘦，有一团阴火炽甚，克肺伤肾，用之极效。

诒按　此方以清泄肝火为主，竟不兼用肺药，所谓治病必求其本也。

子后咳嗽，天明而缓，脉形弦数，声音不扬。肝胆之火未清，金受其刑，水必暗亏也。

补肺阿胶汤合四阴煎　泻白散　加川贝　青黛　海浮石　橘红
竹茹

诒按　此与前案，均属木火刑金之证。前方治肝而绝不及肺，想因咳势不甚，而下注遗泄之证却急，故用药如彼。此证则咳甚音低，肺金受损已深，故于清火之中，偏重补肺。观乎此，而临证用药之权衡可识矣。

咳嗽失血，音烁咽干，近来小有寒热，头痛喉疼，脉浮促而数。肺阴久伤，又兼燥气加临，补肺之中，当参以辛散。

　　　　补肺阿胶汤加桑叶　枇杷叶

　　再诊　头痛咽疼已止，寒热亦轻。新受之燥邪，渐得清散。无如金水两虚，失血久嗽，音烁嗌干等证，仍如损象。即使静养，犹恐不及。

　　　　四阴煎合泻白散　加川贝　杏仁　阿胶　茯苓　石决明

　　原注　此病肺脏已损，再受燥邪。小有寒热，头痛咽疼，是其的据。先用补肺阿胶汤，以其中有牛蒡、杏仁，加桑叶、枇杷叶，去其燥邪外证。后用四阴煎加味，以图其本。

　　阳络频伤之后，咳嗽痰浓，内热嗌干，脉芤数，左关独弦。此肝火刑金，金气不清之候，容易成损，慎之。

　　　　四阴煎加二母　羚羊

　　另：

　　　　琼玉膏蜜　沉香　珀　地　冬　参

　　原注　肝火刑金，于左关独弦见之，所以四阴更加羚羊。

　　失血后，咳嗽梦遗，脉数，左关弦急，必有肝火在里，既犯肺金，又泄肾气也。久延势必成痨。

　　　　四阴煎加陈皮　川贝　海浮石　青黛　龙胆草　六味汤

　　原注　肝火上下交征，故加龙胆以泄之。
　　诒按　六味汤，想系转方增入者。但其中有萸肉之酸温，专补肝阳，尚宜酌用。

　　失血久咳，阴分必虚。虚则不耐热蒸，食西瓜而稍退，脉数左弦，唇干苔白，色滞溺黄，加以咽痛久而不愈。想是水不涵木，阴火上冲，胃气不清也。势欲成痨，早为静养，以冀气不加喘，脉不加促，庶几可图。

　　　　生地　白芍　茯苓　泽泻　丹皮　花粉　元参　甘草　猪肤
　　青蒿露　枇杷叶露

再诊　浊痰虽少，咳逆仍然。阴分之火上冲于肺，肺属金，金受火刑，水之生源绝矣，能不虑其脉促气喘乎？知命者，自能静以养之。

八仙长寿丸　加元参　阿胶　陈皮　甘草　枇杷叶露

三诊　咳嗽夜来，有或重或轻之象。想是阴火，静躁不同耳。

前方加洋参　龟板　杏仁

四诊　所进饮食，不化为津液，而变为痰涎，一俟水中火发，咳嗽作焉，权以化法。

玉竹饮子 桔梗　橘　菀　贝　蜜　玉竹　苓　草　姜　合麦门冬汤
加阿胶　百合　款冬

原注　前两方，六味加减法也。脉数左弦，咽痛，水不涵木，阴火上冲。惟苔白二字，为胃气不清之证。此病头绪甚繁，方中一一还他的对之药。

诒按　此等证，本无必效之方，似此斟酌妥帖，即使难期必效，亦觉心苦为分明矣。

脉形细数，细属阴亏，数为有火，火上刑金，水即绝其生源，未可以咳嗽小恙目之。幸而气息未喘，脉象未促，如能静养，犹可以作完人。

生地　麦冬　沙参　石决明　地骨皮　桑皮　阿胶　枇杷叶露

诒按　此清滋金水两脏之平剂，但患阴虚，而不挟别项邪机者，可仿此调之。

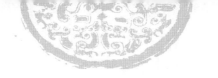

◎ 呕哕门

上焦吐者，从乎气。气属阳，是阳气病也。胸为阳位，阳位之阳既病，则其阴分之阳，更属大虚，不言而喻。恐增喘汗。

　　　吴萸　干姜　人参　川附　茯苓　半夏　木香　丁香　炙草　饴糖

食盐　陈皮

再诊　进温养法，四日不吐，今晨又作。想是阳气大虚，浊阴上泛，究属膈证之根，不能不虑其喘汗。

　　　前方_{去干姜}　加当归　生姜

原注　阳气大虚，浊阴上泛，此病之枢纽也。吴茱萸汤补胃阳，佐以熟附、丁香，温之至矣，辅以二陈，燥其痰，饴糖去其垢，更加炙草以和中，食盐以润下，用意极其周密。

食则右胁下痛，痰自上升，升则得吐而安，右脉弦滑，左关坚急，寸部独小。此心气下郁于肝经，脾弱生痰为膈，放开怀抱，第一要义。

　　　旋覆代赭汤去姜　加生於术　白芥子　炙草　广皮　竹油

另 丸方:

六君子汤加当归　白芍　生地　苁蓉　沉香　白芥子

竹油、姜汁泛丸。

原注　心气下郁，脾弱生痰。方中於术、干姜、二陈、竹油补脾化痰之药也，更有白芥子消膜外之痰，旋覆花开心气之结，赭石镇肝气之逆，用意层层周到。

食则噎痛，吐去浊痰而止，胸前常闷，脉象弦滑，舌苔满白。肌肉瘦削之人，阴血本亏，今阳气又结，阴液与痰浊交阻上焦，是以胃脘狭窄也。久则防膈。

干姜　薤白　灵草　杵头糠　神曲　丁香　木香　熟地　白蔻仁

归身　白芍　沉香　牛黄　竹油

再诊　胸前所结之邪，原有化意。无如阴之亏，阳之结，尚与前日相等。非一两剂，所能奏效。

干姜　薤白　灵草　茯苓　丁香　木香　陈皮　旋覆花　代赭石

归身　白芍　杞子　牛黄　竹油

诒按　此气结痰阻之证，用药极周到。

嗜酒中虚，湿热生痰，痰阻膈间，食下不舒，时欲上泛。年已甲外，营血内枯，气火交结，与痰相并，欲其不成膈也，难矣。

七圣散加归身　白芍　薤白　代赭石　藕汁　红花

原注　嗜酒者，必多湿热，须用竹茹、连、蔻。又易挟瘀，参入红花、薤白、藕汁。辛而兼滑，又是一格。绝去温热刚燥之品。先生曰：惟善用温药者，不轻用温药。信然。

向患偏枯于左。左属血，血主濡之。此偏枯者，既无血以濡经络，且无气以调营卫。营卫就枯，久病成膈。然一饮一食，所吐之中，更有浊痰紫血。此所谓病偏枯者，原从血痹而来，初非实在枯槁也。勉拟方。

每日饮人乳两三次，间日服鹅血一二次。

诒按　偏枯已属难治，更加以膈，愈难措手矣。方只寥寥两味，而润液化

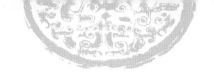

瘀，通痹开结，面面都到。此非见理真切，而又达于通变者，不能有此切实灵动之方。愚意再增韭汁一味，似乎更觉亲切。

脉形细涩，得食则噎，胸前隐隐作痛。瘀血内阻，胃络不通。此膈证之根。

归须　白芍　白蜜　芦根　瓦楞子醋煅　韭汁　人参　桃仁

诒按　此瘀血膈也，脉证均合，用药亦专注于此。

瘀血挟痰，阻于胸膈，食则作痛，痛则呕吐，右脉涩数，惟左关独大且弦。是痰瘀之外，更有肝经之气火，从而和之为患。乃膈证重候，慎之。

归身　白芍　芦根　瓦楞子　红花　丝瓜络　橘络　竹油　白蜜

原注　以上三病，皆瘀膈也。第一证从偏枯中想出血痹，用人乳以润其枯燥，鹅血以动其瘀血。此证非特刚剂不受，并柔补之药，亦不可投，万不得已，而为此法，仍是润液化瘀之意，柔和得体。第二证从胸前隐痛，而知其瘀阻胃络，用桃仁、醋煅瓦楞子以化其瘀。此证血瘀液涸，无论干姜不可用，即薤白辛温通气，亦与此隔膜。然非辛不能通，计惟用濡润之韭汁以通之，蜜、芦、归、芍，奠安营分，以其液涸也。此病不见痰，所以纯从濡润去瘀之法。第三证见痰，所以瓦楞子、红花外，又加竹油一味。

湿热生痰，阻于胃脘，得食则噎，噎甚则吐。此膈之根也。

半夏　陈皮　川连　竹茹　白蔻　生姜　鸡距子　枇杷叶　楂炭

原注　指为湿热，想因苔带黄色也。用七圣散者，中有橘皮竹茹汤，又有温胆汤，两方在内，更加枇杷叶泄肺，楂炭消瘀，鸡距子消酒积，总不外湿热二字。此犹是膈之浅者。

食已即吐，脉弦苔白，便溏溺清。湿痰内胜，被肝经淫气所冲。

旋覆花　代赭石　陈皮　半夏　莱菔子　生姜　茯苓　雪羹汤

再诊　吐逆大减，胸前尚痞，嗳气不舒。

旋覆代赭汤　雪羹汤

诒按　此证阴液未曾大亏，通阳开结，专理其痰。痰降而呕逆自减，尚非证之重者。

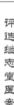

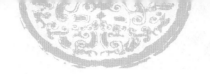

咽中介介，如有炙脔，痰气交阻为患。

> 苏叶　半夏　川朴　茯苓　竹茹　陈皮　石决明　牛膝

原注　此咽膈也。痰结于肺，用四七汤，以理其气，合温胆汤，以化其痰，去枳实换牛膝者，欲其达下焦也。

得食多哕，许氏法主之。

> 丁香　陈皮　川朴　半夏　茯苓　甘草　枇杷叶　茅根

原注　此枇杷叶散去香薷一味也。此另是一种暑邪挟寒饮内停，或食瓜果，致中气不调而呕哕者，不当深求之里也。去香薷者，无表证也。

食已即吐，本属胃病，宜用温通。然口虽干，苔反白，将吐之时，其味先酸。此必有肝火郁于胃府，似与胃家本病有间。

> 左金丸合温胆汤　雪羹汤

诒按　辨证精细，用药妥切。

◎ 湿病门

脾阳不足，湿浊有余。少纳多胀，舌白脉迟。

> 苍术理中汤合四七汤

诒按　此湿滞而兼气郁之证。

◎ 痹气门

胸痛彻背，是名胸痹。痹者，胸阳不旷，痰浊有余也。此病不惟痰浊，且有瘀血，交阻膈间，所以得食梗痛，口燥不欲饮，便坚且黑，脉形细涩。昨日紫血，从上吐出，究非顺境，必得下行为妥。

> 全瓜蒌　薤白　旋覆花　桃仁　红花　瓦楞子　元明粉　合二陈汤

诒按　方法周到，不蔓不支。拟加参三七，磨冲。胸痹证，前人无有指为瘀血者，如此证纳食梗痛，乃瘀血阻于胃口，当归入噎膈证内论治矣。

心痛彻背，是名胸痹。久而不化，适值燥气加临，更增咳嗽咽干，痰中带

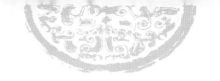

红，脉形细小。治之不易。

　　瓜蒌　薤白　枳壳　橘红　杏仁　桑叶　枇杷叶

　　诒按　既因燥气加临，痰红嗌干，似当参用清润，如喻氏法。拟加旋覆花、南沙参、麦冬、桑皮。

◎ 脘腹痛门

　　心痛有九，痰、食、气居其三。三者交阻于胃，时痛时止，或重或轻，中脘拒按，饮食失常，痞闷难开，大便不通，病之常也。即有厥症，总不离乎痛极之时，兹乃反是。其厥也，不发于痛极之时，而每于小便之余，陡然而作，作则手足牵动，头项强直，口目歪斜，似有厥而不反之形，及其返也，时有短长，如是者三矣，此名痫厥。良以精夺于前，痛伤于后，龙雷之火，挟痰涎乘势上升，一身而兼痛厥两病。右脉不畅，左脉太弦，盖弦则木乘土位而痛，又挟阴火上冲而厥。必当平木为主，兼理中下次之。盖恐厥之愈发愈勤，痛之不肯全平耳。

　　川椒_{七粒}　乌梅_{三分}　青盐_{一分}　龙齿_{三钱}　楂炭_{三钱}　神曲_{三钱}
莱菔子_{三钱}　延胡_{钱半}　川楝子_{钱半}　青皮_{七分}　橘叶_{一钱}　竹油_{一两}

　　诒按　厥发于小解之时，其厥之关于肾气可知矣，用药似宜兼顾。立方选药，熨帖周到。

　　再诊　据述厥已全平，痛犹未止，便黑溺黄，右脉反弦。想诸邪都合于胃也，胃为府，以通为补。悬拟方：

　　芍药　青皮　陈皮　黑栀　川贝　丹皮　楂肉　莱菔子　青盐
延胡　竹油

　　诒按　诸邪都合于胃，从右脉之弦看出，是病机紧要处。

　　三诊　痛厥已平，尚有背部隐疼之候，腰部亦疼，气逆咳呛，脉形细数。想肝肾阴虚，气滞火升，肺俞络脉，因之俱受其伤也。

　　四物汤　旋覆花汤　二母　雪羹汤

　　四诊　腰脊尚疼，咳嗽不止，苔白底红，脉形弦细。是阴虚而挟湿热也。

　　豆卷　萆薢　黑栀　川芎　归身　麦冬　沙参　甘草　雪羹汤
半夏

　　原注　此素有痰积，又肾虚而相火上冲于胃，胃中痰饮，阻滞窍隧，痛厥见焉。第一方用泄肝和胃法，以化其阻滞，合金铃子散，以清肝火；加楂、曲以消

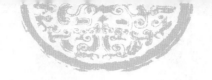

食；菔子、竹油以化痰。厥平而痛未愈，故第二方用景岳化肝煎，以代金铃子散，兼以化痰。第三方通其络。第四方仿白蒺藜丸，专于治痰。

诒按 此证得力，全在前两方，疏肝化痰，丝丝入扣。

脾气素虚，湿郁难化，而木之郁于内者，更不能伸。所以酸水酸味，虽有减时，而灰白之苔，终无化日，无怪乎脉小左弦，脘胁胀痛也。此臌胀之根，毋忽。

　　附子理中汤合二陈汤　加川朴　香附　川芎　神曲

诒按 似可参用柴、芍辈，于土中泄木。

病分气血，不病于气，即病于血。然气血亦有同病者，即如此病，胃脘当心而痛，起于受饥，得食则缓，岂非气分病乎？如独气分为病，理其气，即可向安。而此痛虽得食而缓，午后则剧，黄昏则甚，属在阳中之阴，阴中之阴之候，其为血病无疑。况但头汗出，便下紫色，脉形弦细而数，更属血病见证。但此血，又非气虚不能摄血之血，乃痛后所瘀者。瘀则宜消，虚则宜补，消补兼施，庶几各得其所。

　　治中汤合失笑散

　　另：红曲、元明粉，为末和匀，每痛时服二钱。

原注 分明两病，一是脾虚，气分不能畅达而痛，得食则缓，宜补可知。然人每疑痛无补法者，以痛必有痰气凝滞也。先生用理中以补脾，即加青皮、陈皮以通气。至便紫脉弦数，肝家之血，必有瘀于胃脘者，此时不去其有形之瘀滞，痛必不除，病根不拔也。此种病，世医不能治，往往以为痼疾。不知不去瘀，则补无力，徒去瘀则脾胃更伤。先生则双管齐下，立案清澈，度尽金针，非名家，恶能如是？

胃脘当心而痛，少腹气升，呕吐酸苦痰涎，脉形弦数，显系寒热错杂之邪，郁于中焦。肝属木，木乘土位，所有积饮，从此冲逆而上。病已年余，当以和法。

　　附子理中汤加川连姜汁炒　川椒　黄柏　归身　细辛　半夏
桂枝　乌梅肉

原注 此连理汤合乌梅丸。吐涎酸苦，是胃中错杂之邪，用姜、连、半夏以

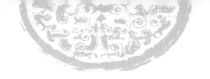

化之；冲逆而上之肝气，用乌梅法以和之。

诒按 半夏反附子，在古方多有同用者，然可避则避之，亦不必故犯也。

胃脘当心而痛，脉形弦数，舌绛苔黄，口干苦，小便赤。一派火热之象，气从少腹上冲于心，岂非上升之气，自肝而出，中挟相火乎？

化肝煎泽 丹 陈 贝 芍 青 栀

脘痛下及于脐，旁及于胁，口干心悸，便栗溺黄，脉弦而数。此郁气化火也。

化肝煎合雪羹

原注 此景岳化肝煎也，必肝有实火者可用，口干、脉数、溺黄，是其的证也。

中焦失治为痛，以治中汤为法，是正治也。不知中焦属土，土既虚，不能升木，木即郁于土中，亦能作痛。以逍遥散佐之，更属相宜。

治中汤 逍遥散 雪羹

诒按 此木郁土中之病，立方妥帖易施。

瘀血腹痛，法宜消化。然为日已久，脾营暗伤，又当兼补脾阴为妥。

归脾汤去芪、术 加丹参 延胡

诒按 此病用补，是专在痛久上着眼。

当脐胀痛，按之则轻，得食则减，脉形细小而数，舌上之苔，左黄右剥，其质深红。中虚伏热使然。

治中汤加川连 雪羹

诒按 此等证不多见，立方亦甚难，须看其用药的当处。

少腹久痛未痊，手足挛急而疼，舌苔灰浊，面色不华，脉象弦急。此寒湿与痰，内壅于肝经，而外攻于经络也。现在四肢厥冷，宜以当归四逆汤加减。

当归小茴香炒 白芍肉桂炒 木通 半夏 苡仁 防风 茯苓 橘红

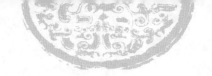

诒按 寒湿入于肝经，病与疝气相似，治法亦同。

再诊 少腹之痛已止，惟手冷挛急未愈，专理上焦。

蠲痹汤（草、赤芍、归、防、羌、姜黄）去防 合指迷茯苓丸

少腹作痛，甚则呕吐，脉右弦左紧，俱兼数，舌苔浊腻，口中干苦，头胀溺赤。此湿热之邪内犯肝经，挟痰浊上升所致。泄之化之，得无厥逆之虞为幸。

旋覆花汤 三子养亲汤莱菔子 苏子 白芥子 金铃子散

另：乌梅丸。

诒按 旋覆、金铃以止痛，三子以除痰，更用乌梅丸以泄肝，所以面面都到也。

再诊 呕吐已减，白苔稍化，头胀身热亦缓。惟腹之作痛，便之下利，脉之紧数，以及口中之干苦，小水之短赤，尚不肯平。肝经寒热错杂之邪，又挟食滞痰浊为患也。仍宜小心。

葛根黄芩黄连汤加延胡 楂炭 赤苓 陈皮 莱菔子

另：乌梅丸。

诒按 想因下利较甚，故用药如此转换。

三诊 余邪流入下焦，少腹气坠于肛门，大便泄，小便短，舌苔未净，更兼痔痛。

四苓散合四逆散 加黄芩 黄柏 木香

诒按 至此而内伏之湿热，从两便而外泄矣。

肝脉布于两胁，抵于少腹，同时作痛，肝病无疑。肝旺必乘脾土，土中之痰浊湿热，从而和之为患，势所必然。

逍遥散术 归 芍 草 苓 柴 荷 加栀 丹 合化肝煎

诒按 此治肝气胁痛，诚然合剂。案所云：湿热痰浊，虽能兼顾，嫌未着力。

80

气结于左，自下而盘之于上，胀而且疼，发则有形，解则无迹，甚则脉形弦数，口舌干燥，更属"气有余便是火"之见证。急须化肝。

化肝煎

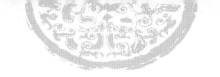

诒按 凡肝气上逆者，多挟木火为病，故化肝煎为要方。

中脘属胃，两胁属肝，痛在于此，忽来忽去，肝胃之气滞显然。已历二十余年，愈发愈虚，愈虚愈痛，气分固滞，血亦因之干涩也，推气为主，逍遥佐之。

> 肉桂　枳壳　片姜黄　延胡　灵草　逍遥散

再诊 病势不增不减，诊得左脉细涩，右部小弱。气血久虚，致使营卫失流行之象，非大建其中不可。

> 肉桂　归身　白芍　川椒　饴糖　干姜　陈皮　砂仁

原注 前方严氏推气散也。先生谓左胁作痛，是肝火，用抑青（左金），以泻心平木；右胁作痛，是痰气，用推气法，以理气化痰。按姜黄入脾，能治血中之气；蓬术入肝，能治气中之血；郁金入心，专治心胞之血。三物形状相近，而功用各有所宜。

诒按 久病中虚，故转方用大建中法。

腹左气攻胀痛，上至于脘，下及少腹，久而不愈，疝瘕之累也。痛极之时，手足厥冷，呕逆。当从肝治。

> 当归四逆汤_{辛　通　姜　枣　归　桂　芍　草}　合二陈汤
> 吴仙散_{茯苓　吴萸}

诒按 病偏于左，更加支厥，此肝病确据也。

再诊 痛势已缓，尚有时上时下之形，邪未尽也。

> 吴仙散合良附散　二陈汤_{去甘草}　加当归_{小茴香炒}　白芍_{肉桂炒}

◎ 疝气门

狐疝，卧则入腹，立则出也。

> 补中益气汤

另：

> 金匮肾气丸合小安肾丸_{熟地　川楝　椒目　香附　川乌　茴香}

原注 疝气一证，论其本末，未有不由气虚而湿浊随之下陷者，故以补中益气汤为主方，俾脾之清气得以上升，则小肠膀胱之浊气，自然下降。又有挟劳倦

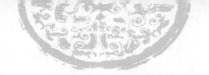

外感而发者，方中柴胡，借用亦妙。寒加温药，湿火甚，加知、柏。

诒按 此因下坠过甚，故用补中以升清气。其实亦非治疝正法也。

脾宜升，主健。胃宜降，主和。此病气升而呕，胃不降也。疝气下坠，脾不升也。而所以升降不调者，由脾虚下陷，湿痰中结，而冲逆于胃脘也。理其中阳，则上下自调。

六君子汤加干姜　青皮　小茴香　草薢　九香虫

诒按 此因呕吐有上逆之势，故不用补中，而变法治之。

又按 此证若用乌梅丸，则上下均在治中，缘痛呕、疝气，均由肝病故也。

再诊 治中，胃病已和，疝气仍然下坠。拟于补脾之外，佐以补肾，使其火土合德，则阳旺于中，而生气勃然，不升自升矣。

香砂六君丸合金匮肾气丸

诒按 此证从肝经着意，似较灵动。专补脾肾，犹恐涉于呆实。

狐疝，原属肝经之湿，随气下陷，脾阳必衰。而今夏多食冷物，阳气又被所遏，苔白不干，指冷脉小，右睾丸胀大。当以温散。

大顺散_{杏仁　甘草　干姜　肉桂}　加当归　木香　荔枝核

诒按 此因生冷伤中，故用大顺。亦非治疝正法。

◎ 痃癖门

寒气客于肠外，与血沫相搏，脐下结瘕，胀大下坠，不时作痛，痛则气升自汗，脉形弦涩。此为鼓胀之根，毋忽。

吴萸　茯苓　当归　川楝子　橘红　乌药　香附　楂肉

诒按 既因于寒，似可再加温通之品。既与血沫相搏，似宜兼和营血。

瘕聚脘中，久而不化，变为攻痛升逆，妨食便坚。理之不易。

川楝子　延胡　当归　白芍　陈皮　鳖甲　红花　血余　茯苓
牛膝　丹皮

诒按 此病之偏于血分者，故方中兼用疏瘀之品。特所叙病情，尚无瘀血的据。

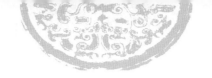

最虚之处，便是容邪之处。肝络本虚，隐癖久踞，中宫又弱，隐癖潜入其间。欲治此病，培补肝脾为主，和化次之。

　　归芍六君子汤加鸡内金
　　另：小温中丸。

诒按　此亦虚实兼治之法，然而收效甚难。

脉来细而附骨者，积也，已经半载，不过气行作响而已。而其偏于胁下者，牢不可破，是寒食挟痰，阻结于气分也。此等见证，每为胀病之根。

　　理中汤加神曲　茯苓　半夏　陈皮　麦芽　旋覆花　枳壳　归身

再诊　胁下隐癖，牢不可破，其气或逆或攻。必温化以绝胀病之根。

　　理中汤合二陈汤　加川朴　枳壳　神曲　竹油　旋覆花　白芥子

诒按　议论则见微知著，用药则思患豫防，此为高识。

食入而痛，是有积也。积非一端，就脉弦数，二便黄热，干咳不爽，面黄苔白言之，必有湿热痰食，互相阻滞，经年累月，无路可出，无力以消。

　　茅术　川芎　楂炭　神曲　川贝　山栀　赤苓　枇杷叶露　杏仁

诒按　此越鞠丸加味也，愚意再加白芍、枳实。

寒热后，脘左隐癖作疼，脉形弦细，舌苔浊厚。湿热痰食，交相为患。

　　二陈汤去甘草　合鸡金散砂　沉　香橼　陈　鸡金　加苏梗　楂肉　青皮

诒按　此尚是初起实证，故用攻消法取效，立方亦极平稳。

再诊　脘左之隐癖渐消，舌上之浊苔渐化。仍宗前法，参入补脾之品。

　　前方去苏梗　加於术　炙草
　　另服：水泛资生丸。

隐癖踞于胁下，肝经病也。

　　化肝煎

诒按　此亦初起之病，想由肝郁而起，故专从泄肝立法，但恐药轻不能奏效耳。

原注 前证湿热居多，此证肝火为重，相机而治，各有条理。

疟久，邪深入络，结为疟母。疟母在左，自下攻逆，加以右胁结癖，上下升降俱窒，无怪乎中宫渐满，理之不易。

　　　鸡金散加枳壳　姜黄　白芥子　竹油
　　　另：鳖甲煎丸。

原注 左属血，属肝，疟邪滞于血中，主以鳖甲煎丸。右属气，属胃，或痰或食，主以鸡金、推气，加竹油、白芥子。

诒按 此两层兼治之法。

◎ 肿胀门

营血本亏，肝火本旺，责在先天。乃后天脾气不健，肝木乘之，所进饮食，生痰生湿，贮之于胃，尚可从呕而出，相安无事。迟之又久，渗入膜外，气道不清，胀乃作焉。脾为生痰之源，胃为贮痰之器，若非运化中宫，兼透膜外，则病势有加无已，成为臌病，亦属易易。夫脾统血，肝藏血，病久，血更衰少，不得不佐以和养。古人之燥湿互用，正为此等证设也。

　　　归芍六君子汤_{去参、草}　加白芥子　莱菔子　车前子　川朴　苏子
腹皮　竹油　雪羹

诒按 用药虚实兼到，亲切不浮。

诸腹胀大，皆属于热。诸湿肿满，皆属于脾。脾经湿热，交阻于中，先满后见肿胀，肤热微汗，口渴面红，理之不易。

　　　防己　茯苓　石膏　腹皮　陈皮

再诊　湿热满三焦，每多肿胀之患。如邪势偏于下焦，小便必少。前人之质重开下者，原为此等证而设。然此病已久，尚盛于中上二焦，胡以中上两焦法施之。诸恙不减，或者病重药轻之故，将前方制大其剂。

　　　竹叶　石膏　鲜生地　麦冬　知母　半夏　五皮饮

原注 此十二岁女子，腹暴胀大，面跗俱肿，面红口渴，小便黄。此证属热，所见甚少。

诒按 此等方治胀病，非有卓见者不能，存之为临证者，增一见解。

脘腹膨胀，二便失调，经络酸痛，四肢无力，脉形弦细，舌苔白腻而厚。此湿邪内郁，当用苦辛宣泄。

茅术　川芎　香附　黑栀　神曲　腹皮　川朴　赤苓　泽泻　蒌皮

诒按　此亦湿郁而化热者，故兼用栀、蒌清泄之品。
再诊　诸恙向安，肢体无力。健脾为主。

香砂六君子汤

原注　此越鞠改方，而加胃苓之半，本方治湿郁，其眼在舌苔白腻而厚，在所必效。余每借以治黄疸，亦效，挟痰头项痛亦效。

脾主湿，湿因脾虚而郁，郁蒸为热。所以隐癖僭逆中宫，大腹胀满，纳少便溏，面黄溺赤，咳嗽，身热时作，脉息弦细。极易成臌。

越鞠丸芎　曲　栀　附　苍　鸡金散　加赤苓　青蒿　黄芩　川朴

原注　此越鞠证而兼隐癖，湿化热者，故合鸡金消癖，芩、蒿化热。
原注　以上越鞠丸证，大约越鞠治无形湿热之痞，从泻心化出；鸡金治有形食积之癖，从陷胸化出。且如脘痛门中，郁痰作痛，脉数多渴者，用清中蠲痛汤山栀（姜汁炒）、干姜、川芎（童便炒）、黄连（姜汁炒）、苍术（童便浸切，麻油炒）、香附（醋炒）、神曲（姜汁炒）、橘红、姜、枣，治中脘火郁作痛，发即寒热。中以寒热主，即越鞠加姜、连、橘、枣。可知此方治气、火、湿、食、血五者之郁，信极妙矣。说者以栀主火，术主湿，香附主气，芎主血，曲主食，分为五郁，似可不必，正如五音必合奏而始和也。

大腹胀满，已经四十余日，近来气更急促，足跗浮肿，溺黄口干，脉形弦数。湿热之邪，因气而阻，因食而剧。理之不易。

廓清饮（廓清饮用芥陈朴，枳泽茯苓同大腹，菔子生研壅滞通，气逆胀满均堪服）去芥、枳　加黑栀　猪苓　苏梗　川连　香附

原注　温药留手处，在"口干溺黄"四字。

脾虚，则湿热内郁为臌，从"去菀陈莝"例治之。

廓清饮去芥　加苏叶　香附　冬术
另：小温中丸，朝暮各钱半。

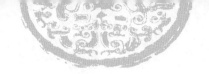

诒按 腹满由于脾之不运，其所以不能运者，痰也，湿也，浊也，气也，瘀也。故方中多用疏气化痰、清利湿热之品。

大腹主脾，腹大而至脐突，属脾无疑，然胀无虚日，痛又间作，舌苔薄白，脉息沉弦。见于经期落后之体，显系血虚不能敛气，气郁于中，寒加于外，而脾经之湿，因而不消。

　　逍遥散合鸡金散　加香附

诒按 沉弦与沉细不同，沉细色萎，则理中证。此证拈住郁字，故用逍遥。

单腹胀，脾气固虚，久则肾气亦虚。大便溏者，气更散而不收矣。所用之药，比之寻常温补脾肾者，当更进一层。然用之已晚，惜乎！

　　附桂理中汤加肉果　当归　牡蛎　木瓜　茯苓　生脉散

诒按 案云较之寻常温补，更进一层。观方中所加肉果、当归，是启峻法也。

大腹胀满，便溏，舌苔冷白，干喜热饮，肤热脉数。脾阳大虚，无力运化湿浊而成臌也。理之棘手。

　　附桂治中汤加木瓜　草果　当归

再诊 进温补四剂，腹胀渐和。其邪从下焦而泄，所以大便作泻。然肤热未退，小便未长，干欲热饮，胃不思谷，白苔已薄，舌质转红，中阳稍振，湿热未清。

　　理苓汤

原注 舌苔冷白，是桂、附把柄。四剂而能便泄，邪从下出，中阳尚好，脾气尚未衰尽，更以舌质转红，知湿热壅甚。所以转方减去附、桂，参、术已足扶脾，外加四苓，驱湿而已。

大便作泻，小水又长，肝脾肾三经，即有阴邪，亦可从此而消。何以隐癖尚踞于中？腹胀不和，是阳虚也。

　　四君子汤加黄芪　当归　桂枝　附子　陈皮　肉果　沉香　干姜
牡蛎　鳖甲　鸡内金

原注 此启峻汤也，附子理中加黄芪、当归、肉果，比附子理中更进一层。

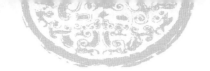

太阴腹满，寒湿有余，真阳不足。脉弦，下体不温，干不欲饮，妨食气短。其势颇险，拟以温通化湿法。

　　　　附子茅术治中汤加川朴　半夏

诒按　此亦通补兼施之法。

温补元阳，浮肿胀满，有增无减，阳之衰也极矣。脐平脉迟之候，非温不可，非补亦不可，然温补亦不见长，盖下泄者，肾更伤耳。

　　　　附子理中汤合四神丸　来复丹

诒按　此法较肾气丸，更进一层。

太阴腹满，寒湿使然。阳若不旺，势必成臌。

　　　　附子理中汤加川朴　大腹皮　泽泻　猪苓

诒按　此脾阳不振，寒湿停滞之证，故用温化法。

中满者，泻之于内，其始非不遽消，其后攻之，不消矣。其后再攻之，如铁石矣。此病虽不至如铁石，而正气久伤，终非易事也。

　　　　治中汤　五苓散

原注　以上皆理中加减法也。因记当年侍先生时，问理中之变换如何？曰：理中是足太阴极妙之方。如以中宫之阳气不舒，用干姜者，取其散；少腹之阳气下陷，用炮姜者，取其守，其变换在大便之溏与不溏。湿甚而无汗者，用茅术；湿轻而中虚者，用冬术，其变换在舌苔之浊与不浊。此本方之变换也。设脾家当用理中，而胃家有火，则古人早定连理一方矣；设气机塞滞，古人早定治中一方矣；设脾家当用理中，而其人真阴亏者，景岳早有理阴煎矣。其肾中真阳衰者，加附子固然矣。其衰之甚者，古人又有启峻一方矣。此外加木瓜，则名和中，必兼肝病；加枳实、茯苓，治胃虚挟食。古人成方，苟能方方如此用法，何患不成名医哉？因附录之，以为用理中之法。

诸湿肿满，皆属于脾。因劳倦所伤，内湿与外湿，合而为一，郁于土中，致太阴之气化不行。治病必求其本，先以实脾法。

　　　　川附　於术　茯苓　陈皮　草果　大腹皮　乌药　木瓜　泽泻

诒按 案云实脾，而方中仍属温通之品，此非实脾正法也。

初起痞满，继增腹胀，脐突筋露，足跗浮肿，大便溏泄。此湿热内壅，中虚不化，势从下走也。用药最为棘手，且从口苦，舌红，小便短赤立方。

　　桂心　茯苓　猪苓　白术　泽泻　石膏　寒水石　滑石

诒按 此河间甘露饮也，用五苓以降温，三石以清热。

咳而腹满，《经》所谓三焦咳也。苔黄干苦，卧难着枕，肢冷阳缩，股痛囊肿，便溏溺短。种种见证，都属风邪湿热，满布三焦，无路可出。是实证也，未可与虚满者同日而语。

　　桑皮　骨皮　苓皮　葵皮　大腹皮　姜皮　防己　杏仁　苏子
葶苈子　车前子

诒按 湿热壅盛，脾不输运，肺不肃降。故立方专用疏化，仿五皮、五子法。

中阳不足，寒湿有余，脘痞纳少，舌白便溏，脉细小。法当温化，即平为妙。

　　苍术理苓汤加大腹皮　鸡内金　葛花　川朴

再诊 温化不足以消胀满，阳之虚也甚矣。重其制以济之。

　　苍术钱半　川附钱半　干姜钱半　党参三钱　肉桂七分　防风二钱
茯苓三钱　五加皮三钱　陈皮一钱

三诊 诸恙向安。仍守前法，以祛留湿。

　　川附一钱　桂枝一钱　党参三钱　生於术钱半　干姜四分　茯苓钱半

诒按 苍术改於术，想重浊之白苔已化也。此证纯以温化得效，所谓阳运则湿自化也。

隐癖日久，散而为臌，所以左胁有形作痛，大腹渐满，便出红色垢积，更兼脘中因食而痛，久吐痰涎带瘀。元气益虚，竟有不克支持之象。收散两难，洵属棘手。

　　香橼皮　人中白　桃仁泥　鸡内金　炙鳖甲　射干　牡蛎　川贝母
陈皮　砂仁　雪羹

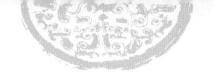

诒按　《别录》谓：射干治老血作痛。

再诊　大便之红积已除，胃中之痰涎仍泛，大腹之胀满如此，何堪磨耐。

前方去陈、贝　加瓦楞子　延胡　丹参　鲜藕

原注　此癖散成臌，上下见血，分明有瘀。消瘀消癖，一定之理。无如此证元气大亏，不任攻消，又不可补，乃组织此化瘀化癖、不甚克伐之方。病虽减半，究属难痊。

素有隐癖，肝脾之不调可知。去年血痢于下，痞结于中，久未向愈。大腹胀满，溺赤舌黄，脉形弦细而数。湿热内聚，脾虚无力以消，极易成臌，毋忽。

归芍异功散加川连　川朴　木香

另：枳实消痞丸、小温中丸。

诒按　立方稳实，惟归芍异功，似嫌补多消少。

胀者，皆在脏腑之外，此病之胀，不从腹起，自足跗先肿，而后至腹。是由下以及上，因脾虚不能运湿，湿趋于下，尚在本经，肿胀及中，又属犯本也。肿胀之处，按之如石，阳气大伤，理之棘手。

附桂治中汤加肉果　当归　防己　牛膝

另：肾气丸。

诒按　方中除防己外，无治湿之品，据证情论，似当兼参渗利。

隐癖僭逆中宫，脐虽未突，青筋渐露，势欲散而为臌。况大便时溏时结，脾气久虚，更属棘手。拟以攻补兼施法。

枳实消痞丸苓　参　姜　麦芽　草　枳　连　朴　术　夏　加鸡内金
当归　白芍　牡蛎

诒按　此已成胀病矣，而中宫先虚，又难攻克。此等证，最费经营，而又最难得效。

◎ 头痛门

头痛，取少阳、阳明主治，是为正法。即有前后之别，不过分手足而已。

石膏　竹叶　生地　知母　甘菊　丹皮　黑栀　赤苓　桑叶

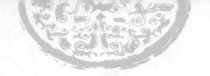

蔓荆子　天麻

诒按　此头痛之偏于风火者，故用药专重清泄一面。

脉弦数大，苔厚中黄，头痛及旁。阳明湿热，挟胆经风阳上逆也。

大川芎汤　天麻　川芎　合茶调散　防　薄　芎　辛　芷　草　羌　荆
二陈汤　加首乌　归身　白芍

诒按　此亦少阳、阳明两经之病，但风阳既已上逆，似当参用清熄之意。乃合芎、辛、羌、芷，未免偏于升动矣。

高巅之上，惟风可到，到则百会肿疼且热。良以阴虚之体，阴中阳气，每易随之上越耳。

生地　归身　白芍　羚羊角　石决明　煨天麻　甘菊　黑栀　丹皮
刺蒺藜

诒按　此阴虚而风阳上越者，故用药以滋熄为主。

◎ 肢体痛门

肝居人左，左胁不时攻痛，甚则厥逆。左关沉小带弦，是肝气郁而不升也。右脉弦滑，舌苔薄白，喜饮热汤，又有痰湿内阻。当兼治之。

推气散合二陈汤

诒按　用推气散以疏肝郁，合二陈汤以治湿痰，竟如两扇题作法。

脉沉弦滑，腿骱刺痛，腰部酸疼，背脊作响，诸节亦然，舌苔白浊。风湿痰三者，着于肝肾之络也。

肝着汤合肾着汤　姜　草　苓　术　桂枝汤

诒按　此证病在于络，当从经络着意。

◎ 遗精门

肾者主蛰，封藏之本，精之处也。精之所以能安其处者，全在肾气充足，封藏乃不失其职。虚者反是。增出胫酸、体倦、口苦、耳鸣、便坚等证，亦势所必然。然左尺之脉，浮而不静，固由肾气下虚，而关部独弦、独大、独数，舌苔黄

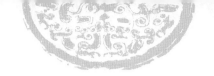

燥。厥阴肝脏，又有湿热助其相火，火动乎中，必摇其精，所谓肝主疏泄也。虚则补之，未始不美，而实则泻之，亦此证最要之义。

　　　　天冬　生地　党参　黄柏　炙草　砂仁　龙胆草　山栀　柴胡

　　诒按　此三才封髓丹加胆、栀、柴胡，方与案，若合符节。

　　再诊　大便畅行，口中干苦亦愈，左关之脉大者亦小，惟弦数仍然，尺亦未静。可以前方增损。

　　　　三才封髓丹加茯神　龙胆草　柏子仁

　　三诊　久积之湿热，下从大便而泄。然久病之体，脾肾元气内亏，又不宜再泻。当以守中法。

　　　　异功散加白芍　荷叶蒂　秫米

　　四诊　大便已和，脉形弦数，数为有火，弦主乎肝。肝经既有伏火，不但顺乘阳明，而且容易摇精。精虽四日未动，究须小心。

　　　　三才封髓丹加陈皮　白芍

　　另：

　　　　猪肚丸<small>牡蛎　猪肚　苦参　白术</small>

　　原注　此证拈定左关独大、独弦、独数，所以重用胆草、黑栀，直折其肝家郁火。俾湿热之邪，从大便而出。

　　金本制木，今木火太旺，反侮肺金，肺金尚受其克，则其吸取肾水，疏泄肾精，更属易易。此梦泄、咳嗽之所由来也。

　　　　三才封髓丹加白芍　龙胆草

　　再诊　接来札，知所言梦遗者，有梦而遗者也，比之无梦者，大有分别。无梦为虚，有梦为实。就左脉弦数而论，弦主肝，数主热，热伏肝家，动而不静，势必摇精。盖肾之封藏不固，由肝之疏泄太过耳。

　　　　三才封髓丹加牡蛎　龙胆草　青盐

　　三诊　叠进封髓秘元，而仍不主蛰。细诊脉息，左关独见沉弦且数，肝经之疏泄显然。

　　　　萆薢分清饮（乌药、益智、菖、薢、草）<small>去菖</small>　合三才封髓丹

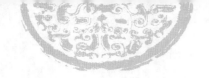

加龙胆草　青盐

四诊　病已大减，仍守前法。

前方加白芍

原注　病得萆薢、瞿麦而大减，是湿重于火也。

诒按　首案遗泄、咳嗽并提，方凡四易，而未曾有一味顾及咳嗽，想以肝火为本，治其本而标病可置之耳。

梦中遗泄，久而无梦亦遗，加以溺后漏精。近日无精，而小水之淋漓而下者，亦如漏精之状。始而气虚不能摄精，继而精虚不能化气。

三才封髓丹加蛤粉　芡实　金樱子

诒按　此肾中精气两损之症，再合肾气、聚精等法，较似精密。

曾经失血，现在遗精，精血暗伤。当脐之动气攻筑，漫无愈期。肢体从此脱力，语言从此轻微，饮食从此减少，无怪乎脉息芤而无神也。病情如此，虚已甚矣，而舌苔腻浊，中宫又有湿邪。治须兼理。

杞子　熟地　芡实　楂炭　石莲子　当归　茯苓　金樱子　莲须

另：

清暑益气汤[1]去术 泻 草

原注　此九龙丹[2]也。吴鹤皋云：主治精浊。

再诊　前方小效，小变其制。

九龙丹加於术　半夏　茯苓　陈皮　五倍子
煎送威喜丸[3]。

诒按　阴虚而挟湿邪，最难用药，须看其两面照顾处。

白浊久而不痊，以致肾失封藏，梦遗更甚，少寐少纳，面痿脉小。

〔1〕清暑益气汤：《脾胃论》方，药用黄芪、人参、炙甘草、麦门冬、黄柏、葛根、神曲、苍术、白术、橘皮、青皮、升麻、泽泻、当归、五味子。
〔2〕九龙丹：《医学正传》引丹溪方，药用枸杞子、金樱子、山楂、莲肉、莲花须、熟地、芡实、茯苓、当归。
〔3〕威喜丸：《圣济总录》方，药用茯苓、黄蜡。

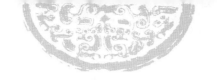

 九龙丹合天王补心丹

　另：猪肚丸。

原注　膏淋，有便浊、精浊两种。便浊，是胃中湿热渗入膀胱，与肾绝无相干。精浊，牵丝黏腻，不溺亦有。是肾虚，淫火易动，精离其位，渐渍而出。治宜滋肾清心，健脾固脱。

九龙丹方中，杞、地、归滋阴以制阳；樱、莲、芡涩以固脱；石莲子苦寒清心，心清则火不炽；白茯苓甘平益土，以制肾邪；尤妙在山楂一味，能消阴分之障。

前一案，气虚挟湿热，故合清暑益气。后一案，心火挟湿热，故合补心、猪肚。

气虚不能摄精，精虚不能化气。所进饮食，徒增痰湿。

　六君子汤加菟丝饼　炮姜炭　韭菜子

原注　纯从脾脏气虚立案。
诒按　案语简洁老当，方亦周到。

◎ 小便门

阴虚之体，心火下郁于小肠，传入膀胱之府。尿中带血，时作时止，左脉沉数，小水不利。

　生地　木通　甘草　竹叶　火府丹[1]
　另：大补阴丸。

诒按　此用导毒散合火府丹，以清心火，即用大补阴丸以滋阴，虚实兼到。

《经》曰：胞移热于膀胱，则癃、溺血。又曰：水液浑浊，皆属于热。又曰：小肠有热者，其人必痔。具此三病于一身，若不以凉血之品，急清其热，迁延日久，必有性命之忧。

　导赤散合火府丹　加灯芯

又丸方：

　固本丸合大补阴丸　猪脊髓丸　加萆薢

----

〔1〕　火府丹：《医垒元戎》方，药用黄芩、黄连、生地黄、木通。

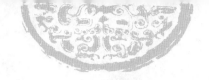

诒按 火甚者，阴必伤。火清之后，随进丸药，以滋其阴。

膏淋、血淋同病，未有不因乎虚，亦未有不因乎热者。热如化尽，则膏淋之物，必且下而不痛，始可独责乎虚。

> 大补阴丸加瓜蒌　瞿麦　牛膝　血余

诒按 议论隽爽，方亦切实。
再诊 所下之淋，薄且少矣，而当便之时，尚属不利，既便之后，反觉隐痛，肢膝不温，脉小弦，唇红嗌干，热未全消，虚已渐著。

> 瓜蒌瞿麦去附汤　加麦冬　萆薢　黑栀　猪脊筋

诒按 便后隐痛，膝冷，嗌干，皆虚象也，似当兼用滋养。

曾患淋证，小便本难，近来变为癃闭，少腹硬满，小便肿胀，苔白不渴，脉小而沉。下焦湿热，被外寒所遏，膀胱气化不行，最为急证，恐其喘汗。

> 肉桂五苓散加木香　乌药　枳壳
> 另：葱一把，麝香三厘，捣饼贴脐。

诒按 此温通法也。惟由淋变癃，气分必虚，补中益气等法，亦可随宜佐用。

◎ 泄泻门

飧泄不由乎胃滞，即系乎阳弱，此乃兼而有之。脉迟，嗳腐，脘痛。

> 附子理中汤合二陈汤　加川朴　吴萸　防风

诒按 嗳腐脘痛，食滞颇重，拟去二陈，加神曲、砂仁、菔子。

下利转泻，肾病传脾。脾因虚而受邪，温化为宜。

> 理中汤合四苓散　加陈皮　防风　伏龙肝

诒按 由利转泻，或有因湿邪未尽者。方中用四苓、伏龙肝，即此意否？

发热之余，腹痛便溏，表邪下陷也。

> 小柴胡汤加白芍　木香　茯苓　泽泻

诒按 此时邪下陷之证。

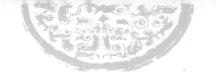

◎ 大便门

脾虚不能化湿，焉能统血。血杂于水湿之中，下注不止。

      茅术　地榆皮　槐花炭　郁金

再诊　无毒治病，不必愈半而不取也。仍服原方可耳。

原注　此茅术地榆汤。其人便血，挟水而下，已及半载，人不困惫而面黄，大约温热有余之体。此病两帖愈半，四帖全愈。

诒按　审证的确，用药精当，有以匙勘钥之妙。

肠澼便血，时重时轻，或痛或否，脉形细小，饮食少。此虚也，恐增浮喘。

      归脾汤加荠菜花　荷叶　秔米[1]

诒按　此补脾摄血之正法也，稍加和胃之品，如广皮、砂仁辈，更为周密。

便血之前，先见盗汗，盗汗之来，由于寒热。寒热虽已，而盗汗、便血之证不除，脉小而数。气阴两虚之病也。

      归脾汤去桂圆　加丹皮　山栀　地榆　桑叶

诒按　此证营分中必有留热，宜于清营一边着意。但顾其虚，犹未周到。

阴络伤，则血内溢，为日已久，阴分固伤，阳分亦弱。而身中素有之湿热，仍未清楚。恐增浮喘。

      大熟地　伏龙肝　阿胶　白术　赤小豆　附子　黄芩　炙草　当归
地榆炭　乌梅肉

诒按　此《金匮》黄土汤加味。阴阳并治，而兼清湿热。立方颇为周到。

湿热伤营，腹膜便血，久而不愈。左脉细涩，右芤，寸大尺小，加以浮肿。气分亦虚，不但不能摄血，而且不能清化湿热。防喘。

      黄土汤附　胶　芩　土　草　地　术　加大腹皮　桑皮　五加皮
党参　槐花

原注　原方之妙，附子扶脾之母，黄芩清肝之热，熟地滋肾之阴，白术培脾

---

〔1〕秔米：粳米之别称。

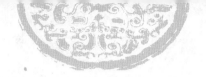

之本，阿胶凉血之热，各脏照顾，非仲景不能作也。

诒按 增入之药，亦能与病机恰当。

红白痢变为便血，当时血色尚鲜，后又转为紫黑，或带血水，而不了结。暑湿深入营中，气虚无力以化，降而不升也。

驻车丸归　姜　连　胶　加广木香　党参　甘草　伏龙肝　荞苃花

诒按 此证血分中有留邪，尚宜参用和血之品。

再诊 血虽渐止，气犹降而不升。

补中益气汤_{去陈皮}　合驻车丸　加赤芍　伏龙肝

痔疾、下痢、脏毒三者，皆属下焦湿热为患。

地榆散[1]合三奇散_{芪　防　枳壳}　加广木香

诒按 立方精到，拟再增银花、丹皮。

大小便易位而出，名曰交肠。骤然气乱于中，多属暴病。此症乃久病，良由瘀血内阻，新血不生，肠胃之气，无所附而失治，故所食之水谷，悉从前阴而出。所谓幽门者，不司泌别清浊，而辟为坦途。比之交肠证，有似是而实非者。此时论治，主以化瘀润肠，必大肠之故道复通，乃可拨乱者而返之正。

旋覆花　猩绛　葱管　归须　首乌　柏子仁　荞苃花

另：旧纱帽一只，炙灰。每服一钱五分，酒下。

原按 纱帽一，发漆胶粘而成，其亦取通瘀之意耶？

诒按 论证用药，均有巧思，特未知效否何如？忆喻西昌《寓意草》中，所载姜宜人交肠病，与此相似，特病原有虚实之异耳。学者当参观之。

◎ 虫病门

阳络曾伤，阴气素虚，更有湿热郁于营分，日久生虫，扰乱于上中下三焦，以致咳嗽喉痹，恶闻食臭，起卧不安，肛部不舒，舌质深红，其苔黄浊，即仲景所谓狐惑病是也。久延不愈，即入劳怯之途。

---

〔1〕地榆散：《仁斋直指方论》方，药用地榆、黄连、茜草、黄芩、茯苓、栀子、薤白。

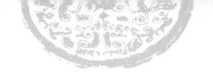

川连三分　犀角三分　乌梅五分　人中白一钱　百部一钱

丹皮一钱半　甘草三分

诒按　读《金匮》狐惑病一节，此证之原委乃明。

脘腹作疼，满腹苦热，初起得食则痛，继而不食亦痛。此肝胃不和，湿热生虫之状。

乌梅丸加青皮　白芍　金铃子

诒按　初起得食即痛，得无兼有食积否？

再诊　服前方，脘腹之痛而苦热者，时作时止，止则右胁下必有一块攻筑，是属蛔未安也。

旋覆花汤合金铃子散　加杏仁　雷丸　榧子

诒按　蛔未安者，似宜仍用乌梅丸。此则因右胁攻筑，故用金铃子散以泄肝耳。

湿热挟风，生虫作痒，有似攻注之形，无处不至，难治之证也。

獭肝一钱，磨，开水冲服

再诊　攻注有形，而不攻注时无迹。湿热风虫，踞于痰中所致。

推气散桂心　姜黄　枳壳　草　加白芥子　橘红　羌活　獭肝　竹油

另：

《医通》沉香化气丸竹油　姜汁　参　辰砂　沉香　大黄　黄芩　术　六曲

诒按　獭肝治虫，法本《千金》。惟案中所云：攻注有形，无处不到。究竟或在肢体，或在腹里，均未叙明，无从揣测也。

人之涎下者，何气使然？曰胃中有热则虫动，虫动则胃缓，胃缓则廉泉开，故涎下。

黄连丸诃子　龙骨　连　莫　木香　合乌梅丸

诒按　方案俱高简稳实。

吴门曹氏医案

福山曹仁伯乐山　著

门人宝山姜秋农问岐

徐村老农潘道根　　述

抄

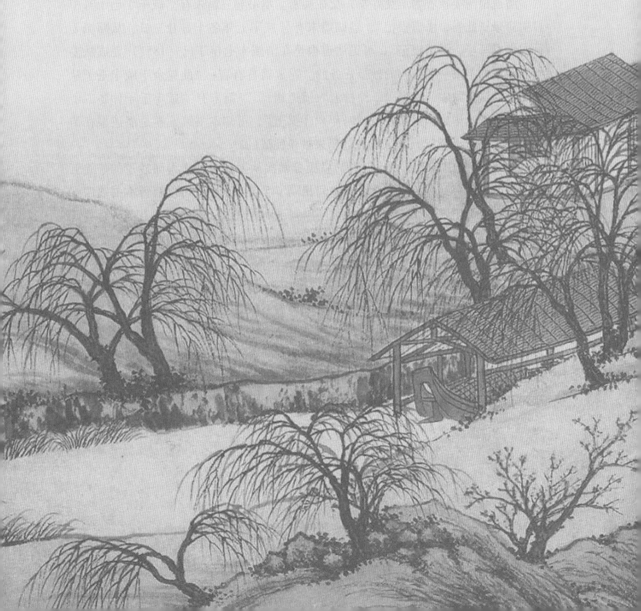

整理说明

《吴门曹氏医案》，医案类著作，五卷，为清道光年间昆山儒医潘道根（1788—1858）抄本。原书系曹仁伯弟子宝山（今上海市）姜秋农随师门诊抄录。

潘道根与姜秋农为至交好友，交往甚密。本书卷三篇末有"咸丰丁巳十月望日雨窗录毕此卷，潘道根记"，卷四篇末有"咸丰七年冬十月廿三日，从嫽城姜秋农借本写毕，潘道根记"，可见潘道根是在清咸丰七年丁巳（1857）完成从姜秋农借来的本书一到四卷的抄录任务的。卷五篇首有言："此卷余于咸丰壬子从其高足嫽城姜秋农问岐借录，徐村老农潘道根识。"篇末有"咸丰壬子仲冬二十八日，灯下写毕，徐村老农记，时年六十又五"，可知本书第五卷是潘道根在清咸丰二年壬子（1852）从姜秋农处借来抄录完成的。

由此，《吴门曹氏医案》五卷为潘氏分两次从姜秋农处借得而抄录的，卷五完成在前，卷一到卷四完成在后，中间相隔了5年，这也就可以解释本书前四卷已作疾病分类，末一卷未作分类的可能因素了。或许潘氏先抄的卷五部分，姜氏还未及分类，或这部分医案姜氏未经曹氏审实（潘氏借抄卷五时，曹氏已经作古近20年了）。

本书卷一列12病症，共268余案；卷二列11病症，共90案；卷三列6病症，共87案；卷四列28病症，共337案；卷五收录368案，全书共列1 100余案。书中病症分类，悉遵原书排列，不予更动。原书为竖排、繁体，今整理为横排、简体，以方便阅读。书中女科类有数处方框空缺，为原本蛀损。笔者在力求保持抄本原貌的同时，对不常见的方剂做了适当注解。本书整理时参考了2010年江苏科学技术出版社出版的《清代吴中珍本医案丛刊》第五辑《吴门曹氏医案》一书，深表谢意。

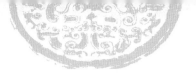

目录

吴门曹氏医案

101

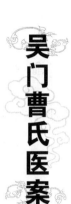

◎ 疟疾

周 吴江

三阴大疟，变为日作，阴经所伏之邪，从阳而出，大妙大妙。孰知日疟之发，日晏一日，所感风邪，仍从风邪而下。盖以三阴之阳衰而不旺，不能乘势托出其邪，反致邪乘虚入，虚者益虚。饮食大减，肌肉暗削，身热无力，大腹软满，足跗浮肿，脉微无神，所谓无阳则阴无以化，此等证是也。际此冬至阳生之候，而有如此病情，危乎危乎！

附子理中汤　桂枝　鳖甲　白芍　鹿角胶

朱 无锡

痎疟日久，面色苍黄，皮肤浮肿，食则腹鸣，自云痞满。舌苔满布，水液浑浊。此系风温之邪归并太阴也，不增喘胀乃妥。

附子理中汤　桂枝　防己　茯苓　陈皮　草果仁

程 竹行头

但热不寒之疟，渴喜热饮。苔腻节疼，脉微自汗。邪盛阳虚，究恐不支而增昏喘。

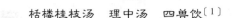

栝楼桂枝汤　理中汤　四兽饮[1]

俞 台州

三阴疟后，小溲见红，又兼白浊，变为寒热如疟，日夜分争而作。左胁疟母乘此升逆，口干脉弦，显系留邪于肝脾两经，不宜再厥。

一柴胡饮[2] 去陈皮　鳖甲　牛膝　归身
另：鳖甲煎丸。

丁 常熟

三阴疟疾，汗多而不发渴，寒湿为多。寒热之余，加以梦泄，邪入于阴也。

制首乌　归身　炙草　煨姜　草果仁　小青皮　陈皮　鳖甲　白芍
生於术　制厚朴　云茯苓

秦 海州

间日变为三日一作，寒重热轻，脘腹胀痛，口鼻干燥而不发渴。脉形细弦，舌苔薄白。暑湿内伏，又兼燥气加临。

清脾饮 去芩、草、果仁　桑叶　陈皮　神曲　藿香

夏 上塘

疟属脾寒，寒之为言，非温非热，乃阴象也。阴寒之气聚于脾经，发于阳明，寒热往来，间日而作，喜饮热汤。舌上之苔白腻而浊，脉息濡小之中隐隐带弦，面上之色黄中带白。汗出不少，小溲夜多，少纳少寐，嗳气不舒。际此冬至阳生而见证若是，阳虚何疑？阳虚则阴寒愈僭，所病自无愈期，急须温化。

桂枝汤　首乌　青皮　陈皮　归身　制半夏　厚朴　草果仁　云苓

包 王天井巷

三阴大疟，名曰痎疟。痎者老也，言疟邪老于三阴之界，漫无愈期。近来自觉神呆，且形痞硬，苔白脉迟。阳气暗虚，不但不化疟邪，而疟转成膨象，亟须大补脾阳。

附子理中汤　桂枝　厚朴　陈皮　半夏　鹿角胶　茯苓

[1] 四兽饮：《三因极一病证方论》方，药用半夏、茯苓、人参、草果、陈皮、甘草、乌梅肉、白术、生姜、枣。

[2] 一柴胡饮：《景岳全书》方，药用柴胡、黄芩、芍药、生地、陈皮、甘草。

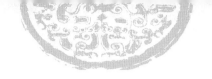

吴 太湖

疟邪寒热久，咳嗽亦未止，夜重日轻。口中干苦，舌红苔黄。风邪湿邪深入营中，无从化解也。

　　四物桔梗汤[1]　泻白散　青皮

尤 光福

痃疟日久，黏汗头眩，脉形细而隐弦。此虚疟，不可以作实治。

　　何人饮[2]去朴　四兽饮　木瓜　牛膝

马 甘露

寒热如疟，久而未已。口中甘苦，少寐少纳。咳逆，脉细弦数。阴血内亏，邪留于肝也。

　　四物汤去芎　羚羊角　青蒿　鳖甲　北沙参　川贝母　防风
光杏仁

马 黎里

痃疟日久，右脉细弦，左部模糊。元阳元气都被邪侵。

　　桂枝汤　何人饮　半夏
　　另：金匮肾气丸。

王 沈店桥

痃疟日久，气阴两伤。右脉小，左弦数，口干舌红。神疲盗汗，少纳言微，养中寓化为宜。

　　川芎　鳖甲　当归　生地　淡芩　人参　花粉　川贝母　橘红

史 芝苓巷

痃疟皆生于阴，阴中之阳不足，则所感风寒湿气无以消。来势稍轻，而早晏犹无定期。

　　桂枝汤　鹿角霜　当归　杜仲　香附　二陈汤　白薇

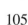
---

〔1〕四物桔梗汤：《古今医统》引《万氏家抄方》方，药用当归、川芎、芍药、熟地黄、桔梗、黄柏。

〔2〕何人饮：方出《景岳全书》卷五十一，药用何首乌、当归、人参、陈皮、煨生姜，药用补气血，截虚疟。方中并无厚朴，文中言"去朴"，唯曹记忆有误。

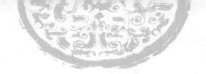

周 香山

疟疾本属脾寒，寒热往来，两轻一重。又有三阴大疟之根，肾气更弱，必须温化。

鹿角霜　桂枝　冬术　草果仁　当归　制厚朴　青皮　云苓　半夏　陈皮　川山甲[1]　鳖甲

秦 海门

痎疟皆生于阴，阴经之邪无阳以化，所以寒重热轻。汗多不渴，项痛腰疼。苔白气喘，脉形弦细，右尺上冲甚锐。恐其枝叶未害，本实先拔，而有不克支持之变。慎之慎之。

桂枝汤　附子理中汤　草果仁　青皮

龚 昆山

寒热往来，少阳证也，仲景用小柴胡和解。其遇口中干、咽中痛诸证，则以花粉易半夏，盖为热伤阴分耳。

柴胡去半夏　加栝楼根汤[2]以洋参易人参　元参　川贝母　白芍　鳖甲

吴 钧桥

但寒不热，小溲短赤，卫不与营和也。

桂枝汤　姜水炒黑山栀

潘 震泽

三阴大疟，日久而轻。小有寒热，口干溺赤，体酸，加以咳嗽浓痰，想是疟已伤阴，不耐风温新感也。

柴胡[3]去半夏　加栝楼根汤　泻白散　川贝　鳖甲　橘红　枇杷叶

马 陆墓

寒热日作，邪并于阳矣。然其所自，仍自三阴，究须温化。

桂枝汤　何首乌散　二陈汤　当归　鹿角尖　秦艽　鳖甲

〔1〕川山甲：穿山甲，穿山甲于 2020 年升为国家一级保护动物，2020 年版《中国药典》（一部）未继续收载。

〔2〕栝楼根汤：《太平圣惠方》方，药用人参、甘草、栝楼根、麦门冬、黄芩、芦根、半夏、前胡。

〔3〕柴胡：小柴胡汤，方出《伤寒论》，药用柴胡、黄芩、人参、半夏、甘草、生姜、大枣，用以和解少阳。另有柴胡汤，方出《圣济总录》，组方无半夏，与文中记述及脉案不合。

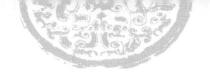

张 宝山

寒热往来，所发或一日，或间日，或数日，此疟也。

桂枝汤　小柴胡汤　草果仁　槟榔　橘红　神曲　茯苓

陈 枫泾

但热不寒之疟，渴喜热饮。苔腻节疼，脉微自汗。邪盛阳虚，究恐不克支持，而增昏喘。

四兽饮　桂枝

金 洞庭山

三阴大疟，疟邪伤营，血从咳呛而出。法当养化，未便用温。

生地　当归　白芍　青蒿　丹皮　知母　鳖甲　川贝　茅根　苡仁
枇杷叶

沈 西汇

风寒之在三阴者，渐从外达，尚被湿热浊痰所阻。寒热分争，自无一定之期。舌苔黄浊，然元阳不足，究难尽达。

小柴胡汤　何人饮　鹿角霜

郑 巷口

湿热因暑，风亦随之，寒热往来，间日而作。舌苔满白，脉息浮弦。头痛口干，恶心多汗。

小柴胡汤　羌活　藿香　厚朴　橘红　大腹皮

汪 西汇

头痛之余，腰腹酸疼。始而小有寒热，后来变为间疟。苔白味辛，胸痞妨食，便溏溺黄，渴喜热饮，脉息浮弦，暑风外感则然。

选奇汤　藿香正气散去苏、腹、草　柴胡

顾 青浦

痎疟皆生于阴，阴者肝、脾、肾三经是。今脾肾之脉犹可，而肝之一部现于左关者，弦而且浮，必有外感之风留于肝分。良以风喜伤肝，肝为风脏，以类聚耳。

桂枝汤　小柴胡汤　何首乌散　归身　鳖甲

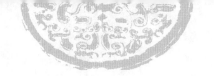

张 关上

寒热往来，既不能除，又无定时，变为痎疟，已经五六发矣。脉形弦细，痞闷不开。舌苔薄白，饮食甚少。近更咳嗽，口淡溺黄。暑风湿热，归并三阴，不言而喻。

清脾饮　羌活　鸡内金

俞 斜港

三疟变为日作，盗汗隐癖。虚里穴跳动，耳鸣筋惕，肝阴虚也，不独余邪为患矣。

桂枝加龙骨牡蛎汤

施 平望

冬不藏精，伤寒最易。寒藏精室，交春不为温病，必变温疟。温疟之形，原不一状。此则先寒后热，甫经得汗而退，又形寒自汗，然后热清，显系邪气自内达外。其所未尽达者，旋又自外而入，虚使然也。十数发后，往往不克支持。今经四旬余，而精神不见大衰，想先天颇足，邪虽出入于肾脏，犹可相安无事耳。但自汗太多，肉削少纳，言微畏寒，阳虚已见一斑，波变喘脱，焉可不虑？但补中寓化，虽属一定法程，惟酒客湿热素胜，小溲短赤，舌苔满白，用药颇难耳。

桂附八味丸　真武汤　川黄连

陈 南京

三阴痎疟，音烁于上，腹膨于中，便溏于下，三焦又病可知。三阴病于前，三焦病于后。而见舌苔冷白，四肢厥冷，脉息全无，阳分比阴分更亏，驯至有阴无阳而形绝也。勉拟生阳一法，但恐鞭长莫及耳。

来复丹 米汤送下

复诊　一阳来复，脉尚模糊，虽无暴出之忧，而少微续之喜，不足恃也。

生脉散 煎送来复丹

张 太仓

三阴疟右脉细软，左太弦急。肝肾不足，脾湿有余。

八珍汤 去芎　橘红　半夏　青蒿　丹皮　鳖甲

沈 西汇

痎疟变为日作，邪从外出可知。然脉弱体酸，胸闷少纳，元气内虚，无力化

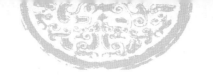

邪之候，只宜养化。

　　　　何首乌散　神曲　党参

二诊　元气日虚，内伤于疟，外侵于暑，慎防增喘。

　　　　何首乌散　何人饮

三诊　疟疟不止，未发以前已形气短，既发更加自汗，恐正不胜邪而败。

　　　　何人饮　红枣　竹沥

叶 周王庙前

疟发四末，先见酸疼，继以小热，然后寒热大作，汗出渐解。舌苔多白，并不发渴，脉形濡小。一轻一重，已经一月有余。显系先伤风湿，后感暑邪，气血同病也。

　　　　清脾饮　归身　防风

复诊　寒热仍然，经络有收缩之形。手足指冷，本身之阴阳不足，无力化邪使然。

　　　　柴胡　归身　白芍　冬术　云苓　炙草　桂枝　木瓜　白薇　生姜
红枣

张 上海

疟疟一载有余，轻而尚作瘾疹，外发搔痒异常。咳嗽日久，痰出不少。舌苔尚白，溺色犹黄，脉形弦数。乃风邪暑湿欲从三阴传出肺经，而无力透达也。

　　　　何人饮_{去煨姜}　追疟饮_{去术}　杏仁　淡芩　白蒺藜　桑皮

王 太仓

疟疟皆生于阴，阴经受湿招风。右脉小，左脉浮。足肿不退，脘痛时作。鼻衄易见，小溲色黄。由风湿之邪郁蒸为热，布满三焦，尚不能从营卫以畅达也。邪发营卫之时，出入相争，寒热不重，亦不口干，亦不求救于水，是湿重于风之故。

　　　　清脾饮_{去芩}　木瓜　防风

沈 竹行河头

病转为疟，疟以三日一作者，所感暑邪深入三阴也。经事临期，治须兼顾。

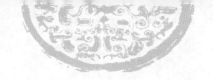

柴胡四物汤[1] 去半夏　加栝楼根　白薇　鳖甲

二诊　热重于寒，口干头痛。苔白舌红，脉形弦数。干咳少纳，阴血内亏，不能速化留邪之兆。

照前方加丹皮　知母　秦艽　谷芽　麦仁

高 芦墟

暑湿热之间疟，内因劳倦伤脾，外因寒邪入肾。所发寒热变为三日一作，理之不易。

清脾饮 去芩　细辛

复诊　得汗则寒气先消，而暑湿热三气之邪尚在三阴之界，无力以消。所以脉形细小之中而带隐弦。

何首乌散　二陈汤　当归

陆 嘉兴

痎疟由风寒暑湿之邪深入三阴，老于其界，所以寒热往来，止而复作。口不渴，苔黄浊，脉弦而数。四肢微浮，扶正达邪，方为治法。

桂枝汤　何首乌散　茯苓　当归

上方疟来日早两时服。附桂八味丸三钱，疟歇日淡盐汤朝服。

李 花巷

寒热有往来之意，口中干苦。舌苔薄白，脉细弦数。少阳见证也，当以少阳法和之。但络伤之体，血分本亏，往往有营虚不能作汗之弊。此意是应合用，咳嗽日久，只宜兼治。

小柴胡汤　归柴饮[2]　泻白散

廖 奉贤

三阴疟邪，曾经归腹作肿。继结疟母，邪却踞于肝胆。所以身热有如疟状，似俗呼雌雄疟状。脉形弦细，苔白不渴，温化为宜。

清脾饮 去柴、芩　川附　牡蛎　白芍　陈皮

---

〔1〕柴胡四物汤：古籍记载"柴胡四物汤"者有六，最为简要者是清代董西园所撰《医级宝鉴》，由四物汤加柴胡组方。据曹氏脉案，合辙者有两方：一是《重订通俗伤寒论》方，药用柴胡、半夏、归身、生白芍、条芩、清炙草、生地、川芎；另一是《素问病机气宜保命集》方，药用川芎、熟地黄、当归、芍药、柴胡、人参、黄芩、甘草、半夏。可作相互参考。

〔2〕归柴饮：《景岳全书》方，药用当归、柴胡、炙甘草。

二诊　痃疟仍属雌雄而作，舌白不渴，腹部仍然微肿。邪盛正虚，舍温化更无别治。

清脾饮_{去柴、芩、草}　香附　桂枝　牡蛎　炒楂　木瓜　香橼　鸡内金

三诊　疟作雌者已愈，雄者亦轻，乃属佳境。奈脐下旁结有形，按之则硬，动之隐疼。苔白且滑，脉弦而小。阴结阳虚所致。

川附　茯苓　桂枝　於术　陈皮　半夏　木香　制蚕　牛膝　当归　白芍

汤 嘉兴

三疟皆生于阴，阴经之邪，无阳以化，所以寒重热轻。汗多不渴，项痛腰疼，苔白气喘。脉细，右尺上冲甚锐，深虑元气不支。

桂枝汤　附子理中汤　青皮　草果仁

曹 湖州

痃疟变为日作，三阴之邪有移出阳经之证。然阳经所受之邪未净，小有寒热，究属营卫分争。舌苔嫩黄，脘痞不舒。小溲短赤，夜寐不安。咳嗽吐痰，肢体无力，脉形细小。均属邪少虚多之象，扶正为先，听邪自去。

何首乌散_{去姜}　何人饮　青蒿　鳖甲　淡芩　丹皮

陈 周庄

寒热往来，口中干苦，舌色光红，脉弦而数，此伏暑化燥而发。阴气早伤，欲提邪必先顾阴。

柴胡　淡芩　白芍　花粉　炙草　生地　当归　沙参

陆 浦庄

寒热往来，口中干苦。舌苔白腻，脉象弦数，伏暑见症也。久咳且嗽之体，兼顾为宜。

小柴胡汤　玉竹　桔梗

徐 芦墟

暑邪内伏为疟，或作或止，淹缠两月未尽。湿热从少阳流入阳明脉络，以致关节掣痛。平素阴亏，且兼咯血。脉见细数，咽干渴饮。当从阳明，参以治络，不必泥定少阳。

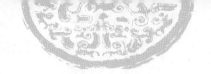

玉女煎_{用大生地}　米仁　忍冬藤

◎ 淋浊溺血

汪 北濠

气淋带浊，溺后更疼。足心热，左脉大。将见血之兆也，静养为亟。

　　导赤散　大补阴丸　茯神

沈 青浦

热郁下焦，血淋久而不已。脉数，左部空大。肾水大亏，心火失其所济，下入小肠而出之膀胱经也。

　　大补阴丸　牛膝　归尾　赤小豆　血余炭

吴 吴江

阴亏之体，心火下郁小肠，传入膀胱之腑，尿中带血，时作时止。左脉沉数，小溲不利。

　　导赤散　火府丹

　　另：大补阴丸。

李 通州

肾虚乃膀胱受热，尿血成淋。脉形沉数，清养为宜。

　　大补阴丸　归尾　血余炭　琥珀屑

邵 乍浦

数便不通，不通而痛，此淋病也。脉细而见弦数，口干不欲多饮，必有湿热未清，不独下虚而已。若论咳嗽，新感两岐。

　　栝楼瞿麦汤[1]_{去附子}　麦冬　车前　甘草梢　杏仁

苏 吴江

梦遗夙病，变为浊淋。经月之久，尚难向愈。《金匮》方主之。

　　栝楼瞿麦汤_{去附子}　封髓丹　益智仁

〔1〕栝楼瞿麦汤：原抄本为"栝楼雀麦汤"，且全抄本皆以"雀麦"出方，一或字形相似而抄误，一或曹氏应用时以"雀麦"易"瞿麦"。雀麦味甘性平，瞿麦味苦性寒，两者功效有别。细绎曹氏脉案，当以使用"瞿麦"为胜，故改之。下同（包括曹氏自拟方）。

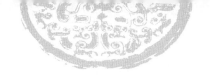

梁 长安

小便频数而赤，或浑或浊或紫块。脉象沉数，此淋症也。

大补阴丸　瞿麦

二诊　膏淋血淋同病，下焦未有不因于虚，亦未有不因乎热。热如化尽，则膏血之物庶几下而不痛，始可以专责其虚。

大补阴丸　栝楼瞿麦丸_{去附子}　牛膝　血余炭

三诊　血淋渐止，膏淋亦薄。所患之热，原有化意，必期其尽方妥。

照前方　草薢[1]　黑山栀

四诊　所下之膏薄且少矣。然便时尚犹不利，便后反觉隐疼。肢膝不温，脉小左弦，唇红咽干。热未全消，虚又益著。

栝楼瞿麦丸_{去附子}　猪脊筋　草薢　黑栀　麦冬

华 荡口

膏淋变为血淋，久而不已。脉数左弦，肾被热伤。

大补阴丸　血余炭　琥珀屑　归尾

张 江阴

膏淋日久，少腹不和。口干腰楚，肾虚湿热使然。

栝楼瞿麦丸_{去附子}　杜仲　草薢　五倍子　青盐

马 乍浦

小溲不利为癃，痛者为淋。淋虽有五，而致淋之因，多属乎热。《原病式》水液浑浊，皆属乎热，有明证矣。

栝楼瞿麦丸_{去附子}　导赤散　草薢

钱 常熟

尿血成块，小溲作疼，脉数苔腻，湿热下注使然。

导赤散　淡芩　小蓟　血余炭　赤苓　灯芯　大补阴丸

吴门曹氏医案

113

---

〔1〕草薢：抄本中为"草絃"，并无此药名，盖因"絃"与"薢"在吴语中读音相近而误（"薢"常误读为"解"），后文中亦有"草絃分清饮"，亦能佐证之，故改。下同。

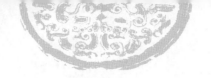

严 东山

漏久头痛之体，水亏木旺，不问可知。迩来小便淋痛，其状如脓，衰延弥甚，其所下不过水液浑浊。苔白口干，足冷转筋。左关脉硬，寸部浮急，右惟濡数。必由心火湿热下注膀胱所致，理之颇难。

　　栝楼瞿麦丸　导赤散　火府丹

裘 新街

血淋日久不痊，加以咳嗽时作。脉见左细右弦，俱兼数象。口燥苔黄，中宫湿热潜踞，阴液因伤矣。

　　大补阴丸　麦门冬汤

唐 无锡

胞移热于膀胱则癃，溺血水液浑浊，河间皆谓属热。又云：小肠有热者，其人必患痔。具斯三者于一身，不凉血奚待？

　　导赤散　火府丹　灯芯

丸方：

　　大补阴丸　固本丸　萆薢　猪脊筋
　　为丸。

陈 海盐

心经郁火，下入小肠，变为淋症。曾经见血，恐其有瘀内阻而喘，不独现在之蒸热口糜为患也。

　　导赤散　天花粉　瞿麦　怀药　淡芩

金 关上

尿血成淋，小便无血亦疼。两月有余之病，脉数苔白咽干，湿热伤阴也。

　　大补阴丸　车前　麦冬　灯芯　血余炭

二诊　血虽止，痛未除。病即减半，尚须静调。

　　导赤散　火府丹　大补阴丸　麦冬　灯芯　车前

三诊　拟生心血，通水道。

　　六味丸　车前　竹叶
　　另：天王补心丹。

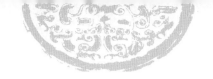

杨 _{专诸巷}

曾患淋症，小便本难。近又淋变为癃，少腹硬满，小便肿胀。苔白不渴，脉小而沉。下焦湿热被寒所遏，膀胱气化不行，最为急症，恐其喘汗。

　　五苓散　木香　乌药

　　另：枳壳、桔梗，二味磨冲。

　　另：麝香三分，葱一把，打成饼，贴脐上，用炒盐熨之。

周 _{平望}

湿热不攘，小筋弛长，弛长为痿。痿症未痊，又尿血变为淋症。脉形细数，阴分益亏。丹溪法主之。

　　大补阴丸　血余炭　鸡卵

张 _{朱家园}

白浊兼淋，久而不愈。小溲近黄，又不作痛。口腻苔浊，咽干色滞。热伤精血，阴下漏使然。

　　封髓丹　三豆饮

　　另：猪肚丸。

朱 _{嘉兴}

肝胃湿热，不留于中，必犯于下。下焦之膏淋、血淋，以及小便无端而痛之气淋，时发时止。现在膏淋独见，脉象弦数，白苔满布，气从少腹左升。仍不外胃家湿热袭入肝经，扰动精房也。

　　六味丸

　　另：猪肚丸。

复诊　气淋不已，势必兼之以膏，重之以血。下焦营卫，都由湿热所伤。

　　六味丸_{莫易芍}　胡黄连　牡蛎　西洋参

　　另：猪肚丸。

张 _{浦东}

浊淋日久，继以膏血，归入下消一门，非轻症也。

　　固本丸　黄连解毒汤　沙参

二诊　痛之缓者，邪之轻也。膏之淋者，阴之虚也。病减药亦从减。

　　沙参固本丸　黄连解毒汤　萆薢

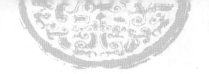

另：猪肚丸。

三诊　血淋虽止，膏则仍然。补阴不足，泻火有余。

　　　大补阴丸_{去猪脊髓}　　固本丸　沙参　萆薢　砂仁
　　　另：猪肚丸。

四诊　脾气下陷则湿热随之，而肾阴之虚者，容易渗入精窍。调益精气之法，调补并行为得。

　　　三才封髓丹　补中益气汤_{去术}　萆薢
　　　另：猪肚丸，威喜丸。

陈　崇明

湿郁为热，变为砂淋，有煮海成盐之象。病经半载，左尺脉按之弦数。阴分已伤，正须兼理。

　　　六味丸　海金沙　石苇　知母　黄柏

林　南濠

阴虚湿热，膏淋带血带砂。砂与血淋已愈，而膏则仍旧，小溲之内尚带红砂。脉象弦数，养化为宜。

　　　固本丸　大补阴丸　黄连解毒汤　党参

复诊　淋血为热，砂淋亦煮海成盐之象，亦本乎热。或有或无，是虚多于热也。

　　　固本丸　大补阴丸　西洋参　石苇　海金沙

朱　关上

阴虚湿热，白浊、血淋兼有。久则气陷不升，苦不胜言矣。

　　　补中益气汤　三才丸_{用生地}
　　　煎送驻车丸[1]。

二诊　溺病有前后之分，病在前者湿热为多，病在后者阴虚为甚。湿热渐化，溺前之痛自衰；阳分仍虚，溺后之瘀未止。

　　　三才封髓丹

---

〔1〕　驻车丸：《千金要方》方，药用黄连、干姜、当归、阿胶。

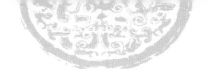

陈 太仓

阴虚则小便难，难之为日已久，变而为淋，茎中隐痛，海底亦然。然仅有白
浊之形，尚无血淋之意。一则以喜，一则以惧，究须小心。

栝楼瞿麦丸去附子　　导赤散　牛膝

孔 菊花亭

湿热伤精，先前梦遗，继变白浊。行而不畅，邪留尾间。红热作疼，阴痿湿
汗。加以疮疡外发，脉反郁小而数。舌苔白腻，治甚周章。

萆薢分清饮去菖蒲　　龙胆草　车前子　茯苓

魏 姚弄

白浊成淋，湿热之邪所致。

萆薢分清饮

周 闻德桥

肾与膀胱相为表里，肾虚则溺后余沥，膀胱湿热则溺前见浊。今前后同病，
则症亦虚实各占，可想而知。

三才封髓丹

杨 盛泽

败精成浊，常流不息。甚至肢体无力，下部不温。此属虚象，当以封法。

三才封髓丹

施 松江

热淋变作血淋，脉象细数。细属阴亏，数为邪火，清补为宜。

大补阴丸　导赤散　火府丹　灯芯　血余炭

吴 嘉定

疟邪与疔毒窜入大经小络，归并下焦，则成膏淋。膏淋不罢，邪又流之督
脉、肛门前后，盘旋酸痛。袭入于冲、左腿内廉，筋麻木时则掣痛。盖湿热挟火
使然，邪从上而下。治必从下而上，不惟化导而已。

萆薢分清饮　升麻　柴胡　陈皮　白芍

二诊　服前剂得汗，汗后淋痛大减，所用升降之法已合。然壅未全宣，滞未
悉通。所以膏淋未净，阴茎作痒。左腿麻木，掣痛仍在。宜取宣通，以尽其邪。

萆薢分清饮　归尾　白芍　升麻　柴胡　陈皮

钱 甘露

淋浊一月有余，阴分必亏。法虽宜通，理宜顾本。

萆薢分清饮_{去盐} 导赤散_{去竹叶} 萹蓄

◎ 不寐

俞 西汇

卫气行于阳则寤，行于阴则寐，寐少寤多。卫之气行，偏于阳分，不入于阴。阴虚不能恋，阳不下潜，舍补更无别策。

黑归脾丸　龟甲　半夏　秫米　另磁朱丸

孙 东塘

不寐由阳跷满，宜理奇经。

天王补心丹　秫米　半夏　竹沥　另朱砂安神丸_{三钱，临卧服}

宋 阊门

夜间少寐，口糙而苔腻，晨起略作干呕。胆腑失其清净，胃亦不和。

温胆汤　半夏秫米汤　枣仁　知母

施 角直

胃不和则卧不安，然胃所以不和，必求其故。今诊左寸脉沉，心气下郁，右关脉弦，湿邪内阻，一阻一郁，无不归之于胃，治宜标本。

交感丹　朱雀丸　枣仁_{川连拌炒} 橘红　夜交藤

◎ 胸痹

单 海州

胸痹由胸中阳气不舒，久则难愈，当防溢血。

栝楼薤白半夏汤　金铃子散　冬瓜子　丝瓜络　橘络　旋覆花

叶 青浦

心痛彻背，症为胸痹，久而不已。适逢燥气加临，更增咳嗽。咽干唯燥，痰内带血。脉形细小，病深一层矣。

栝楼薤白白酒汤_{去酒} 橘红　枳壳　杏仁　桑叶　枇杷叶

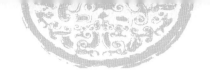

张 齐门

胸背彻痛，呕吐厥逆，脉弦左甚。是中阳不旷，而肝气挟痰上逆也。

　　瓜蒌薤白半夏汤　金铃子散　旋覆花　苏子　枳壳

任 无锡

胸背彻痛，延及于旁，又兼咳嗽。此阳气不旷，风痰交阻于中，久防动血。

　　栝楼薤白半夏汤　白酒　旋覆花　杏仁　枳壳　橘红　茯苓

万 嘉兴

胸痹初愈，脉形弦滑，舌苔糙浊。脾胃阳虚，湿痰内阻。

　　生冬术_{枳壳拌炒}　半夏　瓜蒌实　薤白　茯苓　灸草　益智仁

旋覆花　谷芽　生姜　橘红

金 过驾桥

胸痛彻背，背痛彻心，阳虚可知。然脉虚而弦，白苔满布。小溲短赤，气逆为噫。更为湿浊在里，治之宜兼。

　　治中汤　连理汤　越鞠丸

徐 湖州

胸脘作痛，延及背胁。舌苔满布，脉象细弦。阳虚不旷在先，湿痰凝结在后，非助阳何以理之？

　　栝楼薤白半夏汤　推气散　吴仙丹[1]　六安煎[2]

谭 侍其巷

动则气逆，从胸背之间延入两肩，部分作胀作酸，已非一日。诊舌苔白，脉象小弦。由胸阳不旷，湿痰阻气使然。

　　栝楼薤白半夏汤　旋覆花汤　桂枝　橘红

复诊　胸为阳位，非温不可。所以一用温通，气逆平半。仍以原方加减。

　　栝楼薤白半夏汤　二陈汤　苏子　旋覆花

─────────

〔1〕吴仙丹：《是斋百一选方》方，药用白茯苓、吴茱萸。

〔2〕六安煎：《景岳全书》方，药用陈皮、半夏、茯苓、甘草、杏仁、白芥子。

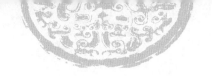

◎ 痹证

顾 光福

右肩酸痛，延及于臂，左脉芤数而浮，血虚招风所致。右肢属肺，肺者气主。今为肺贮之痰，阻遏气行，兼理为宜。

蠲痹汤_{去防风}　指迷茯苓丸　生姜

秦 东山

疟中之风湿痰邪，窜入经络。以致右肢酸痛，筋脉不和，渐及于左。一手偏热，口中干苦。脉象弦数，肩背舒展亦难，此属痹象。

牛蒡子散　蠲痹汤_{去防}　茯苓　灵草　羚角　桑枝

张 湖州

肩臂酸疼，形寒少纳，咳嗽久而得此。营虚血痹，风痰交阻于中，不能化解之故。

蠲痹汤　指迷茯苓丸

沈 青浦

气血两亏，肩痛延手臂。静则少安，动则弥甚，非补不可。然风痰流阻经络，亦须兼理。

八珍汤　蠲痹汤_{去防风}　指迷茯苓丸

何 松江

风、寒、湿三气杂至，合而为痹，痹久则三气均能化热。热处湿中，则大筋软短，小筋弛张。软短为拘，弛张为痿。痿少拘多，湿热之邪留于大筋为甚。舒筋一法，在所必需。

白蒺藜丸[1]　苡仁　归身　白芍　威灵仙　木瓜　牛膝　桑枝

周 无锡

风、寒、湿三气杂至，合而为痹。痹从腰部腿骱而下，寒湿为多。

苓桂术甘汤　苁蓉　牛膝　木瓜　防风　防己　归　秦艽

---

〔1〕白蒺藜丸：《太平圣惠方》方，药用白蒺藜、茵芋、羌活、木香、羚羊角、附子、白花蛇、白附子、当归、干蝎、薏苡仁、槟榔、牛膝、川芎、牛黄、麝香、杏仁、防风、酸枣仁。

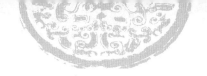

李 光福林

风、寒、湿三气，合而为痹，温化为宜。

桂枝汤　二陈汤　茅术　羌活　萆薢　牛膝　当归　松节

吴 吴江

周痹症减，而所痹之邪尚留于肩臂胁部。肺肝两经都为风湿及痰所阻，故如此。

指迷茯苓丸　蠲痹汤_{去芪、草}　海桐皮　川续断　白芥子

张 江阴

《内经》以风气胜者为行痹，春得之为筋痹。此症四肢游行，发于仲春之候。指臂强而难举，左关脉息弦急。因风而成筋痹，有明证矣。

羚羊角散_{去独、芎、防}　羌活　片姜黄　甘草　龟甲　绿豆壳

僧 长兴

肩臂痛，经络都在三阳，其累及阴经者，不过十中一二。但遗精日久，兼患痃症。又值心力俱劳之体，阴分大伤，颇有血不荣筋之虑。六脉细小，而左关独浮大，已见一斑。

蠲痹汤_{煎送蠲痹丸}

陈 泉州会馆

痛痹偏左，肢痿不举，脉息浮弦。血虚风袭，理之不易。

蠲痹汤　大生地　木瓜　天麻

张 上海

大股红肿作痛，延及于膝，胫骨亦伤。本属痹症，久而不愈。膝骨日大而重，伸而难屈。脉形沉细而弦，欲成鹤膝风症，不可忽视。

独活　寄生　四物汤_{去芎}　四妙丸　苡仁　松节

孙 平望

外疡之后，血分暗亏，亏则风湿外邪乘虚而袭。肩臂作痛，自右移左，且兼项背几几，两肢难举。以冬遇此，名为骨痹。以春遇此，即名筋痹。先从筋痹立方。

羚羊角散_{去独、附}　川断　乌药

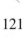

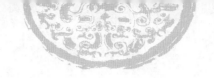

孟 _{常州}

膝骨日大，上下渐形细小，此鹤膝风也，乃痹症之最重者。据述腰痛于前，咳嗽于后，是肺肾两经先受风、寒、湿之气，郁蒸化热。所以鼻流清涕，小溲常黄。脉形细小，左关独见弦数，右寸独形滑象。甚至身体偏侧，肌肉暗削，行步无力，变态百出矣。

　　羚羊角　当归　白芍　桂枝　杏仁　知母　羌活　苡仁　制僵蚕

秦艽　桑枝　茯苓　竹沥

钦 _{湖州}

病后余邪，留于经筋，转入背部作疼。下体麻痹，屈而不伸。经所谓"软短为拘"，此症是也。

　　羌活　独活　於术　茯苓　木瓜　归身　白芍　牛膝　炙草　苡仁

制蚕　锁阳　丹皮　泽泻　熟地　秦艽　香附　桑寄生　五加皮

朱 _{平湖}

阳明统递一身诸络，风热之邪曾伤阳明，阳明之血从上而溢，溢后一身诸络有如虫行皮中状，是热去风留也。

　　白蒺藜　防风　桑皮　陈皮　赤苓　苡仁　忍冬藤

徐 _{太仓}

拘之为病，由湿热不攘，留之大筋，大筋软短所致。诊脉弦濡小带数，乃湿胜于热。故口不渴，溺不变，但舌苔满白。肢体酸软，经筋疼痛，甚至下病及上，皆湿先下受之义。羌活胜湿汤最为对症之方。

　　羌活　茅术　茯苓　防风　橘红　半夏　木香　藿香　秦艽　香附

炙草　当归　金毛狗脊　白蒺藜

胡 _{浮桥}

痹痛彻上彻下，或重或轻，所谓风气胜者为行痹是也。

　　蠲痹汤　苡仁　桑枝　川乌粥

煮川乌粥法：

以川乌不拘多少，将火酒浸片时，用湿面包裹，置炭火中煨透存性，取出去面并皮，研为细末。每服一分，清晨调入白米稀粥，乘热服之，以百日为度。

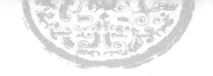

又丸方：

白蒺藜_{一斤}　豆卷_{八两}　羚羊角_{二两}　山栀_{四两}　苡仁_{四两}

桑枝_{四两}

陈　太平

鹤膝风乃痹症之重者，无不由肝、脾、肾三经亏损，致寒湿之邪乘虚袭入，与寻常痹症属实者有异。脉见细弦，舌苔薄白。阴虚在前，感邪在后。

六味丸　牛膝　独活　鹿角胶　松节　木瓜

许　无锡

痹在足经，流走不定者，风胜也。邪入足之至阴，痹经四载不痊，法当搜剔。

活络丹_{一丸，煮酒送下}

◎ 噎膈

李　昆山

得食则噎，噎则吐逆，秽气浊痰亦随以出，乃痰火阻气，清阳失旷所致。最易成膈，慎之。

旋覆代赭汤　七圣散　橘红　薤白

范　昆山

湿热生痰，阻于胃脘，得食则噎，噎后必吐，此格病之根也。

七圣散　枇杷叶　鸡距子　炒楂肉

蒋　吴江

得食则噎，吐后胸部反疼。舌苔白腻，脉象细弦。由湿痰内阻，胃脘久槁，最易成膈，须慎。

七圣散　当归　白芍

张　宝山

阳结于上，阴枯于下。得食则噎，噎后必吐，此膈气也。左脉细涩，右脉弦急。温补气血，以冀浊痰稍开为幸。

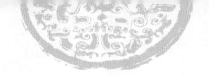

苁沉丸[1]　归身　白芍　陈皮　杞子　旋覆花　牛膝　代赭石末

龚 常州

胃不思纳，强纳亦同嚼蜡，且有胀迸之形，欲吐之状。舌苔满白，脉小而迟。肢体困倦，言语气短。真阳大亏，浊痰上逆。亦膈之一端。

附子理中汤去草　二陈汤去草　苁蓉　厚朴　吴萸　薤白

吴 海门

肝脉小坚急，已昭膈病之根。加之以噎，重之以病，膈则成矣。际此噎时，速速放开怀抱，或冀百一。

归身　白芍　白蜜　韭汁　芦根　人乳　橘红　川贝母　竹沥

朱 铁瓶巷

食已即吐，大便溏泄。虽因积气所为，无如阳气已虚。只可从阳施治，一吐白沫，斯无及矣。

饴糖糟—两　灵草二两　食盐—字　生姜二分

冯 温州

得食则噎，噎则嗳多始通。左关脉息坠急，耳闭苔白，胃津干枯。肝火上升，挟痰阻气使然。

旋覆代赭石汤　薤白　苏子　杏仁　橘红　杵头糠

汪 葱菜河头

多思多虑，气郁不开，得食则噎。昨寒热头胀，风寒所感，兼理为宜。

半夏厚朴汤　乌药　槟榔

胡 黎里

上焦吐者从乎气，气郁成膈。逍遥自在，庶[2]几有益。

苁沉丸　二陈汤　归身　白芍　干姜　杵头糠　杞子

另：金匮肾气丸。

周 齐门

食则为噎，噎则易吐，不吐必停中脘。气郁于前，阳结于后，是膈症之萌也。

124

〔1〕苁沉丸：《医学入门》方，药用肉苁蓉、沉香。
〔2〕庶：抄本为"遮"，疑为抄误，改。

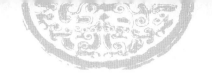

归身　白芍　白蜜　芦根　牛蒡子　干姜　灸草　陈皮　半夏

旋覆花　杞子　薤白　代赭石末

胡　福建

食则噎痛，吐出浊痰而止。胸前常闷，脉象弦滑，舌苔满白。肌肉瘦削之人，如此是阴血本亏，阳气又结。阴液浊痰交阻，上焦胃脘斯窄，膈病昭然。

干姜　灸草　薤白　神曲　木香　归身　半夏　沉香　白芍　竹沥

牛黄　公丁香　杆头糠　制川附

复诊　胸前结邪，原有化意。而阴亏阳结于下者，仍旧从此着想。

干姜　薤白　茯苓　陈皮　半夏　当归　白芍　杞子　灸草　沉香

竹沥　丁香　牛黄　大麻仁　旋覆花　制川附

顾　江北

凡喜饮热酒者，多有瘀血停于中脘，往往胀痛。或大便漆黑，或饮食吐逆，或脉现扎弦。迟之又久，气血营卫多致干枯，是为膈病之一端。

旋覆汤　归身　白芍　白蜜　芦根　参须　橘络　瓦楞子

另：人乳或牛乳。

戈　吴江

偏枯于左，左者血主，而偏枯者是血不足以濡也。久久营卫亦虚，虚枯归并成膈症，已重矣。细绎所吐之中，更有浊痰紫血，是病原从血瘀而来，姑治其本。

人乳，一日服二次。鹅血一盏，间日服。

施　顾市巷

瘀血挟痰，交阻中脘，饮食入后必吐。大便干结，脉形弦涩。面色枯白，棘手之候也。

熟地炭　归身　白芍　桃仁　红花　旋覆花　陈皮　竹沥

代赭石末

陈　湖州

左寸关脉小坚，右部独形弦大。饮食后或痛或否，必气逆作吐。症系营血本亏，肝阳上逆。挟痰与瘀，升之于上，膈之萌也。风邪新感，咳嗽不爽，法当兼理。

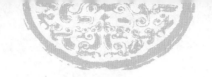

旋覆代赭汤　二陈汤　瓦楞子　紫苏　杵头糠　薤白

◎ 喉痹

张 江阴

咳嗽痰沫，咽喉干痛。饮食难以下咽，症名喉痹。脉形弦细而兼短涩，元阴内亏。所感风热，恐原虚莫化，理之颇难。

　　泻白散　杏仁　元参　射干　麦冬　川贝母　桔梗

二诊　复诊喉痹稍开，干痛略缓，饮食得舒。然咳嗽未除，风热之邪，恋于上者，仍为未化。

　　前方加生地

三诊　干痛之在喉间者，又轻于前，而咳嗽究未能除。舌底甚红，风热内恋，阴分暗亏数多。

　　前方加紫菀　花粉　知母　淡芩　猪肤

王 庙前

一阴一阳结，谓之喉痹。语声不彻，饮食渐减。脉见软数，肌肉暗削。虽未见喘促，而足已浮肿。必须小心真寒假热之候，多有如此。勉拟《千金》法，以冀弋获耳。

　　附桂八味丸　元参　白芍　西黄　珠粉

武 太仓

咽嗌喉间，红腐干燥。小溲黄，肤常热，左脉弦数。一阴一阳之火郁结于中，名曰喉痹。

　　甘桔汤　六味丸　麦冬　猪肤　花粉　龙胆草

庞 常熟

咳嗽起于春初，久而未已。陡然饮食难下，语音不清。风温外感，变为喉痹，理之棘手。

　　泻白散　归身　白芍　白蜜　芦根　杏仁　麦冬　生地　川贝母
玄参　射干　牛蒡子　杵头糠

复诊　从喉痹立法，饮食可下，言语稍清，似属佳候。但脉见代，难许全美。

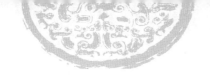

前方去麦冬　加人参　蝉衣　紫雪三分

毛 太仓

嗌干咽痛，语言不彻，饮食少利，此喉痹也。不耐烦热，鼻孔冒火。今虽稍静，小便尚赤，脉形弦数，理之非易。

泻白散　甘桔汤　麦冬　杏仁　元参　射干　花粉　猪肤

紫雪丹五分

复诊　病情减半，脉尚弦数。症属有根，亟须静养。

前方加生地　阿胶

王 王家庄

喉痹失音，继以咳嗽。近更饮食难下，天地不通而为否，症属棘手。

猪肤汤　川贝　龟甲　川斛　鸡蛋　杵头糠

二诊　地道稍通，天气还塞。

猪肤汤　泻白散　川斛　川贝　龟甲　杏仁　杵头糠　紫菀茸

三诊　干物能食，粥饮不利，声音不扬，地天不能为泰，无怪乎咳嗽嗌干，咽疼种种矣。

猪肤汤　泻白散　杏仁　川贝母　龟甲　紫菀　鸡蛋　紫雪七分

严 西园

肺气伤，音不扬，嗌干咽痛，天气已塞，恐更地道不通。

杏仁　桑皮　骨皮　元参　射干　麦冬　川贝母　甘草　桔梗

蝉蜕　紫雪三分

施 平望

胸痞脘疼，气短吐逆。肝胃久虚，喉间作痒，近来加剧。咳吐痰涎，内热熏蒸，此喉痹也，恐其妨碍饮食。

麦门冬汤　泻白散　知母　淡芩　琼玉膏　卷竹芯

吴 太仓

喉痹日久，时重时轻。今年咳嗽喉痒，嗌干少纳，比前更剧。阴分愈亏，邪火愈不能耐矣。

泻白散　麦冬　北沙参　川贝母　知母　元参　花粉　羚羊角

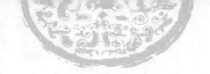

吴 唯亭

阴虚体质，风热再感，结于上焦。咽喉之中，红肿痛腐，咳吐痰涎。喉痹显然，理之棘手。

如圣散　大力子　羚羊角　马勃　制僵蚕　土贝母　赤芍　元参

复诊　喉间之痹稍开，颇为可喜，但阴分本亏，恐不能磨耐。

照前方加橘红　山豆根

毛 上海

上焦吐者从乎气，气失清肃，则痰易阻肺。此噎膈所由来也，理之不易。

牛蒡子　杏仁　橘红　苏子　蒌仁　半夏　归身　紫菀茸　白蜜
赤芍　芦根　通草　竹沥

二诊　进前法饮食稍增，黏涎亦减，自觉小效。然痹久颃颡不开，所饮食及黏涎易从鼻孔窜出，加以声不肯扬，寸脉少神。肺虚已极，难臻效矣。

牛蒡子　杏仁　桑叶　苡仁　砂仁　六君子汤　四七汤　紫菀
生姜　竹沥

三诊　颃颡已开，饮食不从鼻出，已臻小效。然喉痹日久，气分已伤，调养非易。

六君子汤　四七汤　苡仁　杏仁　桑皮　砂仁　沉香　紫菀　竹沥

尤 昆山

喉痹失音，咳嗽不已。咽痛，脉形小数。虽似化热，究属阴亏。

补肺阿胶散　桔梗　大生地　猪肤　花粉

郭 无锡

暑风外感，咳嗽阴烁，其喉为痹。天气已伤，恐延地道不通。

杏仁　桑皮　骨皮　荆芥　紫菀　通草　甘草　桔梗　竹茹　橘红
石决明　石菖蒲

刘 南濠

悬雍下垂，咽喉红色而带白点，劳动则咽涩如梗。脉数，右郁左浮。此系风热外感，久烁阴耗，成喉痹矣。

甘桔汤　荆芥　生地　丹皮　花粉　羚羊角　橘红

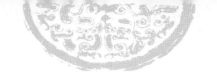

陈 无锡

音烁不扬，语言少利，水液浑浊，右脉弦中带数。是湿蕴生痰，痰生热，热气上熏，食姜更助病势。初因胸中觉冷，岂知为阴火上冲之候乎？

    麦门冬汤　紫菀　杏仁　通草　牛膝　桔梗　川贝　蒌皮

刘 南濠

复诊喉间痹象稍减，然不足恃也。仍以化法。

    甘桔汤　羚角　竹叶　花粉　川贝母　知母　细生地　荆芥穗
泽泻

曹 上海

一阴一阳结，谓之喉痹。痹久则病愈深，色红腐烂。脉数，舌难下，咽痛甚，症属棘手。

    三才汤调入紫雪六分

复诊　喉痹服前剂后，仅开其半，余留必费周章。

    三才汤　猪肤汤　麦冬　马勃　川贝母　生草　紫雪_{五分}

曹 南浔

颈前结核，延及两旁。咽喉红肿，音烁不扬。面浮，脉形弦数。乃风热之邪，郁于喉间而为痹。痹则不通，饮食难下矣。

    如圣散_{去防}　牛蒡子　土贝母　制蚕　赤芍　马勃　蝉衣　杏仁
桑皮

张 阊门

喉间红腐，干疼壅肿，已历五年。饮食已碍，喉痹重症。

    甘桔汤　荆芥　元参　射干　山豆根　牛蒡子　赤芍　马勃　淡芩

汤 园化

咳嗽痰涎，咽嗌干痛。语言不彻，食难下咽。肌肉暗削，气机喘急，脉数而促。喉痹险候，阴虚阳旺。便艰溲赤，苔剥舌红。势难磨耐，奈何！

    八仙长寿丸[1]　元参　白芍　紫雪_{三分}

复诊　喉痹不开，咳嗽虽缓，不足云喜。脉促气喘，不能不亟养其阴，而嗌

---

[1] 八仙长寿丸：《寿世保元》方，药用地黄、山萸肉、山药、茯苓、丹皮、泽泻、麦冬、五味子。

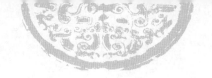

干喉腐且红，阳邪又宜清化。

八仙长寿丸　元参　花粉　阿胶　牛蒡子　麦冬　射干

朱 香山

喉痹始初，必因外感。痔血阴虚之体，不得不以养阴化邪。今阳邪已化，薄痰化浓。寒热加重，嗌干咽痛。自外而至内者，仍从外出，原为美事，而不知其阴更亏。喉之痹者，愈进一层矣，用清养大剂。

甘露饮去熟地、天冬、茵陈　羚角　桑叶　川贝母　党参　石斛　竹沥
山豆根

张 震泽

巳火无力，午火咳嗽，从此痰出不爽。音烁嗌干，咽痛腐肿，势成喉痹。

麦冬　党参　半夏　白芷炒，二分　桑皮　元参三钱　甘草　紫菀
竹沥　钟乳粉一钱，同煎

何 学士街

风邪外感，引动脾肺湿热。形寒流涕，咳嗽痰沫。驯主声音不扬，饮食必呛。咽痛且肿，肉削形浮，乃喉痹重候。恐地气闭塞，便成败症。

麦冬　北沙参　紫菀　甘草　元参　竹沥　钟乳粉　旋覆花

李 徽州

失血后咳嗽音烁肿痛，饮食难咽，身热神蒙。脉形弦数，右寸独觉郁小，症属喉痹。缘司天火气，肺金独痛者，多成肺痿；脾胃两经，素有湿热者，每成喉痹。当以三因法，治病之原。

麦冬　竹叶　桑皮　紫菀　橘红　甘草　白芷　元参　马勃
山豆根　钟乳粉　旋覆花

谈 桐泾桥

咳嗽音烁，久而不愈，咽痛嗌干，喉痹成也。脉形虚数，气息短促。肢体无力，肌肉暗削。元不胜病，已见一斑。

猪肤汤　阿胶　甘草　杏仁　黄芪　桔梗　粳米　珠粉

复诊　喉间作痒，外而风邪，内而虚火，无不有之。为日已久，中气必虚。虚则饮食气血都变痰涎，上泛作悸。气短肢酸，职是之由，最防脱候。

异功散　猪肤汤　四七汤　紫菀

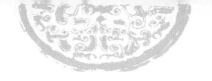

龚 崇明

咽痛时作时止，悬雍下垂。胸右苦疼，口中干苦，右脉弦数。系少阳风火，逆犯肺金而作，喉痹之根。

　　甘草　桔梗　丝瓜络　桃仁_{五分}　苡仁　苇茎

李 南翔

喉间风热，结于一阴一阳之分，非一朝一夕矣。天道闭塞，地道亦必不通，将来有饮食不能下咽之累。

　　六味丸_{地用生，黄易芍}　川贝　知母　花粉　元参　猪肤　水梨
山豆根

方 湖州

少阴少阳之火，挟脾胃湿热气痹于喉。喉间梗痛，饮食难下。咳呛痰涎，大便干结，舌本歪斜。左脉弦数，右尺亦然，而寸关两部反形涩小。悬雍上缩，地气欲闭，奈何！

　　三才丸　甘桔汤　杏仁　鸡距子

顾 长兴

喉间红肿腐痛，声音曾烁。饮食梗噎，颈旁结核。口中干苦，脉息弦数。系风温外感，热毒内胜。互相交结，渐渐闭塞，岂不可虑？

　　黄连解毒汤　元参　射干　连翘　马勃　甘桔汤　山豆根　土贝母
牛蒡子　荆芥　碧雪[1]_{二钱调入}

叶 长兴

失血后咳嗽不已，咽中梗痛，喉间紧小。日暮身热，寝则盗汗。脉细带数，气短少纳。虚火刑金，端倪呈露。急急静摄，戒以无明。

　　四阴煎_{去百合}　六味丸_{黄易芍}　川贝　龟甲　元参
另：十大功劳叶露。

邹 无锡

咽喉红肿黏腻，饮食作疼，日重一日。右脉浮数，左脉细弦。阴虚伏热，热烁其阴愈虚。喉痹重症，最虑闭塞。

----

〔1〕碧雪：《太平惠民和剂局方》方，药用芒硝、青黛、石膏、寒水石、朴硝、硝石、甘草、马牙硝。

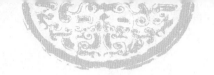

猪肤汤　甘桔汤　元参　马勃　淡芩　牛蒡子　山豆根

陆　乍浦

风火内伏，挟体中湿热，熏蒸上焦，咳嗽寒热。胸背肩部，似属胀满。加以咽喉红肿痛腐，声音不扬。饮食少利，脉象细数。转成喉痹，须防闭塞。

泻白散　杏仁　连翘　前胡　黑山栀　元参　射干　马勃　荆芥
淡芩　牛蒡子

复诊　进前杏仁煎加减，寒热不作。咽痛渐除，饮食亦可。其咳嗽胀满，红腐诸症，尚未全罢。脉象弦数，左关更甚，舌红嗌干。邪热尚在熏蒸，前方参以清泄肺肝。

桑皮　杏仁　地骨皮　甘草　连翘　元参　淡芩　马勃　桔梗
黑栀　赤芍　荆芥　大力子　山豆根　羚羊角

方　湖州

三才以固少阴，甘桔以泄喉痹。喉痹之向愈者，已居半矣。然脾胃湿热上蒸，仍虑复结，亟须善图。

党参固本丸　甘桔汤　葛花　鸡距子　绿豆　杏仁

王　常熟

《伤寒论》中本有其喉为痹之文述。去冬寒热后喉间作痛而起，其为遗邪显然。但视喉间红色固多，白腐亦不少。音烁妨食，舌苔白腻。咳吐之痰，稀稠不一。左脉濡小，右脉浮弦。更挟湿热之气，熏蒸于上。不独风寒余邪而已，病属棘手。

四七汤　泻白散　杏仁　射干　麦冬　羚羊角　紫菀　淡芩
碧雪五分

陈　盛泽

伤风后音烁，久而不扬，嗌干咽痛，是喉痹也。防亏体质如此，最易归入虚怯，速为静养。

猪肤汤　诃子散

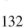

龚　宝山

《内经》以一阴一阳结为喉痹。而近来之症，结于一阳为多。音烁不扬，嗌干咽痛，陡然而剧。渐至咳嗽不爽，食从鼻出。种种皆是天气闭则地道塞，

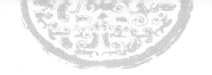

一定之理。

　　　杏仁　桑皮　骨皮　射干　羚羊角　元参　桔梗　麦冬　甘草
山豆根　竹沥　犀角　紫雪

冯　<small>铁轴弄</small>

肠间积有湿热，熏蒸于上，先利后咳，甚至咽痛嗌干，喉腐音嘶。脉细数无神，神疲妨食。少阴之火乘腑，病而还入于脏，因亦上冲。积虚成损，积损成劳，殊为可虑。

　　　补肺阿胶散[1]　猪肤汤<small>去白蜜</small>　胡黄连　牡蛎　碧雪

屈　<small>常熟</small>

阴阳络伤，咳嗽蒸热。嗌中干痛，饮食难下。脉神少，肌肉削。虚损已成，理之棘手。

　　　猪肤汤　补肺阿胶散　藕汁　苦酒汤[2]

张　<small>无锡</small>

咽痛嗌干，咳嗽加剧。声音不出，纳食不舒。脉浮弦数，喉间白腻满布。是风邪湿热，交结而成喉痹也。

　　　桑皮　骨皮　杏仁　射干　甘草　麦冬　参须　川贝　橘红　桔梗
碧雪<small>一钱五分</small>

吴　<small>五泾庙前</small>

咳嗽而兼嗌干，喉痹咽痛红肿，形势蔓延。牙关不开，牙龈白腐，症名马喉痹，每易闭塞，勿以精神尚可而忽之。

　　　杏仁　桑皮　骨皮　甘草　桔梗　射干　麦冬　川贝　荆芥　牛蒡
连翘　山豆根　碧雪
　　　取马口嚼铁煎汤代水，方出《圣济总录》，乃杏仁煎减味也。

庄　<small>万年桥</small>

喉痹自右腐肿，延上及左。纳食日闭一日，饮水亦从鼻出。痰涎上泛，脉反郁小。风热之邪交结，气血不通，最为危候。

133

---

　[1] 补肺阿胶散：《太平圣惠方》方，药用阿胶、薯蓣、人参、五味子、麦门冬、干姜、杏仁、白术、桂心。
　[2] 苦酒汤：《伤寒论》方，药用半夏、鸡蛋清、苦酒（米醋）。

旧马口嚼铁一具，煎服，另紫雪四分开水调下。

朱 <small>王江泾</small>

语音不彻，饮食不利。嗌干咽痛，乃为喉痹。咳嗽吐痰，不足以泄邪。地道一塞，便成败局矣。

四七汤　抑痰丸　甘桔汤　射干　陈皮　杏仁

毕 <small>洞桥圩</small>

阳明湿热，熏蒸一阴一阳之界，喉乃为痹，饮食难下。邪延奇经，带下赤白。气怯神倦，脉软头晕。恐其不克支持，防脱。

熟地　党参　天冬　牛膝　紫石英　川贝　归身　鹿角霜　元武胶
竹沥　甘草　椿根皮

复诊　进前方一剂，饮食下咽稍易，夜来安寐，晨起畅吐浊痰。缘冲隶阳明，阳明之湿热渐化，冲脉之逆亦平，因得稍安。但必日起有功，庶免喘脱，勿以小效而辄喜。

照前方

◎ 舌病

汪 <small>太仓</small>

北方黑色，入通于肾。肾脏旺则黑自藏，其露者虚也。

六味丸　阿胶　陈皮　苡仁　五味子

马 <small>小邾弄</small>

唇口觉冷，久而延及于舌。舌为心苗，宜温反寒。左手脉沉而缓，舌色视之淡白。思唇口者阳明胃脉所环，胃有寒痰，子病及母，势所必然。

苓桂术甘汤　二陈汤　远志　川椒　益智仁

顾 <small>太仓</small>

舌乃心苗，心血亏不能荣舌。偶值烦劳，舌质觉辣。

天王补心丹

秦 <small>洞庭山</small>

舌苔不生，光红嗌干口燥，加以头晕耳鸣。心悸肢麻，脉细，虚象显然。水不济火，火从内起矣。

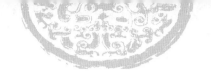

　　天王补心丹　石决明　鸡子黄

　复诊　大补心阴，诸恙渐退，皆心火得阴以济所致。此症宜补心阴，不在肾水明甚。

　　照前方加阿胶

侯 上海

舌白作疼，已经百日，色光绛无苔。津液暗伤，相火自戕根本，两目昏花。右关脉弦数，左寸关更甚。盖舌乃心苗，心之用事者包络。包络所主相火，相火旺，乃有此症。正恐便秘口糜，接踵而至耳。

　　生地　天冬　洋参　生草　淡竹叶　元参　木通　黑栀　川连
　　柏子仁　远志　丹参　羚角　当归　野蔷薇露

　复诊　舌痛已除，苔还不立。水亏火旺，宜养宜清。近日冒风咳嗽，音烁不畅，权以化法。

　　泻白散　杏仁　前胡　荆芥　通草　甘桔汤

　接服方：

　　三才汤_{用洋参}　导赤散　元参　丹参　柏子仁　川连　阿胶　茯神
　　另：天王补心丹、朱砂安神丸。

◎ 胃脘痛

吕 西汇

胃脘痛症有九火，饮居其二焉。火者肝火，饮乃痰饮。倘其人痰饮内阻，又为肝火所冲，痛必呕吐苦酸，中宫痞结，阳气不舒。舌苔白带黄，法当分理。

　　清中汤　三子养亲汤　金铃子散

方 丁家巷

胃脘当心而痛，从少腹气升，酸苦痰涎从此而出。脉形弦数，显系寒热错杂之邪，袭于肝经。肝木乘土，积饮上冲。症已年余，当用和法。

　　黄连汤　乌梅丸

沈 昆山

脘腹作痛，上吐下泻。肉削妨食，鼻冷脉弦。肝胃湿热，积饮生虫之候。口中干苦而不能多饮，和法为宜。

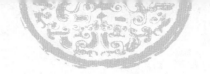

黄连汤　粉蜜汤〔1〕　乌梅丸

方　仓桥

胃脘当心而痛，痛甚则呕。苔白口苦，得食则剧，亦郁之邪为患。

越鞠丸　金铃子散　炒楂　麦芽

周　北濠

胃脘痛，舌苔白腻，痰中带血。溺赤便溏，脉象细弦，六郁见症。

越鞠丸

王　三板桥

脘痛右脉不畅，左脉太弦。苔白干苦，便闭溺黄。系痰、湿、食三者交阻中宫，肝木乘机侮土，故脉象如此。

越鞠丸　金铃子散　苏子　橘红　良姜

复诊　左弦已和，右部加数。脘中仍痛，口尚干苦，不食不便。寒、湿、食、痰交结中宫，不能下行，宜通其下。

枳实理中汤　黑山栀　香豉　制大黄　厚朴

陶　通州

子丑两时，脘中作痛，未痛前先有烦逆。脉弦带数，苔白而干。肝胆火气，郁而不伸之故。

加味逍遥散　青皮

吴　平桥

胃脘痛下际少腹，上及胸中。舌苔浊厚，口苦味酸。右脉滑数，左脉细弦。系气、血、痰、火、湿、食，六者交郁于阳明胃腑。胃腑属土，土虚木必乘之，不宜多厥。

越鞠丸　左金丸　雪羹　延胡

乔　修仙巷

胃脘痛头眩吐逆，肢冷苔白，脉濡。阳虚阴胜，气阻不宣。

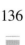

吴茱萸汤　陈皮　半夏　丁香　木香　乌梅丸

〔1〕粉蜜汤：甘草粉蜜汤，《金匮要略》方，药用甘草、粉、蜜。本方中的"粉"有两种解释：一是指铅粉，杀虫峻药；二是指米粉，和中养胃。

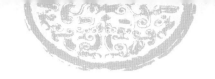

崔 官宰弄

脘痛延及右胁，且兼呕逆，久痛入络有诸。脉息迟弦，舌苔满白。阳气本虚，寒痰为阻。

　　良附散　吴仙丹　紫苏　薤白　半夏　白芥子　陈皮

张 蠡墅

脘痛延及四旁，久必入络，络血从此衰矣。胃之上脘亦从之枯，最虑成膈。

　　当归　白芍　白蜜　陈皮　人乳　韭汁　竹沥　九香虫

孟 伊浜

胃脘痛延及胸胁，甚则吐水与虫，轻则气逆上并。肢冷苔白，左关脉弦，此属肝病。

　　旋覆花汤煎送乌梅丸

秦 西山

胃脘痛下及于脐，旁延两胁。口干心悸，便栗妨食，脉弦而数，气郁化火之征。

　　化肝煎　雪羹

郭 浒墅

胃痛上际胸中，旁及胁下，得之外疡之后。脉数而紧，苔白干苦。寒遏热邪于内，郁而不散，致成此症。

　　旋覆花汤　金铃子散　越鞠丸　苏梗

柯 徐州

胃脘痛不但上支两胁，抑且延及肩背。四肢厥冷，腹中作响。脉息沉弦，数年如是。每于阴分加剧，阳虚浊僭何疑？

　　乌龙丸[1]　吴仙丹　良附散　制附子　桂枝

陈 濮院

胃脘作痛，已经两月有余。脉细弦涩，苔白不渴，溺黄神倦。此中气虚寒，不能摄血，因而血痹于中。

　　制川附　粳米　半夏　炙草　茯苓　陈皮　良姜　制香附

---

〔1〕乌龙丸：《摄生众妙方》方，药用九香虫、车前子、陈皮、白术、杜仲。又有同名异方者数种。

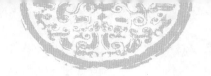

另：红曲四钱、元明粉四钱，研末每服三钱，痛时火酒送下。

章 泰兴

肝经受寒，胃家积饮。三焦生气受伤，巨阳之引精失职。申酉之间，脘中必痛，得后与气少安，能睡更适。盖能寐由胃和，胃和则升降如经故耳。

二陈汤　良附丸　旋覆花　葛花　鸡距子

陈 海宁

脘痛延胸及背，阳失清旷，胸痹之流。近痛延肩臑，麻痹偏在右肢。此痰气走注于经络。

旋覆花　延胡　橘红　枳壳　生姜　薤白　姜皮　杏仁

姚 昆山

胃脘痛子后则发，阳虚血滞使然。

旋覆花汤　延胡　橘红　枳壳　生姜

另：红曲五钱、元明粉五钱，二味研匀，痛时火酒调下三钱。

龚 南汇

胃脘痛噫腐吐酸，入夜为甚。脉象弦数，六郁为患。

越鞠丸　左金丸　金铃子散　雪羹　赤苓

华 新安

胃脘痛少腹与腰背皆有收引之形，胁下疟母因亦胀逆。肌肤寒热，肢节酸疼，甚至气短自汗。右脉涩小，左脉弦数。肝阴不足，其气内郁顺乘中土。

逍遥散　金铃子散　雪羹　青皮　香附

复诊　服逍遥方，直泄肝阳，诸症悉安。惟腰部作痛，脉小带数，舌红口干。尚宜养肝之体，舒肝之用。

逍遥散去柴胡　四物汤　丹皮　香附　雪羹

谭 宝山

胃脘久疼，时静时躁。躁则有形，静则无迹。腹鸣吐水，甚至四肢逆冷。寒热错杂之邪，出入于肝胃两经，防厥。

黄连汤　乌梅丸同煎

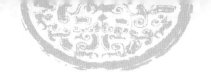

杨 三东湾

脘痛多在五更，五更乃寅时，气血注于肝也。胆经生气亦属于寅，肝胆原可同病。胃有久积，则所生所注，莫不阻于其间，亦易作痛。仿久病入络例治。

　　旋覆花汤　雪羹

◎ 虫

沈 横泾

经云：人之涎下者，何气使然？曰：胃中有热则虫动，虫动则胃缓，胃缓则廉泉开，故涎下。

　　黄连汤　乌梅丸

虞 吴江

脘胁作痛，始而食则如是，继则不食亦然。满腹苦热，涎下则安。湿热生虫，肝胃不和之故。

　　乌梅丸　白芍　青皮　川楝子

二诊　脘腹作痛硬，热止则右胁下必露一块，时攻筑不安。肝胃湿热生虫，盘踞于中。

　　旋覆花汤　青盐　乌梅　橘叶　川椒　杏仁

三诊

　　金铃子散　雷丸　榧子肉　杏仁

四诊　进化虫法痛减大半，然胁下仍形攻筑，尚有邪踞于中。口中干苦，前方加减。

　　金铃子散　川椒　乌梅　青盐　橘叶　青皮　杏仁　丹皮　雷丸
黑栀　川贝　白芍

俞 长兴

脘腹作疼，上吐下泻。肉削妨食，鼻冷脉弦。肝胃湿热，积饮生虫。口中干苦，不能多饮，和法为宜。

　　黄连汤　甘草粉蜜汤　乌梅丸

徐 无锡

胃中有热，虫动胃缓，故涎自下，此虫候也。

黄鹤丹〔1〕　二陈汤_{去草}　杏仁　乌梅　金铃子散

复诊　涎之下者减半，胃热亦淡。然虫尚动，廉泉尚开，仍依前法。

黄鹤丹　二陈汤_{去茯}　杏仁　乌梅　川楝子　甘草粉蜜汤

◎ 哮喘

何 _{通州}

痰中有火则肺热，肺热则毛窍常开，风邪易感，哮喘乃作。治以降气为先，盖气降则痰自降耳。

苏子降气汤　杏仁

另：指迷茯苓丸、礞石滚痰丸。

钱 _{荡口}

咳嗽哮喘，正在窃发，而脘腹胀满。皮肤浮肿，四肢逆冷。脉息细小，舌苔白腻。肺已虚寒，元阳更乏。外不耐风邪，内不耐浊气。交相为害，最虑寒厥。

苏子降气汤_{去夏、草}　防己　茯苓　冬术　川附　杏仁

金 _{猛将弄}

咳嗽而兼呀呷有声，哮喘病也。发时宜治其上。

苏子　橘红　半夏　归身　人参　沉香　白果　杏仁　前胡

王 _{吴江}

哮喘本宜辛降，而大便久溏，于降非宜。

二陈汤　桂枝　桑皮　淡芩　杏仁　银杏

蔡 _{常熟}

哮喘由肺中痰热，热则烁金，痰能阻气。气机不利，呀呷有声矣。

指迷茯苓丸

孙 _{枫泾}

脾肺两虚，不能运化。所进饮食，不为气血，乃尽为痰。一有风邪外束，呀呷有声，上喘自作。此虽肺病，然脾阳之虚，乃其本病，故先有痞胀之萌。此时哮病不作，从痞立方。

---

〔1〕黄鹤丹：《韩氏医通》方，药用香附、黄连。

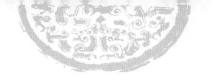

　　指迷茯苓丸　冬术　杏仁　橘红　鸡内金

程 _{皋桥}

形寒饮冷则伤肺，所贮之痰，因此而动。动则呀呷有声，卧难着枕，哮喘作焉，愈发愈勤。明明肾气下虚，不独肺病而已。现在右脉滑大，标症为急，宜先治。

　　三子养亲汤　苏子降气汤　泻白散　冬瓜子　杏仁

金 _{嘉兴}

痰饮内留，最为咳嗽之蒂；老痰内伏，又为哮喘之根。今哮作频年，时发时止，而咳嗽亦夹在中，往往如此，今岁更甚。培养脾肺，最为此症要着。然标病在痰，正须先理。

　　指迷茯苓丸　旋覆花　桑皮　杏仁　紫菀茸　银杏
　　哮喘时服苏子降气汤。

钟 _{湖州}

肺为娇脏，不耐邪侵。一伤于悲哀，二伤于发散。从此相传无权，清肃失职。木寡于畏，怒则为哮，毛窍常开。寒则亦发，呀呷有声，卧难着枕，如是者数数矣。现在乃不发之时，脉静而细弦。元阳不立，非补不可，非温亦不可。

　　紫菀茸　银杏　玉屏风散　两仪膏　金水六君子煎　五味子　桑皮

韩 _{南濠}

肺为娇脏，热则毛窍常开，风邪易感，而为哮喘。然脾肾虚衰，亦易成此。标本同病，理宜兼治。

　　六味丸　泻白散　麦冬　苏子　牛膝　竹沥

胡 _{奉贤}

似哮非哮，而实肝肾下虚，气不归元。一有感触，则下气上逆，吸不归根而哮矣。宜亟静养，以免虚脱。

　　金水六君煎　牛膝　左牡蛎　生脉饮　胡桃肉　杏仁
　　金匮肾气丸、金水六君丸，二味和匀，清晨青铅一两，煎汤送下。

朱 _{吴江}

愈发愈勤之哮，肺经病也。然肾气亦虚，而为之枢纽者，乃属乎脾。脾衰则所进饮食，生痰生饮。内足以动肾气，外足以招肺风。欲断哮根，必须崇土。

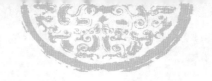

六君子汤　神曲　炒楂　麦芽

复诊　服崇土方有应，所谓治病必求其本。而坤元为万物所资生，诚哉是言。

六君子汤　九味资生丸_{去川连、白蔻}　麦芽

又丸方：

金水六君煎　参苓白术散　神曲　麦芽　炒楂

杨　安徽

哮喘时发，发则胸闷，咳逆卧难着枕，病之常也。惟痰色带红，口味浊秽。肩背酸疼，脉形小数。肺胃两经，必有伏热。现在哮止两日，吐出之痰，黏而带黄，不得不从清上。

桑皮　骨皮　杏仁　冬瓜子　丝瓜络　白果　川贝　苏子　芦根　浮石　苡仁

哮发时加莱菔子、白芥子、紫菀、桔梗。

杨　关上

肺俞伏痰，招风则为哮喘，呀呷有声，卧难着枕，甚至寒热分争。平善时亦呼吸短气，痰声不利。脉象弦滑，权以涤痰。

指迷茯苓丸　苏子　杏仁　橘红　灸草　旋覆花

◎ 杂合病

王　横塘

胃脘痛有九，痰、食、气居其三。三者交阻，时作时止。中宫拒按，饮食失常。痞闷难开，大便不通，病之常也。即兼厥症，亦不外乎痛极之顷。今乃每于小便之余，陡然而作。作则手足牵动，头项强直，口目歪斜，似有厥而不反之形，此为痛厥。良以夺精于前，痛伤于后。便则阳气泄，龙火乘势上升，挟痰为患。一身而兼此两病，真所谓杂合病也。右脉不畅，左脉大弦。弦则木乘土位而痛，或挟阴火上冲而厥，皆为易易。必得先平其木，并调其中，或可痊安。

橘叶_{一钱}　川椒_{七粒}　乌梅_{三分}　青盐_{一分}　炒神曲_{三钱}　炒楂_{三钱}　醋炒青皮_{七分}　炒延胡_{一钱五分}　龙齿_{三钱}　竹沥_{一两}　金铃子_{一钱五分}　莱菔子_{三钱}

二诊　据述厥已全平，痛犹未了。便黑溺黄，右脉反弦，想是诸邪都会于胃

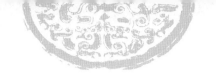

也。胃为六腑，以通为补，通之即以补之，悬拟方。

    化肝煎　青盐　橘叶　延胡　炒楂　莱菔子

三诊　痛厥已平，尚余背部及腰疼处未尽。气逆咳呛，脉形细数。是肝肾阴虚气滞火升，与络脉受伤。

    四物汤　旋覆花汤　雪羹　知母　川贝母

四诊　腰脊尚痛，咳嗽不止。舌白带红，脉形弦细。阴分原虚，湿热易踞。

    白蒺藜丸　川芎　当归　秦艽　香附　麦冬　半夏　北沙参　甘草
雪羹

王　关上

下焦久病，常未全平。近来风热外侵，咽喉红肿，头胀恶寒，此名喉痹。恐其痹而不开，陡然闭阻。

    荆芥　薄荷　防风　甘草　桔梗　射干　青蒿　赤芍　马勃　制蚕
杏仁　淡芩　牛蒡子　山豆根

二诊　喉痹得辛凉而解其半，然汗出未退，身热不衰。本来黄利，变为红积。腹不甚疼，后不加重。头额胀痛，昏闷不舒。四肢逆冷，喜饮热汤。舌苔满布，夜寐不安。脉数右小左弦。显系肺邪下移大肠而元气内虚者，无力以化也。气急气短，恐增血温身热之候，拟用仲景方。

    黄芩酒炒，一钱　白芍一钱五分　煨葛根六分　川连姜炒，四分
甘草三分　郁金三分　茯苓二钱　荷叶一钱　粳米三钱　桔梗五分

三诊　身热渐退，下利渐止，所嫌舌薄仍为浊腻。胸中郁，饮食不思。头额胀疼，眼鼻酸疼。口中干苦，咽中红肿。时烦时静，喜饮热汤。寤寐失常，小便赤热。所患风热之邪，自府而还之于藏，风波未定矣。同似木陆先生议。

    桑叶　芦根　杏仁　甘草　淡芩　川斛　甘菊花　茯苓　丹皮
元参　川贝　沙参　枇杷叶

四诊　少腹乃大肠盘踞之所，痛在少腹，而见大便溏利。加以口鼻气逆，静躁不时，必有余邪内恋。不独肺病，肠亦有诸。悬拟方。

    川连　淡芩　赤芍　木香　花粉　赤苓　猪苓　泽泻　杏仁

徐　黎里

痰吐在前，失血在后，胃病可知。继而牙龈肿痛，延久齿落方平。尚有余

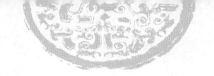

邪，出从耳窍，气升音烁，脘中冲逆，吐出酸水乃解。至冷痰偶作，大便多溏，下为痔疮。是阳明之腑既病，五脏皆失其荫，无怪乎壮岁而精神疲乏。左脉细小无神，右脉空弦少力。升病稍轻，降病加重。其升降乃气所为，根原在乎脾胃。

归芍六君子汤　麦冬　玉竹

复诊　脾宜升则健，胃宜降则和。脾气下陷固病，即使不陷而但不升亦病矣。胃气上逆固病，即使不逆而但不降亦病矣。升降关乎脾胃之大如此，不能不从此立方。

归芍六君子汤　麦冬　玉竹　蛤壳　冬瓜子　海参_{水浸}

又丸方：

制首乌　归芍六君子　香砂　麦冬　枳壳　萆薢　神曲　槐花
苁蓉　杜仲　杞子　菟丝饼　刺猬皮

程 嘉善

心脉宜大，大者反小。肾脉宜沉，沉者反浮。浮则为伤，小则为虚。想攻苦读书，肾阴为心阳所吸，封藏失职使然。然交心肾，其枢在脾，修炼家所谓黄婆是也。余治徒然。

归脾汤

周 石门

阳络曾伤，喉间作痹，咳无虚日。音虽未烁，肚部不舒。舌质深红，其苔黄浊，脉形弦数。湿热生虫，狐惑成劳之症。近来寒热又作，自云反适。想虚体湿热之邪，乘外感之邪，亦从汗泄。然究竟津液重伤，理之棘手，仿《金匮》法。

黄连犀角散　桑叶　丹皮　人中黄　甘草　百合

孔 乌镇

小产后患时病，病虽向愈，而留邪经络，变为筋脉牵引，游于一身则为耳鸣眼花，多梦下虫。脉象弦中带滑，舌苔白色。饮食如常，肌肉渐丰。由阳虚积痰，痰积生热，热久化风，风则生虫。症虽似怪，理则如此。然必循理施治，断无速效。

温胆汤　天麻　白蒺藜　使君子　钩藤　杏仁　雷丸

吴 平望

经云：阴受湿气。又云：湿上甚为热。既为血溢，又作牙宣，上甚之热宜无

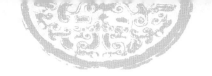

余蕴矣。殊不知湿之留于阴经者，尚无出路，遂为形寒肿痛，腹胀形寒。肿痛虽减，而胀于内者日甚。筋露脐平，肠中漉漉，隐隐作痛。舌上苔白带黄，并不口渴。脉象细弦，右关弥甚。其为温化之治，所不待言。然排脏腑、廓胸胁之胀，往往由乎膜外之积饮，与湿气交并。同气相求，确有至理。拟从膜外立法。

<blockquote>景岳廓清饮[1]　香橼　苏子</blockquote>

施　角直

经云：胃脘当心而痛。又云：胃不和则卧不安。病虽各殊，为胃则一。二症之外，更见吐逆。及大便不调，饮食少纳，嗌干苔白诸症。又所谓九窍不和，肠胃之所生，是其证矣。

<blockquote>越鞠丸　半夏秫米汤　雪羹　赤苓</blockquote>

吴　归安

肩背薄者，肺气自脆，脆则营卫留邪，皆朝于肺。肩寒背热，胸内作疼。甚至痰中带血，或变黑色。又见大拇一指之色亦黑。

<blockquote>百合　生地　花粉　白芍　知母</blockquote>

复诊　据述服《金匮》百合病方，大便黑色下多，病根已有下泄之机。然似寒非寒、似热非热之因，仍不离乎肺病。肺朝百脉，百脉一宗，悉致其病，此类是也。

<blockquote>百合　生地　花粉　知母　滑石　竹沥　鸡子黄</blockquote>

沈　平湖

多病服药，而药所不能全愈，惟鼻渊、梦遗、失血、咳嗽四者。鼻渊属胆，梦遗属络，咳嗽属肺。肺之与络，并无虚者。若肝胆之火，上下充斥，则内而筋骨气血，外而营卫经络，莫不暗受其伤。欲平肝胆之火，以治肺与络间之病，非清心绝欲，断其无明，然后培土生金，养肝和络，庶可保全。然此等知命之事，非铁汉不能，谈何容易。

<blockquote>六味丸　苡仁　党参　陈皮　阿胶　款冬花　黄芪</blockquote>

殷　福山

病分气血，不病于血，即病于气。然气血亦有同病者，未必定有所分也。如

---

[1] 景岳廓清饮：廓清饮，《景岳全书》方，药用枳壳、厚朴、大腹皮、白芥子、莱菔子、茯苓、泽泻、陈皮。

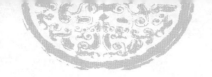

此症胃脘当心而痛，起于因饥之余，得食则缓，岂非气分病乎？既然得食可缓，宜乎自止矣。而午后则剧，黄昏益甚，属在阴而痛增，其渐入血分可知。况但头汗出，便下紫色，脉形弦数而涩，更属血分。现症但此，非气虚不能摄血之血，乃酒热所瘀者。瘀则宜消，气虚宜补。消补兼施，庶几得之。

　　治中汤　失笑散　红曲　元明粉

杨 南濠

去冬咳嗽寒热，便溏且泄。舌苔满白，中带微黄。腹中隐痛，右尺脉息上冲。系风寒之邪，欲郁为热，已从内陷，而阳气虚者，不克支持也。病属棘手。

　　茯苓　桂枝　白芍　炙草　玉竹　桔梗　橘红

二诊　十分之邪，化其一二，不足慰也。就舌苔渐黄，口中带苦而论，即于前方退而从阴以治。

　　小柴胡汤　参胡三白汤〔1〕　玉竹　桔梗　橘红　前胡

三诊　邪热尚多，易于内陷。

　　四逆汤　参胡三白汤　薤白　二陈汤　杏仁

四诊　邪有外达之机，尚无分消之意。

　　升阳益胃汤〔2〕　猪苓　枇杷叶露

五诊　风寒湿热之邪，满布三焦。泄泻寒热，膨胀咳嗽，皆不足以泄尽其邪。气阴内亏，无力化达，最为棘手。

　　清燥汤〔3〕

六诊　咳嗽溏泄膨胀，舌白带黄，腹中隐痛。叠进数方，始效而终不效。脉细而数，舌边青紫，寒热错杂，治亦仿之。但病情棘手，终难奏效。

　　补中益气汤　乌梅丸 同煎　杏仁　木香　麦冬

莫 五龙桥

入暮寒热，已历两月。苔白舌红，脉细口干。肢软少纳，营血不足。温邪留

----

〔1〕参胡三白汤：《伤寒全生集》方，药用人参、白茯苓、白芍、白术、柴胡。

〔2〕升阳益胃汤：《内外伤辨惑论》方，药用黄芪、半夏、人参、炙甘草、独活、防风、白芍、羌活、橘皮、茯苓、泽泻、柴胡、白术、黄连。

〔3〕清燥汤：《奇效良方》方，药用苍术、五味子、黄芪、黄连、白术、橘皮、白茯苓、当归、人参、生地黄、麦门冬、神曲、猪苓、黄柏、甘草、泽泻、柴胡、升麻。又有同名异方者数种。

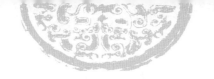

恋，恐成虚损。

柴胡四物汤_{去半夏用花粉} 丹皮 丹参 茺蔚子

复诊 寒热虽轻，而足跗浮肿，小便短赤。舌红苔白，口干味苦，脉细少神。邪虽潜化，而正气益虚。恐其不支，仍以前法。

柴胡四物汤_{去半夏} 花粉 茺蔚子 杏仁 泽泻

尤 常熟

卧不得正偃，正偃则咳甚，火上迫肺也。此条经文，隶于胃经。胃病经年，少阴未必不伤。先师于少阴不足，阳明有余之条，但师其意，不用其方。而出一前日所用之方，屡试屡验，所以病者服之，自觉向安。今细问所吐之痰，白而带青，或兼血点，尚有火伏于中。此火有余者有此，即不足者亦易上冲也。

海参_{水浸透} 麦冬 沙参 茯苓 川贝母 紫口蛤壳 陈皮 藕汁
白果 苏子 水飞青黛 冬瓜子 丝瓜络

沈 接官亭

寒从外感，湿自内停。阳气本虚，不能运化。腹中膨胀，攻逆不安。饥则犹可，饱则加剧。不能正偃，仅得左眠。舌苔淡白，肢体无力，脉息弦紧，病在脾肺。恐土受木乘，脐突而败。

景岳廓清饮_{去枳壳} 桂枝 冬术 半夏 旋覆花

复诊 胸腹之攻逆稍和，右胁下等症仍然。近日吐痰，想是寒湿所化，脾肺两经尚病也。

五饮汤_{去姜、朴、芍} 白芥子

周 嘉兴

疟后而兼脘腹酸，气逆呕吐，头额不清，脉形弦滑。肝邪挟痰所致，恐其厥闭。

苏子降气汤_{去前胡、炙草} 金铃子散 香附 赤苓

王 西汇

营卫流行，阻塞则痛，痛久则入于络。络既受邪，则不独气之为患可知。然则是症之治，舍通络破气，以使其通，无余事矣。然五脏内亏之体，气血流行，已是不宣。急急挟其元气，犹虑气血日损，精神渐萎，奈何专主攻方施治哉？右胁部痛，肺之治节不行，相傅无权。治宜崇土，土旺金生，亦一定至理。

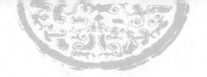

理中汤　旋覆花汤　良附散　当归　白芍　薤白　瓦楞子　新会皮

二诊　火土合德，肺金自旺，胁右部之痛所以向安。然细绎病情，交秋反痛，必起于血后大补肺金，因而治节不行。右胁便痛，肺络之中，定有瘀阻。所以当秋令而不愈，不独形寒饮冷而已。当以培补，佐以宣通，使瘀积消磨为要。

附子理中汤　乌龙丸　良附散　旋覆花汤　归身　白芍　瓦楞子

延胡

三诊　胁部之痛稍衰，背脊作胀，两腿作酸，无一而非三阴之界。三阴阴气偏盛，阳气必衰。衰则浊阴用事，为胀为痰，火土不能合德。气息自短，脉形软弱。嗽痰少寐，是浊阴加乎阳位。若非温通阳气，宿病秋深仍发矣。

附子理中汤　肝着汤[1]　金毛狗脊　陈皮　五加皮　九香虫

瓦楞子　薤白　白芍　当归

四诊　用温通方，阳气自旺，浊阴渐退。不但背胀腿酸已渐向安，即胁部之疼，亦竟不作。但脉形犹数，按之迟滞不利。系阳气未充，肾之真火不足以生脾土。浊阴虽为暂伏，尚易僭于阳位，前方加以温养之品。

附子理中汤　肝着汤　归身　白芍　金毛狗脊　九香虫　鹿角霜

瓦楞子　五加皮

徐 太仓

太阳主开，阳明主合，少阳为之枢机。症得夜睡口开，近更日间失合，颈下结核累累。想是开多合少，少阳之枢机失其常度，阳明胃经之风痰动于本经者，袭入少阳也。

白蒺藜丸　二陈汤　抑痰丸[2]　消瘰丸[3]

张 昆山

气虚前不能摄精，后不能摄血。精血一虚，风邪自然易入。伤之于肝，挟脾家素有之湿，增出雷头风症。

归脾汤去远志、枣仁、木香　聚精丸　白术　荷叶　谷芽

〔1〕肝着汤：《金匮要略》方，药用旋覆花、新绛、葱，又名"旋覆花汤"。
〔2〕抑痰丸：《丹溪心法》方，药用瓜蒌仁、半夏、贝母。
〔3〕消瘰丸：《医学心悟》方，药用元参、牡蛎、贝母。

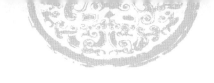

谈 金太师场

经云：中气不足，溲便为之变。小溲常赤，大便久溏，中气之虚可知。脉形弦数，舌苔薄白。面色萎黄，饮食不和。语言无力，脾胃交虚。土不生金于上，干咳时作。湿郁为热于内，手足心热。允属内伤，用东垣法。

　　升阳益胃汤

胡 天库前

劳役伤脾，失其健运，食入或胀或疼。轻则噫嗳失气，重则或呕或疼，必上吐下泄方安。轻则需人捶背始解，前人所云胃强脾弱者此也。治脾最为要着，否则为臌为膈，极为可虑。

　　香砂六君子汤合治中汤　当归　白芍　麦芽　楂炭

叶 施家浜

善食而瘦，是名食。寒不甚，热不甚，是名解。诊得脉缓而细，缓为肝虚，细为血亏。肌肉日削，营卫不谐。所进饮食未尝不生津液，徒供虚耗而已。恐其浮喘便溏，而增肝败。

　　黑归脾汤[1] 去远志　丹皮

沈 吴江

肾者作强之官，肾阳衰则背脊作疼。近来加剧，痰中带红，脉象细冲。此无他故，前时痎疟，三阴已损故耳。

　　六味丸　归脾丸　金毛狗脊　猪脊髓

朱 本巷

肝虚血滞，胁下结癖。月事不来，心悸口干，防其成臌。

　　逍遥散　青囊丸[2]

朱 海盐

阴生于午，阳生于子。午后发热，交子而退。此丹溪所云：阴虚发热是也。然此热起于病后，脉形细数，而左部尚带浮弦。必有外感之邪，夹杂其中。壮水之主，佐以清养退热为宜。

　　六味丸　骨皮　鳖甲　青蒿露

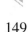

---

〔1〕黑归脾汤：方出《银海指南》，即归脾汤加大熟地。

〔2〕青囊丸：《韩氏医通》方，药用香附、乌药。

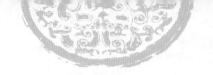

钱 常熟

交冬咳嗽，向来旧恙。今涉春及夏，渐见跗肿腹满，口燥苔剥，火升气逆。右脉濡数，左部浮弦。风邪湿热，由上而及于下，复从下而及中，所谓三焦受之者。三焦咳状，咳而腹满。际此天气下行，小溲更难，足部尚冷。中宫素有结痞，从而助疟，用药大为棘手。拟质重开下法，佐以和胃平肝之品。

　　　猪苓　鸡内金　雪羹　白术　石膏　寒水石　肉桂　枇杷叶

陆 前庄

日为阳，阳旺则不恶寒；夜为阴，阴旺则不发热，自然之理也。今日间恶寒，夜乃发热，何以相睽如此？良由阳既虚则恶寒于日，阴既虚则发热于夜。疟后正亏，自显此象。足浮腹满，溺短生痰。饮食不运，肺脾交病。脉从内变，不石而细弦。然阴阳之虚虽一，而阳明更甚。形萎色悴，大便溏薄，一日数行，极易气喘，毋忽。

　　　桂枝加厚朴杏子汤　附子理中汤　二陈汤

邹 城隍庙前

湿热郁蒸，既伤血络，又犯肝经。饮食之后，始而作胀，继吐酸黄，甚至所食之物，亦倾囊而出。肌肉黑瘦，脉象弦涩，白苔满布，小溲甚少。近来大便溏泄，此等关格，与寻常之候不同。脾胃日衰，恐其不支，姑拟以冀弋获。

　　　治中汤　当归　茯苓　丁香　藿香　左金丸

复诊　胃病则呕，脾病则泄。治呕则碍脾，治泄则碍胃，两者掣肘。今呕止而但泄，似胃病已而脾病在。然皆为木所乘，此治病之宜求其本也，如能应手乃佳。

　　　理中汤　吴仙丹　乌梅丸　白芍

晋 西山

肾为生痰之源，胃为贮痰之器，此古语也。后人之以脾肺两经当之，乃先天后天之别，内饮外饮之分。动即气急，四肢无力。四肢属脾，气喘属肾。补脾不如补肾，补肾乃是补脾。欲治后天之病，必须先理先天，意在言外矣。

　　　金水六君煎　生脉散　紫石英　黄芪　附子　胡桃肉　桑皮　紫菀

徐 海盐

寒热咳嗽，久而不已。上吐水，下便溏。月事不来，饮食少进。甚至嗌干咽痛，音烁不扬。脉细弦数，系肝郁日久，中乘脾土，波及于肾，火反刑金也。势

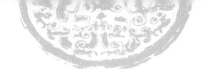

已成劳，必须放开怀抱，庶可敷延。否则冬至在迩，体中之一阳不生，浮喘两端，必踵而至。仿逍遥散合清宁意。

　　　冬术　云苓　当归　白芍　荷叶　粳米　玉竹　苡仁　陈皮

大力子　阿胶　牡蛎

傅 朱家庄

左腿酸疼，半载有余，不能向愈。加以巅顶发瘤，亦偏于左。脉浮弦而滑，按之少神。形瘦少纳，二便失调。步履艰难，干不多饮，舌苔嫩黄。细测病情，皆风、湿、痰三者，郁于阴经所致。

　　　清燥汤　琐阳[1]　虎胫骨
　　　另：白蒺藜丸、附桂八味丸。

夏 山塘

耳中策策作痛，耳轮发黄。为日经久，恐其传变。

　　　六味丸　桂枝

叶 宝林寺

气急得补而安，肾虚显然。然肾与膀胱相表里，肾虚则膀胱亦虚，虚则膀胱一经所受风寒，为咳为嗽，溺自下遗。经云"膀胱咳嗽，咳而遗溺"，此等症是也。

　　　贞元饮[2]　五苓散用桂枝

陈 平望

夏间疟疾，汗并出。所受暑邪，已经外泄，而反小有寒热，不能脱体。加以内传作痢，里急后重。胸痞妨食，色苍气短。脉息小弦，口味甜腻，肢体无力。近增咳嗽，显系劳倦伤脾，不能运化湿热。新生之积，随气下行，又招风邪犯肺，三焦俱病。升降俱失，治之非易。

　　　清暑益气汤　四逆散　厚朴　杏仁　薤白　香连丸同煎

傅 湖州

中脘气逆，直透胸膈，延及头维，兼肉筋惕。苔白口腻，咳嗽溺黄。湿热生痰之体，脉见浮弦而数，必有风邪夹杂，理须搜风。

---

〔1〕琐阳：同"锁阳"。下同。
〔2〕贞元饮：《景岳全书》方，药用熟地黄、炙甘草、当归。

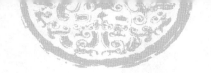

白蒺藜丸　桑麻丸[1]　钩藤　橘红　竹茹　天麻　赤苓　制半夏

陶　吴江

肥人之湿，多起于脾。脾气失运，湿无从化，则变而为痰，化而为热，所谓湿生痰、痰生热也。病因泻起，继以寒热往来，一日二三度发，其间呃忒频频，七日而止，显系风邪外感，袭入少阳。里气不纳，上逆冲激，出入无定。当时汗出太多，虽有口苦呕逆，却难与以小柴胡汤。现在汗、吐、下自通，而疟疾仍作，胸前痞闷。脉右软滑，左觉空弦。神情困倦，语言无力。饮食不思，中气大虚。邪气尚盛，汗、吐、下三法既无从施，惟和、寒、温三例，尚可以行仲景于丹田有热，胸中有寒，舌苔白滑者。出黄连汤一方，喻氏宗之，以和上下。又汗、吐、下三法既行之后，胸前作痞，暖噫不舒者，出旋覆代赭一汤，通阳镇逆。如此施治，即旧时之湿热生痰，亦能兼理。

黄连汤　旋覆代赭石汤　桂枝汤　草果仁　茯苓　陈皮

晚服加附子（青盐拌炒）、生冬术（姜汁拌炒）。

复诊　寒热来势颇轻，呕亦稍松。舌苔渐薄，邪有僭化之机，似属佳兆。无如脉见弦滑，都带空象。元气内虚，虚而有邪，不得不以扶正化邪为法。

附子理中汤　连理汤　黄连汤　旋覆代赭汤　厚朴　草果仁　白芍

陈皮　茯苓　川连

杨　憩岩

湿热生痰，咳嗽兼喘，喘出于肺而关于肾。肺病及肾，水出生源也。如此日虚一日，所蕴之湿，化热伤阴。溺黄口干，味苦苔白。脘痞头晕，小有寒热。右脉空弦带数，左脉沉而弦急。从肺肾施治，本属堂堂正正，无如湿热反蒸。

甘露饮去草　水泛资生丸　炒香长生果煎汤代水

复诊　寒热一爽，精神有半日之爽，未几仍如故辙。湿邪尚恋化热，则清窍复蒙。前方减去补味，重用清降。

大生地　麦冬　半夏　茵陈　洋参　枇杷叶　川斛　枳壳　苏子

桑皮　通草　竹沥

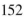

152

---

〔1〕桑麻丸：《寿世保元》引方，药用嫩桑叶、巨胜子（黑芝麻）、白蜜。

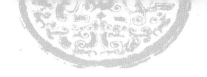

陈 金陵

中虚肝郁，复停食受寒。寒食一阻，下焦素有之湿热，亦从而为患。阳失清旷，为胀与痞，得后与气，胀痞少衰。口中干淡，大便坚结。右脉滑大，左脉弦紧。舌苔浊厚，四肢遂冷，木乘土候也。以通为补，最为要着。

旋覆花汤　鸡金散[1]　雪羹　越鞠丸

周 无锡

劳倦伤阳，阳虚则外不能御风寒，内不能消湿气。所以去年寒热之余，容易营卫分争。常常小有寒热，咳嗽不已。嗌干溺黄，少纳多胀。神倦苔白，畏风脉弱。种种内伤之象，用东垣法。

清暑益气汤

韩 绍兴

年近四旬，所患脐突如斗，有似蟠桃。其色紫黑，按之坚硬。夫脐为天枢，内通肾气，气衰则枢坏，肠胃湿热，从而内攻。脐从外突，日甚一日。此属怪症，调理中焦，最为第一。

连理汤　牛膝

复诊　天枢之内，小肠主之。小肠之气，为湿热所壅。内自觉疼，外则烙手。口中干燥，小便短赤，大便易溏。脉形小数，肌肉暗削。饮食日减，邪无去路。元气不支，当奈何矣。

连理汤　导赤散　牛膝　冬瓜子　丝瓜子　苡仁

张 嘉兴

晨起溏泄，二三度不等，本属脾病。咳嗽吐痰，动则气喘，则属肾病矣。脾肾同治，畴非至理。殊不知右脉小数，左关弦急。鼻衄易流，口味作咸。舌苔不腻，自汗常泄。面色红润，饮食未减。是肝胃湿火，已上下充斥，阴已暗伤，非阳药所能调理者。

生脉散　异功散　牡蛎　白芍　川连

张 嘉兴

冬失封藏，水不涵木，何以上济心火？所以春夏之病频作。

六味丸黄易芍　生脉散

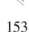
---

〔1〕鸡金散：《医宗必读》方，药用鸡内金、沉香、砂仁、陈香橼。

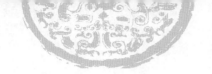

僧 长兴

肝藏血，血亏则肝失所养，因而叶举，食入则痛，盖胃得食则满，为肝所碍耳。养肝之体，舒肝之用，固是要着。然细绎病情，不但肝失荣养，兼胃家亦有湿热瘀血，互相交结。亦主纳食则痛，痛后或吐，吐出则安。大便如栗，亦或作溏。时作寒热，或蒸盗汗。舌苔干剥，渴不多饮。左脉芤弦，右倍细涩，俱带数象。种种夹杂，非旦夕所能奏效。

枇杷叶　茅根　公丁香　甘草　陈皮　瓦楞子　归身　白芍　赤苓

柴胡　鸡距子　藿香

任 吴江

便血遗精，身中大宝重伤，究其所以伤之也。故劳倦伤脾，土虚不能升木，木即乘土，而为便血。封藏失职，不能固摄，而为遗精。诊得左关一脉，独见沉弦而数，先从肝脏立方。

加味逍遥散　龙胆草

金 东山

下焦湿热上蒸，龈鼻衄出，口糜腐痛，而阴股阴囊湿汗，从此反愈有升无降，偏行春夏之令，非所宜也。既上之湿热难以下趋，当仿"地气上为云，天气下为雨"之例，出其外邪。更仿"天道下济而光明"之意，使浊下行，则庶几焉。升阳发物，怒动肝火当戒。

甘露饮　桑叶　元武甲　茅根　胡连　牡蛎　碧雪

陈 嘉兴

身背酸疼，腰下更甚，天阴加剧。是风寒湿邪，痹于太阳一经。口中干腻，苔白带黄。素有牙宣，阳明又多湿热，理之不易。

羌活　独活　赤苓　陈皮　苡仁　白蒺藜　豆卷　丹皮

殳 海盐

得食则噎，噎甚则吐，吐出痰多水少。气血内枯，瘀痰交阻，恐虑膈成。

归　芍　蜜　芦　瓦楞子　杵头糠　薤白　茯苓　炙草　竹沥

郑 新开河

肝脉小坚急，膈之预兆也。近来饮食则噎，噎乃神思间病。痰气交阻，漫无愈期。非舒展怀抱，徒恃汤药，乌能有济？

香砂六君子汤　苏沉丸　柏子仁　杵头糠　丁香　薤白　竹沥

浮石

姜　通州

心脉小坚急，食难，下膈隐隐作疼，嗳逆不舒。必有瘀血阻于气分，不独营阴之虚而已。

归芍六君子汤　杵头糠　瓦楞子　竹沥　木香　砂仁

钱　宜兴

脉形细软，肾气虚也。虚则所逆饮食不能生长营卫以助其元，此作强之官所由失职也。

异功散　熟地　杞子　菟丝饼　杜仲　当归　山萸肉　沙苑子

武　山塘桥

血热宜清，胃寒宜温。过清则碍于胃寒，过温则妨于血热。斟酌其间，务在两和。

麦冬　半夏　陈皮　茯苓　炙草　玉竹　苡仁　桑皮　地骨皮

川贝母　阿胶　谷芽　玫瑰花露　枇杷叶露

徐　横泾

营卫不调，则寒热分争。脾主肌肉，脾主阴阳，虚故肌肉瘦削，过午多眠而不能食。脉形缓弱，理宜健脾。但花甲已过，阳气必衰。佐以扶元疏滞，以使火土合德。

乌龙丸　香砂六君　首乌　当归

王　安庆

能俯不能仰，能食不能咽，是出入废也。神机化灭，已露一斑。

人参一钱

钱　芦墟

头为天谷，藏神者也。面无精采，头苦常鸣，岂非天谷内虚，神识其无乎？然头鸣右盛，痰火为多，理宜兼顾。

三才膏　归脾汤去芪、枣仁、姜、枣　二陈汤　竹沥　阿胶　石决明

甘菊花

◎ 盗汗

胡 松江

头痛之余，夜来盗汗。所谓阳维维于阴，此等证是也。

　　桑叶　淮麦　灵草　红枣　小生地　茯苓　白芍　石决明

毛 乐坊巷

寒热后盗汗久而不止，牙关胀痛，口舌干苦，日暮头疼。脉带弦数，得食则胀。此系暴感风温，留于经络，不能化解之故。

　　桑叶　连翘　牛蒡　甘草　桔梗　土贝　神曲　橘红　马勃

李 青浦

鼻衄足酸，变为自汗盗汗。肢倦神昏，乃阳不内守。

　　当归六黄汤　玉屏风散

沈 枫桥

失血久咳，盗汗气急。阴不敛阳，阳被邪火所蒸而外越，所以外反恶寒。

　　当归六黄汤　粉黛散　枇杷露

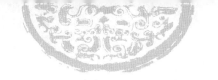

周 常熟

疟后盗汗口甜，或发寒热。体质阴虚，湿热内踞。

　　当归六黄汤

周 下横扇

盗汗阴虚者多，自汗阳虚者多。二症并患，理宜兼摄。

　　当归六黄汤　防风

◎ 脾胃劳倦

黄 海宁

物物有阴阳，就脾脏言之，亦自有阴阳在焉。脾阴为心力所伤，舌苔红剥，口中干燥，容易身热，势所必然。若脾阳为劳倦所伤，则运化失常，食纳作胀，亦其理也。此症阴阳两伤，而阳为甚。且阴无骤长之理，阳有生阴之义，先理其阳。

　　香砂异功散　白芍　谷芽　楂炭

周 嘉定

饥饱失时，脘中易痛，见于背膂。劳倦伤阳，脾先受之。近来咳嗽痰白，乃新风外感，兼理可施。

　　六君子汤　治中汤　旋覆花　前胡　杏仁　紫苏　归身

马 海盐

能纳不运，胃强脾弱可知。脾属土，补火方能合德。缘大便素结，少腹有形，刚温非其所宜，以柔温煦养。

　　大熟地　归身　杞子　怀山药　苁沉丸　菟丝饼　柏子仁　陈皮
冬术　党参　九香虫

丁 常州

胃土湿痰久踞，渐化为热，生痞作嗳。脾不能运，议健脾阳，正为胃除其邪。

　　香砂六君子汤　建曲
　　另：资生丸。

吴门曹氏医案

157

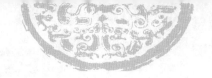

◎ 癫痫 附惊

徐 洞庭山

拇指出血而惊，惊则气乱，神出舍空，痰邪袭入而成癫痫。

涤痰汤去半夏　交感丹[1]　朱雀丸[2]　风化硝　远志
另：惊气丸[3]。

汪 新安

胆怯易畏，心气不足。惊则神出舍空，痰邪袭入。形呆语乱，脉象小滑，宜养宜化。

六味丸　涤痰汤去南星　远志
另：白金丸[4]。

复诊　形呆似灵，语乱亦正。然脉形小滑，一日之内，尚有或哭或笑之候。神情困倦，非化不可。

六味丸去泽泻　涤痰汤　远志　归身　石决明
另：白金丸。

蔡 青浦

唇口曾起红痕，时作牵动，嗽痰带红，厥醒吐沫。二便失调，嗌干易衄。脉形弦滑带数。显然胃有积热，动血生痰。肝火上冲，因而作厥。水不涵木，痫症之根。

六味丸　川贝母　石决明　虎睛一对　犀角一两　制军二两
炒远志五钱　黑山栀一两
作丸。

王 青浦

诸风掉眩，皆属于肝。木必乘土，土受克则诸经络皆扰，特未至厥耳。

三才汤用生地、沙参　桑丹　钩藤　胡麻　川斛
另：忍冬藤十斤，熬膏晨服。

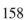

〔1〕交感丹：《赤水玄珠》方，药用香附、茯神、黄连、桂心、甘菊花。
〔2〕朱雀丸：《是斋百一选方》方，药用茯神、沉香。
〔3〕惊气丸：《太平惠民和剂局方》方，药用紫苏子、干蝎、附子、白花蛇、白僵蚕、橘红、天麻、麻黄、南木香、南星、朱砂。
〔4〕白金丸：《普济本事方》方，药用郁金、白矾。

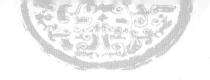

张 青浦

痫症之发，由乎龙火上升，此更有热痰助虐，所以脉见左弦右滑。

三才汤_{用生地、沙参}　六味丸　龙齿　石决明　橘红　竹茹　川连
黑栀　川贝　青黛　旱莲草

陈 庐州

痫症频发，发时如痉，吐沫而醒。发前先见能食体健者，肝胃气升，挟痰为
患也。

二陈汤　石决明　钩勾
另：白金丸。

杨 松江

月事前后，脘腹易于胀满，气郁血滞，已露一斑。迟之又久，变生厥逆。作
时陡然眩晕而倒，项脊强直，肢冷目斜。或容易苏省，或朦胧不爽，或喉间腥
秽，吐出血水。或两目流红，或寤寐失常。此名痫厥，恐其屡发愈勤。

虎睛丸

张 宝山

疟后风痰，袭入心脾。四肢难举，言语不通。脉形郁小，舌苔薄白，清养
为宜。

六君子汤　涤痰汤_{去竹茹}　指迷茯苓丸　制军　远志

程 州小桥

惊则气乱，思则气结。胃家积痰，乘机袭于胞络。时笑时哭，形呆语乱，症
成癫也。

涤痰汤_{去南星}　指迷茯苓丸　沉香　香附
另：白金丸。

卫 杭州

大人为癫，小儿为痫，病情本同一辙。此更手足偏废，脉细苔白，气阴益
亏，湿痰凝滞也。

六味丸
另：白金丸五分，研细调入。

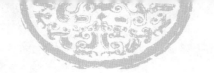

周 常熟

心悸形呆，善忘不语，因惊而起。月事不至，血从内并，用药亦须兼及。

交感丹　朱雀丸　半夏　橘红　远志　菖蒲　南星　牛膝

另：惊气丸。

邱 东山

重阴者癫，痰为阴类，肝属阴经。二阴为重，重则癫病作焉。

十味温胆汤去远志、枣仁、参　石决明　白金丸　六味丸

虞 枫桥

惊则气乱，身中素有之痰，犯于少阳则为疟，袭于胞络则成痫。右脉滑，左浮弦，神倦胆怯。不足之中，仍带有余之邪。

十味温胆汤去远志　白芍

虞 无锡

胎前外感，产后未清。肤热自汗烦扰，白外泄。惊悸痉厥，骂詈妄言，颧红气逆，脉形弦数。

涤痰汤用竹沥　川连　淡芩

虞 卢家巷

水亏火旺，挟痰上升，症为马痫。

六味丸萸易芍　石决明　陈皮　半夏

沈 平湖

癫痫痰气互结，挟脐而居。脉硬不和，冲胃两经同病。

茯苓　半夏　牛膝　鸡内金　海蜇　陈香橼

另丸方：

六味丸　鸡内金　牛膝　紫石英　川连　藿香

洪 安徽

形呆后或笑或哭，苔白脉弦。此为癫症。

涤痰汤用沥　远志　川连　风化硝　姜汁

李 来凤桥

癫病因惊得之，痰挟肝火俱升。

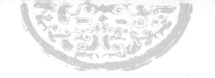

涤痰汤_{去参用竹沥、茯神}　川连　黑栀　远志　石决明

白金丸_{研细调入}

复诊　夜能安卧，日间时作病象，邪扰阳分可知。

涤痰汤　交感丹　朱雀丸　远志　制蚕　川连　黑栀

白金丸_{研细调入}　惊气丸

庄 _{横泾}

痰邪布于心肺，咳嗽胸痞，自言易哭，此癫病也。

涤痰汤　紫菀　杏仁　远志

丁 _{太仓}

病起于多言多语，陡变如狂，时静时躁。脉形小而兼滑，妨食不寐欲哭。此系心肝气郁，痰火内扰也。

茯神　远志　香附　石菖蒲　川连　甘草　橘红　龙齿　制半夏

竹沥

谢 _{上津桥}

惊痫症。

六味丸　甘菊　石决明　橘红　川贝母

丸方

虎睛_{一对}　制军_{一两}　远志_{五钱}　犀角_{焙，五钱}　黑栀_{一两}

张 _{尚义桥}

去冬腹痛，延及春深。更加痫厥频发，发过随吐痰带血而醒。脉息有无无定，便秘舌红，痰鸣气促。想必伏寒化热，闭及厥阳，已成危症，勉拟方。

虎睛_{一对}　制军_{三钱}　远志_{一钱五分}　犀角_{一钱}　黑栀_{一钱}

煎成涂涂灌下。

另：苏合香丸六分、万氏牛黄清心丸四分，研匀水调。

二诊　用通行十二经络之品，责重手足厥阴者，以治痫厥霍然，殊为可喜。然神气虽清，目未了了。舌色红肿，黑苔白腐。大便秘结，小溲短赤，脉形弦数。邪尚遗留而未化，不能不虑其反复。病邪本从阳明传入厥阴，今传出阳明而归于腑，腑病以通为补，而津液受伤，亦宜兼顾。

大生地　犀角　丹皮　赤芍　羚角　桑叶　元明粉　甘中黄　甘菊

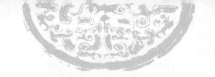

大黄　黑栀　灯芯

三诊　腐痛于上，便秘于下，口干于内，肤热于外，无往而非风火邪毒之盛也。经云：热淫于内，治以咸寒。此方拟之。

　　　大生地　犀角　丹皮　赤芍　川连　淡芩　元明粉　川柏　大黄
木通　黑栀

四诊　大便畅通，身热自退，余邪尚见。口糜舌红，脉数妨食等证，清解之中，必须佐以养法。

　　　大生地　犀角　丹皮　黄连　黄芩　黑栀　银花　淡竹叶　麦仁
木通　灯芯　绿豆　甘中黄　川斛

　　　另：碧雪五钱，先以薄荷汤漱口，搽之。

◎ 痧劳

顾 平望

痧子后久咳不痊，痰色或绿或白。肌肤灼热，口舌干燥。不得眠，眠则鼻塞气闷。所患风热之邪，留于营分。肺胃日病，阴液暗伤，即名痧劳。

　　　四物汤 用生地　羚角　丝瓜络　香苏饮　苇茎汤

二诊　进前方，病衰其变。肺胃两经，尚有留邪，宜以辛凉解散。

　　　四物汤　香苏饮　苇茎汤　丝瓜络　羚角　淡芩

三诊　脉形小数，小为病退，数为余邪。咳嗽虽轻，尚未了了。补阴之中，寓以清法。

　　　四物汤　泻白散　二母　青黛　蛤壳　淡芩　芦根　琼玉膏
枇杷叶露

◎ 外疡

陆 钱庄

乃肺胃两经交会之所，外疡日久，尚未收功，妨食恶心，幸得甘寒而愈。其余邪留于肺胃，岂能即净？苔腻口干，脉形细小而数。未便以素质虚寒而不为之清解也。

　　　四物汤 去芎,用生地　异功散　花粉　银花　川斛　谷芽　干姜

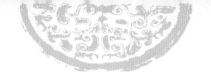

复诊　进三因方法，颇属相宜，数象已缓，惟细而且小，尚形、气、血不克。

　　　八珍汤_{去芎}　川斛　谷芽　干姜　花粉

施　_{皇亭头}

外疡浓脓不止，先浓后稀。正气内亏，不能收口，必须进补。

　　　十全大补汤

王　_{青浦}

臀痈成管，余毒尚自流窜，焉能收口？下焦阴液，从此暗耗。即使上焦不感风邪，其阴中伏火，亦能上延及肺。所以症现咳嗽不减，痰中带红。脉形弦细，食少蒸热，气短神疲。此因病致虚，亦因虚加病，补泻两难。通三阳以化余邪，补三阴以填虚处，庶邀倖功。

　　　六味丸　童真丸〔1〕　阿胶
　　　另：十大功劳露、国老膏。

曹　_{三摆渡}

脘腹作痛，舌苔满白。四肢逆冷，二便失调。脉弦不和，见于外疡之后。上热未除，中虚不足，不问可知。

　　　当归身_{小茴香拌炒}　白芍_{肉桂末拌炒}　木通　九香虫　青盐
　　川椒_{开口者炒去汗}

◎ 交肠病

吴　_{嘉善}

大小便易位而出，名曰交肠。由陡然气乱于中，乃为暴病。今病已迟久，肠间秽物，归并膀胱不上，食都从小便而出。比之交肠，似是实非。良由瘀血内阻，大肠失职，阑门不司泌别，幽门逆为宽途，阴阳倒置，日恐不支。必须通瘀，复行故道，庶为近理。

　　　旋覆花汤　归须　荠菜花　旧漆纱帽_{炙灰}

朱　_{三板桥}

大小便易位而出，名曰交肠。今水液糟粕，尽归水道，阑门不司泌别，必有

---

〔1〕童真丸：《张氏医通》方，药用真秋石、川贝母。

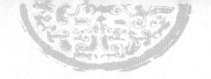

瘀阻肠间，非若交肠易位矣。

　　旧纱帽炙灰　木香　炒楂炭　红糖炭

钱 新盛

交肠病属气者多，属血者少。此乃兼而有之，治亦宜然。

　　五苓散　木香　干漆　归尾

吴 吴江

下利增出交肠，气失其平所致，先理交肠。

　　五苓散　木香　琥珀屑研如尘调入

朱 横泾

下利白积，少腹作痛，将近百日。小便之中，亦夹粪水，是交肠病也。良以寒湿下注，气乱于中所致。

　　五苓散　木香

陈 吴江

喻西昌《寓意草》中有似交肠而实非之症一案，此症乃更进一层，又当别论。但恐不能应手，而归喘胀。

　　龟板三钱　鹿角霜三钱　当归一钱五分　冬术一钱五分　茯苓三钱
　　防风五分　伏龙肝一两五钱　猪苓一钱五分　肉桂五分　泽泻一钱五分

陈 吴江

小溲如常，而大便如水，且有血油下行，如是有年。近大便之粪，忽从幽门而出。阑门不司泌别，瘀从肛门而出，粪由任脉以行。病类交肠，其实非是。

　　伏龙肝　炒楂炭　红糖　龟甲　鹿角霜　当归　香附　泽兰梗

◎ 种子

江 兴化

右尺脉属相火，宜大而不宜小，小则相火必衰，焉能得子？年未四十，当从再索得男立法。然肝火偏旺，动则君火不能下交，肾精尤易疏泄。现之左关一脉，弦而太过也，两者不和，调之非易。权以荡涤，继以缓调。

　　香砂六君子丸用香附　白芍　菟丝子

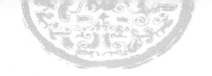

丸方：

五味子焙,一斤　大熟地八两　党参八两　甘杞子四两　菟丝子三两
复盆子四两　生於术二两　制半夏三两　新会皮二两　真坎炁十条　云茯
苓三两　炙甘草一两　绵黄芪四两

炼蜜为丸，每服三钱，淡盐汤下，夜服一钱五分。服此丸后，切戒
猪肉，方能有子。

复诊　阳道不举，举则即泄，可以丸药缓图。

大熟地八两　党参八两　首乌六两　龙骨二两　诃子五只　五味
子八钱　杞子二两　牡蛎四两　金樱子去毛,三两　菟丝子三两　覆
盆子二两

炼蜜为丸，再用朱砂为衣。

彭 溧阳

大诃子皮五个　白龙骨一两　朱砂一钱五分　砂仁五钱　秘
元丹亦名秘真丹

上为细末，用糯米煮烂为丸，如绿豆大。外另用朱砂二钱五分，研
飞为衣。空心淡盐汤滴入煮酒少许，送两丸。

◎ 浮肿

吴 夹浦桥

面肿由风，肿退变为一身胀满，咳嗽气塞。脉小左浮右沉，溲短肢冷。所感
之风，由肝传脾，恐其增喘。

小青龙汤　麻杏甘石汤

王 吴江

病后咳嗽浮肿，小有寒热。无汗溺黄，卧难着枕。就症论治，宜从仲景方。

小青龙加石膏方

汪 崇明

一身尽痛，变为浮肿，是风湿为病也。病已向愈，元气未充。所有余邪，易
招暑湿。季夏腹中作胀，胀极而满，甚至上下重见浮肿。脉形弦细，舌苔满白。
小溲不长，阳气内亏。法当温化，不喘为幸。

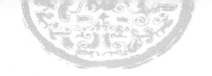

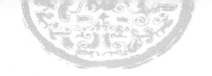

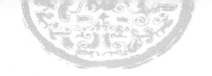

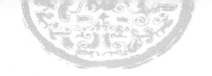

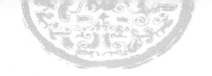

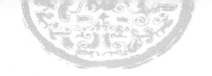

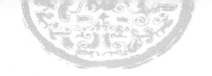

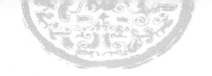

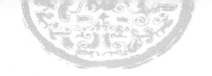

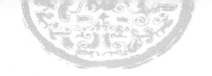

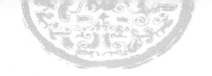

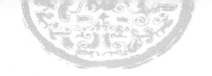

吴门曹氏医案

165

春泽汤[1]　防己黄芪汤

陈　吴江

男子从下肿上为逆，究其由来，乃温与风邪，互相交结。故显苔白口干，溺黄脉弦，而能食也。幸未作喘。

防己　茯苓　陈皮　冬术　泽泻　牡蛎　紫苏　桑皮

李　莳门

肿由乎气，然有虚实之分。诊右脉软弱，左关带弦。脾土不足，湿气有余。肝因肆逆，风邪外招所致。

茯苓　黄芪　防己　桂枝　冬术　陈皮　干姜　桑皮　炙草

卢　罗店

男子下肿而上为逆，已肿而舌光无苔，逆中逆矣，能无虑喘？

防己　石膏　冬术　茯苓　炙草　党参　五加皮　黄芪

另：济生肾气丸，禹余粮丸。

陆　北濠

因于气为肿，然面肿曰风，足胫肿曰水。想气虚之体，风水外感而成此症。

防己黄芪汤　茯苓　桂枝　陈皮　川附　桑皮

周　松江

咳嗽在前，浮肿在后。病经一载，脉息沉弦。肺之清肃不行，脾之健运失职。身中痰湿犯于上焦，行于下部，漫无愈期也。

防己茯苓汤　桑皮　五加皮　橘红　椒目　杏仁　紫菀　苏子

另：金匮肾气丸。

吴　江村桥

风邪从阳而亲上，湿邪从阴而亲下。下肿延上，上肿及中，上下相移，时作时止。今一发不愈，囊肿便溏，湿盛于风之候。治湿为主，治风次之，然不喘乃妥。

五苓散　防己　桑皮　陈皮

---

〔1〕春泽汤：其一出自《奇效良方》，由泽泻、猪苓、茯苓、白术、桂心、人参、柴胡、麦门冬组成；其二出自《世医得效方》，由五苓散加人参组成。

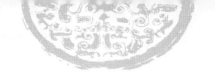

二诊　昨得微汗，卧能得寐。面浮稍退，溺短颇长，似有微效。然拔去根本，犹非易事。

　　　防己茯苓汤_{去黄芪}　白芍　冬术　厚朴　腹皮　羌活

三诊　浮肿日退一日，似属佳兆。然在上者已可，而在下者尚甚。

　　　防己茯苓汤　厚朴　米仁　腹皮　羌活　川椒　白芍　杏仁　冬术

四诊　浮肿于外者虽轻，胀满于中者仍在。口干溺短，咳嗽肢逆。脉形细小，纳物不舒，邪气堵塞，本虚不支。筋露脐突，何从下手？

　　　冬术　陈皮　厚朴　炙草　腹皮　苏子　杏仁　当归　白芍　肉桂
茯苓

　　　另：小温中丸。

徐_{金山}

恶寒发热，隐癖胀逆。加以浮肿头胀，溺赤嗌干。暑风外感，引动宿疾。

　　　败毒散_{去枳壳}　淡芩　荸荠

复诊　进败毒散方，肿胀虽减，寒热未除，尚须除净为妥。

　　　清脾饮_{去术、草果}　党参　防己

徐

风邪脱入湿中，脉来冲急，大便溏泄浮肿。寒热头痛，势非轻象。

　　　防风　冬术　葛根黄连黄芩汤　茯苓　防己　五加皮

二诊　寒热已除，头痛亦止。大便溏泄，皮肤浮肿。中宫胀满，土变敦阜，削平乃妥。

　　　胃苓汤[1]_{去桂}　防己

三诊　太阴腹满，不惟寒湿有余，抑且真阳不足，下体不温。口干不饮，脉冲妨食。气机短促，其势颇险。未便以寒热余邪为治。

　　　附子理中汤　平胃散　半夏

吴门曹氏医案

167

─────────

〔1〕胃苓汤：《丹溪心法》方，药用苍术、陈皮、厚朴、茯苓、猪苓、泽泻、官桂、白术、甘草、姜、枣。

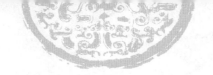

石　王家溪

痎疟之风，留之于湿。曾经肿胀，今春复发。小有寒热，自汗不渴，脉右濡左弦。既无便溺之阻隔，又无饮食之违和。其治在表，防脱。

防己　茯苓　桂枝　冬术　黄芪　桑皮　陈皮　姜皮　腹皮

汪　上海

面肿曰风，胫肿曰湿。上下迭作，风湿两兼。现在上肿偏多，舌白带黄，脉弦带浮。溺黄而短，气促不舒。风多于水也，最防增喘。

防己　冬术　五皮饮　旋覆花　骨皮

复诊　风水有郁热之形。

防己　石膏　旋覆花　杏仁　苏子　滑石　五皮饮

杨　宜兴

气上冲胸，颈脉时动。咳咳，阴股间寒。足胫肿，腹大，目下如卧蚕，卧不能正偃。小溲不利，苔白气短，脉息沉微。脾、肺、肾三经阳气内虚，不能运湿，垂成水肿，喘急则危。

桂苓五味甘草汤　小青龙汤　制川附

二诊　进小青龙汤合方，已阅三时，胸脘又见气冲。大便先通，浊痰后吐，则冲气渐平。显系脾经水湿，浊痰阻结，究恐喘甚不支。

苏子降气汤

三诊　大便又通，浊痰又吐，阻结之邪，寻路而出，气冲自平矣。然腹满等症尚形，小溲不通，肺气不利，向愈漫无期日，奈何！

苏子　莱菔子　杏仁　车前子　牛膝　冬术　橘红　五加皮　桑皮
大腹皮　赤苓　泽泻

钱　荆溪

下焦浮肿，延及中焦。大腹胀满，脐突筋露。饮食作胀，小溲短赤。右脉弦涩，左关浮弦。湿遏为热，阳分已虚，迫增咳嗽。是过脾延肺，喘促不遂。

理苓汤　大腹皮　汉防己　陈皮　苏子　杏仁
另：金匮肾气丸、小温中丸。

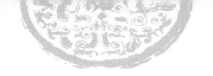

周 嘉兴

始先胫肿，渐延大股少腹。甚至咳嗽气急，卧难着枕。三焦皆被其邪，清肃健运，举失其职，势难挽救。

　　防己　茯苓　冬术　泽泻　猪苓　五加皮　陈皮　杏仁　桑皮
苏子　腹皮　骨皮

马 无锡

浮肿咳嗽，继以呕吐恶心。虽经向愈，而内之痞满不除。继而呕吐，浮肿又作，二便不调。脉形沉小，苔白不渴。足部硬冷，阳虚挟饮使然。

　　桑皮　腹皮　苓皮　陈皮　五加皮　杏仁　芥子　车前子　香附
葶苈子

　　另：禹余粮丸。

张 松山

湿先下受，足跗为肿。自下延上，在男为逆，脾虚不能运湿。

　　四苓散　防己　陈皮　厚朴　五加皮　藿香

浦 嘉定

肿从下起即胀满，咳嗽不爽，无汗气短，胸痞妨食，脉息弦。风邪夹湿，由外及内，由下及上，苔白便溏溺短。感邪已化为热，热亦宜清，不惟独理风湿。

　　防己　茯苓　石膏　厚朴　杏仁　泽泻　腹皮　半夏　桑皮
莱菔子

　　二诊　胸痞便溏，似属渐和。咳嗽不作，亦为美事。而中胀上浮，苔白气短。溺少口干，脉息沉弦，妨食恶风等症，正属不轻。

　　防己　石膏　厚朴　茯苓　泽泻　莱菔子　桑皮　车前　香附
霞天曲

　　三诊　今岁土运不及，湿邪易钟，非温不能崇土。

　　茅术　厚朴　藿香　肉桂　青皮　茯苓　半夏　防己　炮姜　木瓜

包 史家港

湿肿从下延上，日甚一日。苔白口腻，呕逆恶心，溺短便艰。加耳鸣时作，风邪显然。脉见浮弦，增喘甚易。

　　五苓散　陈皮　防己　防风　半夏　五皮饮 _{煎汤代水}

吴门曹氏医案

169

二诊　脉浮已和，独形弦象。呕逆虽止，浮肿不消。必得小便清长，则上甚之湿热或者下趋。

　　　五苓散　陈皮　半夏　牛膝　五皮饮煎汤代水

三诊　小溲不长，膀胱蓄热，气化失常。是以既上之湿难以下趋，蒸为上逆。口干齿痛，脉弦带数，拟清膀胱之热。

　　　桂苓甘露饮　车前　牛膝　防风　陈皮　五皮饮煎汤代水

吴 庐州

先肿后咳，其治在脾。脾虚不能制湿，亦易坐痰。不但脾家自肿，而且上累及肺。形寒饮冷，肺气更伤。遍体肿满，按之作痛。咳逆不爽，但吐薄痰。饮食递减，溺短便溏，脉形涩小。病势有加无已，补土无效。拟开鬼门、洁净府法。

　　　五苓散合麻黄汤用肉桂

复诊　昨用开鬼门、洁净府法，自述得效，再拟小青龙方。

　　　照前方合小青龙汤

宋 江阴

浮肿经年不愈，重则喘咳，轻亦神倦。妨食溺短，头昏口干，脉数。风热之邪，恋于脾肺两经。

　　　木防己　石膏　茯苓皮　桑皮　五加皮　大腹皮　陈皮　杏仁
甘菊

朱 东汇

咳嗽日久，浮肿溏泄。脉形微细，舌苔满白。胸痞耳鸣，色萎神倦。肝、脾、肾三经，为肺一经所累，补泻皆云不适。用药从何下手，不得已仿徐之才浊药轻投法。

　　　金匮肾气丸一两,炒成炭煎服

◎ 颤振

李 常熟

惊悸起因，传为颤振，继而寤寐不宁。左脉细软，右关弦数。数则为火，弦则为痰，细软又主乎虚。虚在肝肾，兼以痰火结于脾胃。所以能食少运，肢体软弱，口燥身麻也。连进固本，既属安适，毋事更张。惟痰火内胜，不得不以十味

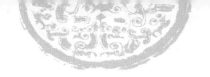

温胆法加减，佐之以为标本兼顾之策。

　　　　人参固本丸_{去麦冬}　茯神　枣仁　归身　橘红　石决明　竹茹

　　柏子仁　川贝母　龙齿

　　二诊　病名颤振，振乃阴气争胜，颤则阳气不复。其势之来，上冲则鼓颔，四散则肢动。至于肉筋惕，不过来势之轻者。治此病者，平补正心而已。惟肝不藏魂，寤寐失常。胆又内怯，惊悸时作。加以痰火串入其间，理须兼顾。

　　　　龙齿　人参　归身　远志　茯神　麦冬　生地　橘红

　　枣仁_{川连三分拌炒}　陈胆星　半夏_{竹沥拌炒}　秫米　竹茹　石决明

　　三诊　肝属阴，痰亦属阴。痰生于脾，内因肝经之阴火内动，动则风生，痰亦随之而逆。此症之由也，岂独"诸风掉眩，皆属于肝"而已？惟本有惊悸，因风痰而加剧耳。

　　　　六君子汤　四物汤_{去芎}　枣仁　远志　秫米　竹茹　钩钩　石决明

　　　　先以磁朱丸三钱，陈皮汤送下。

◎ 脉色

龚 _{崇明}

　　左脉微细，微为阳微，细为阴虚。阳微阴细，肾气之虚也极矣。肾虚则水泛为痰，累及于肺，此咳之所以久而不愈也。右脉空弦，脾胃之元气又弱。虽尚能运化饮食，而不能统理营血，必需兼理。

　　　　黑归脾汤_{去远志}　陈皮　胡桃　白芥子

袁 _{徐州}

　　尺脉浮为伤肾，左尺脉浮，肾之伤也明甚。伤则精气内薄，薄则心肝之火容易开泄。法当治益精髓，以补其肾。近来左关弦而带浮，浮则为风，弦乃属木，权以化法。

　　　　紫苏　桑叶　杏仁　前胡　枳壳　桔梗　通草　橘红　谷芽

袁 _{关上}

　　右脉小滑，左脉弦数者，肝虚有火也。小滑者，脾湿生痰也。痰宜化，火宜清。清且化矣，神明乌得复乱乎？

　　　　十味温胆汤_{去远志、枣仁}　石决明　甘菊　白芍　青黛

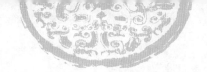

沈 _{湖州}

脉形细数，细属阴亏，数为有火。火上刑金，水更绝其生源，未便以咳嗽小恙勿之。惟喘促未形，苟能静摄，尚可商治。

生地　麦冬　沙参　骨皮　桑皮　阿胶　石决明　枇杷叶露

徐 _{长兴}

右脉涩小，左部浮弦。弦浮为风，涩小为虚。虚而受风，无力送邪外出。咳嗽音烁，竟无向愈之期。所谓一损损于肺也。

金沸草　荆芥　杏仁　甘草　茯苓　紫菀茸　陈皮　於木　泽泻

桑皮　鹿衔草

叶 _{福建}

冬月脉宜沉静，乃左脉细小，不沉而浮，不静而动。浮动为阳，见于当静当沉之候，显然肾水不足，肝木有余。当有水亏木旺见证，未知是否。

六味丸　灵草　陈皮　牡蛎

远峰兄

右关脉息，中按则急，沉按则冲。阳明胃腑必有积热在里，须戒辛温。

忍冬藤　麦冬　川贝母　苡仁　生甘草　川斛　剪草_{蜜炙，一钱}

十大功劳叶

赵 _{太湖}

八脉之中，带脉渐愈，余脉仍然。尚须前方损益之。

椿皮丸^[1]　生地　云苓　鹿角霜　紫石英　元武胶　丹皮　牡蛎

川斛　北沙参　归身

林 _{嘉兴}

脉有肥瘦之分，又有冬夏之别。冬脉宜沉，瘦人多浮，此其理也。今体瘦涉冬，诊脉浮多沉少。少为水虚，实为火旺，水不济火。病后阴伤，其阴气不能化尽留邪。现症目红生眵，能食不寐。咳吐黏痰，舌苔薄白。必须清理，以速留邪之化，最为要着。且水亏火旺，见于古稀已外之年，养阴宜重。

桑麻丸　大生地　西洋参　竹茹　半夏　茯苓　橘红　枳壳　灵草

----

〔1〕椿皮丸：主要方出有二，一是《普济本事方》，由臭椿白皮、苍术、枳壳组成；二是《丹溪心法》，由龟板、升麻、香附、芍药、侧柏叶、椿根白皮组成。

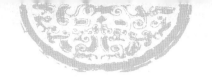

枣仁　归身

胡　庐州

右关脉息独大独弦独数，阳明胃经湿热之邪，郁蒸不解。黄连解毒汤主之。

　　黄连解毒汤　花粉　川斛

程　嘉善

心脉宜大，大者反小。肾脉宜沉，沉者反浮。浮则为阳，小则为虚。想是读书攻苦，心肾不交，失其封藏之故。欲交心肾，当养脾脏，余益无益。

　　归脾汤

　　脉色一门，编书者特立，盖外无可据之症，惟有脉色可以互参。然非指下分明、经论习熟，焉能无误？故撮案中诸方，别立此门，为后学告，欲其留心于平素耳。后学昆山潘道根确潜氏识，时年七十。

◎ 黄疸

蔡　无锡

脘痛之余，身目俱黄。溺赤肤痒，不寐少纳。苔白神倦，脉形濡。阳虚湿热，加以招风。

　　越鞠丸去芎、香附　青龙散[1]去生地　谷芽　当归

复诊　阳虚则湿热风邪，无力以化。肤黄且痒，症无愈期。何怪乎气分一阻，脘痛易作也？

　　越鞠丸　青龙散　延胡索　旋覆花

张　友竹

目黄者曰黄疸，溺黄赤者，亦曰黄疸。重者一身尽黄，其愈以十八日为期。今月余未瘥，得于痛呕之后。肤痒隐疹，少纳苔白，并不知干，此亦郁中之土郁也。黄以明者易瘥，今色黯不明，恐久为黑疸，症期重矣。宗丹溪法。

　　越鞠丸　四苓散　炒楂　防风　秦艽　仙灵脾　荆芥　当归　首乌

钱　黄埭

时病之后，肤黄目黄，小溲俱黄，是黄疸也。疸以十八日为愈期。今病已三

吴门曹氏医案

---

〔1〕青龙散：《圣济总录》方，药用仙灵脾、生干地黄、防风、何首乌、荆芥穗。

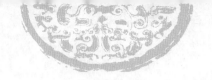

月，湿热风邪，郁蒸不化，纳食易胀，甚至呕吐，寒热时作。素有之隐癖咳嗽，亦因此不和。病情夹杂，必须兼理。

越鞠丸　小柴胡汤　四苓散　旋覆　吴萸　谷芽

张　日晖桥

黄属中央土色，中土内亏，则所主之湿，郁蒸为热。崇土化湿，最为要着。诊得左脉带浮，肌肤更有风邪内郁，亦宜从和。

四苓　防风　橘红　荆芥　当归　谷芽

吕　溧阳

黄乃中央之色，土王则藏，土虚则露。然其所露者，不过面色萎黄而已。今肤目与溺皆黄，乃是湿热郁蒸，非与萎黄一例。左脉细弦，右部濡小。肝脾两虚，故易感痧，治以逍遥为主。

逍遥散　二陈汤　藿香　砂仁

张　陆墓

酒客中虚，湿蒸成热，黄疸乃作。

越鞠丸　二陈　葛花　鸡距子

王　大德巷

胃脘痛变出目溺俱黄，湿邪内郁，发之为先。

越鞠丸　赤苓　炒楂　荆芥　防风

李　吴江

劳倦感风，与湿热发黄。神疲脉小，胸痞苔白，恐其喘胀。

五苓散用桂枝　干姜　炙草　茵陈　川朴

杨　昆山

六郁发黄，黄不鲜明。是血中亦病，且夹风邪。

越鞠丸　青龙散去生地　当归

吴　望亭

湿热被冷气所遏，一起便成黑疸。肤痒妨食，苔黄欲剥，并不口渴。脉形浮缓，凛寒嗳逆。其势已重，须防胀满。

青龙散去生地　当归　二陈

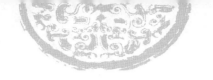

佴 嘉兴

胁下胀疼，延及中脘，增出肤目皆黄，小有寒热。舌苔白腻，小便短赤。大便如栗，脉形涩数。嗳气少纳，咳嗽络疼，但头汗出。此系中虚湿热之体，气血痰食郁结为患，恐其胀满。

越鞠丸　桃仁　旋覆花　浮石　苏子　橘红　赤苓

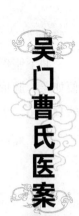

吴门曹氏医案 卷三

◎ 中风

杨 脂胭河头

语言謇涩，足不任身。手足引动，口角流涎。此内风与肝经之火、胃家之痰相挟乘之，亦扰而成类中也。速戒酒色肥鲜，将息得宜为嘱。

> 六君子汤　麦冬　甘菊　天麻　牛膝　竹沥　石决明　白芍
> 另：河间地黄饮子丸。

刘 无锡

脾脉络舌本，肾脉荣舌本。舌本下之强硬，以致语言謇涩者，不独痰浊阻于脾络，而少阴肾气亦虚，不能上荣于络。脾肾同治为宜。

> 六君子汤　麦冬　蝎梢　竹沥
> 另：河间地黄饮子丸。

吕 黎里

复中而兼半身不遂，舌强难言。肢节作疼，咳嗽干燥。龈紫溺黄，咽疼脉数。风火痰三者，兼而有之，不独血虚而已。

> 四物汤 去芎　羚角　防风　川贝母　知母　丹皮　钩勾　芦根
> 桑叶　竹沥　忍冬藤

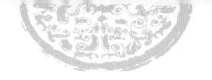

杨 都亭桥

痰火挟肝肾虚阳，容易上扰。心悸嘈烦，头目眩晕。脉象弦数，恐其类中。

  黄连温胆汤　大熟地　当归　甘菊　天麻　石决明　西党参

陆 海盐

神气时蒙，两手麻痹，两足不温。脉形迟细，语言不利。真阴下虚，浊阴上逆，欲成类中。

  二陈汤　竹沥　牛膝　天麻　甘菊

  煎送河间地黄饮子丸。

二诊　前方既效，无容更张。

  前方加首乌　羚羊角　杞子　知母

三诊　语言渐清，神气渐爽，脉亦渐和。所患浊气，渐从下趋可知。然虚阳容易上升，必需静养，且戒肥鲜。

  六君子汤　首乌　羚羊角　防风　牛膝　天麻　麦冬　杞子

川石斛　甘菊　竹沥

  另：河间地黄饮子丸。

复诊　诸羔皆减，惟气机不灵，浊气尚多，元阴不足，勿烦勿躁为嘱。

  六君子汤　三才丸　石决明　天麻　杞子　首乌　甘菊花　防风

羚羊角　芝麻

  另：河间地黄饮子丸。

张 南濠

右属气，气虚则右边手足重坠，艰于运动。舌亦牵强，语音不清。如是诸症，欲作类中也。速宜静养。

  六君子汤　归身　白芍　首乌　麦冬　远志　川断　川斛　竹沥

王 南翔

左为血，血分久亏，湿蕴之痰袭入经络，半身不遂。左脉细，右滑大。次指痹而不仁，唇亦麻木。肺胃气虚，但能容痰而不能生血。治宜清痰生血，宗丹溪法。

  四物汤_{去芎}　六君子汤　首乌　川断　川斛　竹沥

吴门曹氏医案

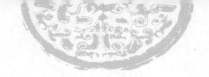

周 海州

言乃心之声，言之颠倒，系心血内亏。然觇其所言不利，病根又在舌本，脾所络也。风痰交阻其间，开合失常，亦当如是。病经三载，增出诸虚，势所必然。补虚之中，佐以驱风化痰，亦理所必然。

　　六君子汤　蝎梢　远志　麦冬　竹沥　菖蒲

俞 四川

真阳内虚，风寒袭入阴经为中，陡然晕厥，不省人事。小便自遗，口角涎流。舌强不语，左肢偏废，右脉微小，左部紧弦，其势已险。

　　地黄饮子丸 去麦冬、萸肉、五味子　二陈汤　僵蚕　甘菊　竹沥
　　另：苏合香丸。

沈 青浦

语言不便，隐疹时发。湿热内胜，容易生痰，亦易招风。

　　六君子汤　白蒺藜丸　归身　白芍　制首乌

孙 长兴

体麻带木，左拘右痿。右脉小滑，左脉细涩。是肝肾阴亏，火本内旺。加以脾胃气衰，湿痰内阻也。治必循循，未能速效。

　　六君子汤　竹沥　麦冬　川附　归身　白芍　风化硝

二诊　右属气，左属血，气血同病。右偏为甚，气虚居多，惟气虚故有湿痰。消之无力，大补元阳，第一要着矣。

　　六君子汤　制川附　归身　白芍　首乌　杞子　麦冬　竹沥
　　另：河间地黄饮子丸。

三诊　拘痿似和，然犹未也。补阳气，化湿痰，仍所必需。

　　六君子汤　川附　麦冬　首乌　杞子　归身　白芍　竹沥　川断
　　另：河间地黄饮子丸。

陈 皋桥

口歪流涎之后，右肢偏废，一载未痊。形呆，苔白，脉按之迟。阳气大虚，阴邪偏甚。

　　制川附　六君子汤 去甘草　牵正散　首乌　巴戟

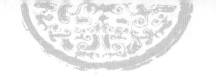

陈 无锡

左肢麻木无力，语言蹇涩。左脉弦细，右脉弦滑，舌苔满白。外无六经形症，内无便溺阻隔。是血虚生风，阳虚生痰，而成类中也。

大熟地　归身　白芍　制川附　茯苓　党参　陈皮　半夏　巴戟天
蝎梢　鲜竹沥

复诊　足部有力，步履稍可。补方颇效，仍以加减。

四物汤_{去芎}　党参　川附　肉桂　巴戟　川斛　萸肉　远志　陈皮
云苓　苁蓉　半夏　蝎梢　竹沥

蔡 高墩弄

内风习习，感召外风。头摇手振，旧有眩晕。脉形弦细，至数模糊。言语不清，步履无力。中风之症，已见一斑。

桂枝汤　天麻　牛膝　茯神　橘红　钩藤　半夏

复诊　头摇手振稍缓，外来之风似欲内出，而内盛之风仍在。脉象仍见弦细，参伍不调。口舌干燥，步履维艰。当以甘寒之品参入前方。倘内风渐息，庶为幸事。

桂枝　白芍　炙草　天麻　麦冬　甘菊　钩藤　当归　茯神　女贞
竹沥　牛膝　知母

李 虹桥

经言：营气虚则不仁，卫气虚则不用。不仁即指麻木，不用谓不能轻矫健举。今连进调和营卫之方，手之麻者能知，足亦渐能轻捷，营卫之欲和，不言而喻矣。但左腨尚有或热或胀之形，由气血之未能充足也。须戒去肥鲜，庶免内风窃发。补气养血，参入前方。

首乌　归身　白芍　党参　冬术　茯苓　萆薢　木瓜　川续断
秦艽　苡仁　牛膝　桑枝　大豆卷

吴 平湖

脾脉绕舌本，肾脉荣舌本。二脉气衰，舌本乃强。脉右小滑，脉左弦大。浊痰挟火，兼而有之。

加味六君子汤　四物汤_{去芎}

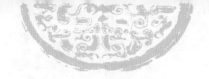

徐 仓巷

类中之体，而患咳嗽，鼻流清涕，是阳虚而受风也。即于其门求治。

　　桂枝汤　杏仁

程 东汇

阳虚风痰，袭入经络，陡然左肢不举。头晕流涎，脉迟苔白，是名类中。扶过七日乃妥。

　　桂枝汤　杏仁

卢 铁轴弄

痛风失治，变为类中。左指不举，口角流涎。舌强言艰，干不能饮。夜来少寐，昼反神疲。是阳气内虚，既不能化风，而痰火又袭之也。

　　资寿解语汤[1]去酸枣仁、竹沥　二陈汤　当归　白芍

王 广东

四肢酸痛，先形于外。左肢偏痹，陡然继作。舌苔满白，脉形小弦，口目歪斜。湿痰内胜，复招外风。

　　桂枝汤　二陈汤　冬术　苁蓉　川断　乌药　制蚕

潘 箭泾桥

右胁下隐隐作痛，日甚一日。脉息迟弦，舌苔满白。此寒气外侵，湿痰内阻，阳虚不化，互相胶结。曾经晕汗，元气不支，恐痛剧再作。

　　白芥炒，一钱五分　竹沥五钱，入姜汁一匙　肉桂五分　姜黄七分
枳壳一钱

叶 嘉兴

偏枯乃中风四症之一，或左或右。其气血筋肉，无不细小而枯，是名偏枯。此症右偏，先形酸痛，继以少力。半身不遂之形，未可与偏枯同论。诊得脉沉弦而缓，缓则为湿，弦则为风。沉则为里，里者脏也、下也。脏因梦遗而虚，精虚则不能化气。气分虚，则外风、内湿靡不乘虚而入，遂有半身不遂之形。欲去其风，必先化湿，而阴精阳气，法宜兼顾。

 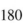

　　桂枝　川附　冬术　党参　茯苓　陈皮　半夏　木香　砂仁　木瓜

---

〔1〕资寿解语汤：《奇效良方》方，药用羚羊角、天麻、酸枣仁、防风、羌活、官桂、附子、甘草、竹沥。一说出自明代陈文治的《诸症提纲》。

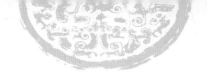

陈 嘉兴

湿生痰，痰生热，热甚生风。症见陡然头晕，肢废不举。口角流涎，神情昏闭。幸即苏省，而右肢不举。交春左肢亦废，渐成瘫痪之形。脉形弦涩而冲，舌苔黄浊，大便失调。面色萎黄，不思正味。必待秋分，不起波折，方可徐图。

　　大熟地　归身　白芍　参须　冬术　茯神　鲜首乌　知母　橘红

　牛膝　杞子　胡麻仁　淡苁蓉　竹沥　麦冬　萆薢

程 太平桥

左肢偏废，当时口喎流涎。言不变，志不乱，是中腑见证，名曰风痱。迁延六载，头晕耳聋。身重火升，脉形细小。肉削少纳，气血日衰。当以大药之时。

　　八珍汤 去芎　六君子汤　黄芪　首乌　甘菊　川斛

陆 芦南

右肢偏废，重而不仁。大便干结，饮食递减，脉缓神疲。此系血痹日久，气虚不能化湿。

　　制首乌　归身　白芍　生於术　党参　灵草　制半夏　茯苓　陈皮

　大麻仁　柏子仁　川断　肉苁蓉　乌药　苡仁　甘杞子

◎ 伤寒

朱 元和署

恶寒发热，头痛体疼。苔白脉紧，咳嗽，漾漾欲吐。寒邪外束，太阳见症。述轻剂已投辛散，不能得汗，其势恐有传变。

　　麻黄汤　二陈汤　建曲

　　复诊　进麻黄汤得畅汗，身热自退，疼痛亦除，似属应手。然咳嗽未瘥，恶心易作，白苔易布，脉息带弦。必有余邪内恋，转以和方。

　　桂枝汤　二陈汤　杏仁　谷芽

戴 桃花坞

头疼咳嗽，身热无汗，舌红苔白。左脉浮紧，右部弦滑。风寒湿痰，交阻于中。就凛寒恶风而论，必须解表。

　　麻黄汤　二陈汤

　　复诊　进麻黄汤，恶寒已除，头痛亦止。惟身热不能得汗，咳嗽不爽。苔白舌红，脉息浮弦且滑，尚须表剂。如再不解，必有传变。

<blockquote>桂枝汤　二陈汤　杏仁　葛根</blockquote>

邓　<small>青龙桥</small>

恶寒发热，头痛体倦。咳嗽胸闷，苔白而腻。干不多饮，脉浮而紧。风寒外感使然，恐其化热伤阴。

<blockquote>麻黄汤　葛根　淡芩</blockquote>

费　<small>斜塘</small>

风邪外感，寒食中结。寒热之余，咳嗽不爽。气息短促，胸闷脘痞，按之不和。舌苔黄浊，口中甜腻，脉息反小。元阳虚微，无力化解。且有不克坚持之兆，须防喘甚。

<blockquote>桂枝加厚朴杏子汤　葳蕤　桔梗</blockquote>

复诊　痰食已消，胸痞气喘自愈。惟风邪尚恋，咳嗽苔白。腑气不通，脉形细小，温化为宜。

<blockquote>苓桂术甘汤　杏仁　薏仁　玉竹　桔梗　苏子　半夏</blockquote>

高　<small>李继宗巷</small>

寒深入营，营分虽热，不能外行卫分。鼻衄，苔黑口干，甚至舌强难言，而肤独寒。伤寒有"或已发热，或未发热"之条，似为此等症候而设。脉左关独弦，余部皆小。两足厥冷，神倦欲寐。胸前痞，味甜溺频。手振痰血，呃忒连嚏。湿邪、食滞、气结三者，既助病为虐，其少阴一经，元气又虚，不能托邪外达，勉拟一方冀幸。

<blockquote>葱白　淡豆豉　人参　黑栀　川连　玉竹　橘红　川贝　藕汁　神曲</blockquote>

复诊　足逆已温，肤寒转热，脉息小者转为数大且弦，似有开泄之机。然所开泄，惟在大经小络，而肺之脏、胃之腑，皆未能通。缘气阴无力托邪，故仍见口干苔黑，舌强难言，牙关难启。鼻衄涕出，胸闷气粗，呼吸有声。神情不振，昏默而睡，其症尚在险途。

<blockquote>黄连解毒汤　大生地　桑叶　川贝母　知母　枇杷叶　花粉　炒楂　杏仁　竹沥</blockquote>

夏 <small>小邾弄</small>

风寒外遏，温袭于里，又结食滞于中。形寒身热，头痛脘痞。苔糙不寐，口中干苦。反不多饮，小心传变。

　　葱白　淡豉　枳实　厚朴　黑山栀

复诊　形寒头痛稍解，太阳一经已过。其邪入阳明，涉及少阳者，正属难化。所以身热无汗，口中干苦。舌苔糙黄，烦闷脘痞。脉形弦数，传变宜慎。

　　葱豉汤　小柴胡汤<small>去参</small>　栀子　葛根　厚朴

归 <small>南浔</small>

风寒挟食，发热恶寒，头痛微汗，脘闷吐逆。苔浊色黄，干不多饮。咳嗽肢软，脉形弦紧。发散消导，势所必先，不必以久虚立论。

　　选奇汤[1]　二陈汤<small>去半夏</small>　前胡　杏仁　枳实　厚朴　淡豆豉　神曲

卢 <small>徐州</small>

痛经九日，形寒虽罢，身热未除。头疼胁痛，少汗耳聋，咳嗽下利。口中干苦，舌苔带黄。此风寒本在太阳，渐传阳明、少阳也。神情不爽，脉带滑数。郁热生痰，最易昏变。

　　选奇汤　小柴胡汤　二陈汤　葱豉汤　葛根　前胡

贲 <small>兴武</small>

病经一候，头痛未愈，腰脊亦然。身热少汗，畏寒尚在。口干频饮，胸闷恶心，拒按便溏。右脉滑小，左尺带冲。少阴阴气不藏，寒从外感。痰食交结，表里不解，不增传变乃妥。

　　九味羌活汤　葱豉汤　枳实　栀子　厚朴

二诊　得汗后恶寒已除，头痛复作，余者仍然。且见肤色变黄，面容晦滞。阴气下虚，风寒之邪不能从阳以化。痰食中结，每易神昏增喘，败坏决裂矣。

　　葛根葱白汤　五苓散<small>用桂枝</small>　厚朴　花粉　陈皮　茵陈

三诊　汗下后邪化为火，聚于少阳、阳明。蒸热干苦，口渴苔黄，脉形滑数，清化为宜。最恐热盛伤阴致变。

---

〔1〕选奇汤：《兰室秘藏》方，药用炙甘草（夏月生用）、羌活、防风、酒黄芩（冬月不用）。

柴胡　淡芩　花粉　知母　竹叶　生谷芽　陈皮　生地　甘草

四诊　口渴已除，干而不苦，身热尚有潮意。胸痞不开，黄苔带灰，脉滑数不畅。腹中之拒按已平，大便亦通。是但湿热余邪，留于上脘也，以开痞为主。

半夏泻心汤　竹叶　桑叶　芦根

五诊　痞结不开，湿热不散，身热时盛时衰，口干亦随之而见。足部不温，脉弦小数，头昏色滞，究须化法。

半夏泻心汤　花粉　桂枝　葛根

六诊　脉来小数，小为阳气不足，数为湿气有余。不足者无力以化，有余所以胸痛，不能因泻心而开其所结。此身热足冷，苔浊口干等症，亦从此和解也。原方复入附子泻心一方，冀相与有成耳。

附子泻心汤　半夏泻心汤

七诊　寒热一分争，偏于阳分者多。前进补阳化邪法，身能便捷，阳虚显然。阳既内虚，焉能化尽留邪？

治中　连理　附子　厚朴　黄芪　当归　半夏　桂枝汤

八诊　大补阳气，身热渐轻。舌苔尚白，脉形尚小。阳气未充，加意以使阳旺。

治中汤　附子　桂枝汤　半夏　厚朴　归身　黄芪　首乌

九诊　身热得甘温而退，脉形左微右小。小为气弱，微为阳虚。虚者实之，弱者强之。

附子理中汤　六君子汤　归身　白芍　首乌　补骨脂　菟丝饼

十诊　病后元虚，营卫未调，风寒易感。小有寒热，如疟而作。苔白脉小，仍宜温化。

何人饮　附子理中汤　六君子汤　桂枝汤

十一诊　数欠寒热，苔白脉小，夜静昼烦，一派阳虚邪恋。补阳为主，化邪次之。

附子理中汤　六君子汤　何人饮　白芍　鹿角霜　蔻仁　川椒

李　苏后帮

湿寒被风所遏，咳吐臭痰。恶寒溺赤，苔白口干。右脉数大而紧，卧难着

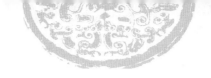

枕。恐其邪闭，喘塞而变。

麻杏甘石汤

胡 巷口

结胸与痞相似，痞则不必见疼，结胸无不拒按。痞无下利结胸之症，都从一利而来。此症由下利后而见脘中拒按，断为结胸无疑。

小陷胸汤

夏 太仓

语云：阳病必头痛，阴病必足冷。此症形寒吐水，继以头痛，续为下利足冷。烦闷腹痛，吐蛔口燥。脉来弦细不清，神情恍惚，不寐妨食。显系风寒外邪，传入厥阴，寒热错杂。伤寒大症，能出少阳，方有生机。

四逆散　二陈汤　乌梅丸　薤白

复诊　诸恙向安，舌苔未化，脉息未净。容易反复，尚须前法。

四逆散　二陈汤　乌梅丸

胡 唯亭

寒热无汗，头痛体疼。上吐涎，下溏泄。舌苔满布，口味带苦。脉息紧弦，四肢逆冷。此风寒不以温散，反从湿气下行，最易内陷。

人参败毒散

王 苏州府

头胀体酸，微汗畏风，苔白不渴。此风湿之邪为病，并非属温。至其后来之化热，乃与温病相同，时医往往昧此。

紫苏　香附　陈皮　甘草　赤苓　半夏　藿香　防风

沈 周庄

寒热分争，头疼体痛。舌苔边白中黄，口干溺赤，脉紧而数。风寒失表，郁蒸为热也，不宜久淹。

选奇汤去防风　栀豉汤　葱白　葛根　紫苏　神曲　枳壳　桔梗

复诊　得汗头痛始衰，太阳之邪因表而彻矣。然传于阳明者，不能解散，且延及少阳。所以舌苔焦黄，口苦而干，身热便闭，脉细弦数。其势尚属不轻。

葛根　花粉　淡豉　黑栀　麦冬　淡芩　知母　连翘　柴胡　竹茹

彭 _{通州}

鼻塞流涕，咽哽嗌干，左关独形浮数。此火被寒束，姑以清散。

薄荷　甘草　通草　枳壳　桔梗　蒌皮　象贝　紫苏　淡芩

枇杷叶露

崔 _{宜兴}

咳嗽呕恶，便闭溺痛。阳络伤于前，寒热继于后。肢体日弱，肌皮渐削。右脉浮滑，左脉细小。肺胃久病，阴分暗伤，势欲成损。

竹茹　芦根　杏仁　橘红　玉竹　麦冬　青蒿　丹皮　枇杷叶露

许 _{蠡口}

寒热不能得汗而清，咳嗽加剧，呻吟胸痞。舌苔满黑，不渴不干，脉形浮紧。风寒引动湿痰，卫阳不旺，无力化邪。兼左胁作痛，不能转侧，口味作苦。太阳、阳明同病，累及少阳，恐传入阴经而变。

桂枝加厚朴杏子汤合小柴胡汤　枳壳　桔梗

复诊　得汗而未主足，恶寒较轻，胁痛亦减，呻吟已少。所患表邪，未始不散。无如在里者，尚不能解。气逆痰壅，咳嗽仍剧，胸痞无热。苔黑不渴，口味反苦，脉息浮紧。仍非稳妥。

桂枝加厚朴杏子汤合小柴胡汤　二陈汤　苏子　蒌蕤　桔梗

王 _{太子马头}

头痛体疼，形寒起因。传为身热，不随汗解。咳嗽黏痰，口中干苦，又吐甜水。舌苔白腻，胁部作疼。脉数兼弦，气息短促。太阳风寒内传，阳明波及少阳之界。郁热夹痰为病，不增昏喘乃妥。

小柴胡汤　玉竹　杏仁　白芥子　枇杷叶　二陈汤

复诊　少阳、阳明之邪不能化达，身热干苦，咳痰吐水。苔腻胁痛，气短不寐。左脉弦数，右部细小。又兼大便闭结，肛门肿痒，此名狐惑。

川连　半夏　茯苓　陈皮　竹茹　柴胡　蒌仁　丁香　川朴　茅根

神曲　杏仁　淡芩　枇杷叶

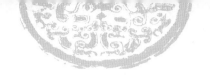

◎ 风温

李 庐州

病经十有一日，身热头汗，红疹外发。苔浊恶心，脉象郁数。风温夹湿为患，最虑神昏。

荆芥　甘草　蝉衣　赤芍　前胡　牛蒡　桔梗　枳壳　炒楂　茅根　连翘　通草

复诊　大汗则疹从外透，恶心自除。然身热未清，口中干腻。白苔起黄，神气不爽。脉数而弦，咳嗽痰黏。想是风温痰湿，半达于表，半留于内，元气不支之故，究恐昏喘而败。

竹茹　陈皮　赤苓　杏仁　生地　归身　知母　甘草　草果　前胡　桑叶

沈 小市桥

畏风身热，头胀体疼，口舌干苦。风温时气，恐其液涸生风。

柴胡　淡芩　甘草　淡豉　黑栀　豆卷

吴 木渎

病已十余日矣，脉形小数而不流利。身热从未出汗，所发痧子未透，其势欲回。胸前痞闷，神气欲蒙，四肢不温。舌本强硬，苔色灰黑。大便秘结，气噎不舒，咽中又痛。显系风温外感，化热不解，夹食夹气夹痰，从而和之为患。必须神气先清，身热渐退，然后痧子全回，乃为妥当。否则厥后复昏，便难挽救。

葛根解肌汤去前胡、甘草　炒楂　竹叶　茅根　石菖蒲　蒌皮　枳壳

李 三摆渡

形寒身热，头痛体疼呕逆。加以胸痞不寐，口干带苦。喘而少汗，下利脉促，鼻衄咳嗽。此温邪内伏，外被风湿所加，太阳、阳明同病也。温邪本不宜表，而不知风温甚者，不能不以温散先之。既解太阳，阳明之邪亦可外泄。现在太阳经邪尚胜，而阳明之邪已急。恐其上喘下利，更多传变。

败毒散去柴胡　葛根　淡芩　杏仁

浦 无锡

失血之体，去秋咳嗽寒热。寒热虽除，咳嗽未止。经虚络满，脉数带浮。口中干苦，舌红苔薄。胸闷气短，痰浊溺黄。必有风温新感，阴分虚者，无力消

吴门曹氏医案

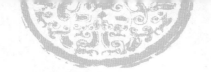

化，未便骤补。

> 小柴胡去半夏加栝楼根汤　贝母　知母　鳖甲　葳蕤　桑皮　骨皮
> 郁金　桔梗　枇杷叶露

毛 乐桥坊巷

寒热后盗汗，久而未止。牙关胀痛，口舌干苦，入暮头疼。脉弦带数，得食作胀。此系暴感风温，留于经络，不能化解也。

> 桑叶　连翘　牛蒡　甘草　桔梗　土贝母　神曲　橘红　马勃

蔡 长洲署

风温外感，挟痰与惊。语言错乱，身热恶寒。头疼苔浊，脉反濡数。曾经厥寒，恐其昏闭。

> 葱豉汤　涤痰汤　黑栀　远志

张 嘉兴

形寒身热，咳嗽无汗，苔白口干，风温时气使然。素患阴虚头痛，现在作胀。虽系外感，究要小心。

> 葱豉汤　前胡　杏仁　枳壳　桔梗　葛根　花粉　赤苓　紫菀
> 桑皮

王 吴江

进华盖散，形之凛凛已和，鼻之清涕亦愈，是风邪得辛而散也。然所散者风，而温犹留肺胃。咳嗽不爽，口渴胸闷。肌肤蒸热，舌苔不化，脉息弦数，又须辛凉以化。

> 桑皮　丹皮　前胡　杏仁　通草　蒌皮　连翘　芦根

丁 申衙前

病已十有三日，头痛虽除，身疼未彻。从未头汗，身热未退。舌苔黄白相兼，口干甜腻。咳嗽痰黏，胸痞脘闷，脉弦滑数。此系风温外感，夹湿、夹食、夹痰，互相为患。胸腹红疹隐约，诸邪郁结，往往不能透达者，与本发痧疹有间。一俟邪化，可免昏喘。

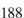

188

> 栀豉汤　枳实　厚朴　荆芥　前胡　杏仁　连翘　牛蒡　橘红
> 竹茹　莱菔子

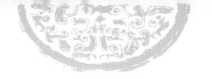

童 <small>小邾弄</small>

晨起痰中带红，左脉弦数。水亏木旺之体，风温内恋，无力速化。

四生<small>去艾、荷</small>　二至丸　童真丸　茅根　阿胶　羚角灰　枇杷叶

二诊　所感风温，阴虚难化。咳嗽之外，既发红疹搔痒。又见龈肿咽疼，邪已自寻出路。然须出净乃佳，留恐成损。

荆芥　连翘　牛蒡　甘草　桔梗　羚角灰　茅花　川贝　元参
枇杷叶

三诊　所发红疹等症，都属渐轻，惟痰出太多。虽亦邪之出路，而阴分更虚矣。

桑皮　骨皮　川贝　连翘　牛蒡　羚羊角　甘草　桔梗　枇杷叶

丁 <small>无锡</small>

寒热头痛，无汗而发斑点，苔浊，边白中黄，是阳症也。脉反细小，更见阴象。阳症阴脉，难许奏功，速宜回籍。

葱豉汤　桔梗　枳壳　连翘　葛根　淡芩　炒楂　牛蒡子　黑栀

复诊　病从战汗而解，幸甚幸甚。然舌苔未化，必有留邪，每易还病。

二陈汤　枳壳　川贝　花粉　谷芽

周 <small>圩角上</small>

病已过经不解，始而头昏足冷，身热恶寒。继以大便溏泄，中宫拒按。左胁之下，久有隐癖，亦从此硬满。舌苔光燥，加以呃逆，气机上逆。咳嗽痰浓，妨食少寐。右脉滑数，左太弦急。显系风温外感，肝气内郁，都化为火。津液既劫，痰食交阻。中下二焦，暗蒙其害。本宜大补为主，而见证种种，又不能不以化邪为急。然须速效，久则元恐不支。

小陷胸汤<small>去半夏</small>　化肝煎<small>去栀</small>　旋覆花　代赭石　枇杷叶　茅根
大补阴丸<small>绢包同煎</small>　竹沥

二诊　据述汗多热退，舌上起苔，时邪从外而出也，未始不善。无如神情困倦，呃忒而兼气逆。中下两虚，余邪内恋，尚须小心。

旋覆代赭汤<small>去半夏</small>　川贝　橘红　牛膝　竹茹　大补阴丸<small>绢包同煎,一两</small>
黑栀　枇杷叶

三诊　呃忒已止，身热退清。惟咳嗽气促，少纳，苔浊便秘，肝胃余邪

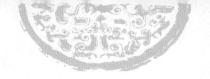

未楚。

> 橘红　竹茹　党参　白芍　茯苓　生地　川贝母　胡麻仁　牛膝
> 枇杷叶露　玫瑰花露

唐 神仙庙

伤风咳嗽未了，又加头胀。体痛腰酸，发热恶寒，热多寒少。口中干腻，舌苔糙黄，脉形濡数。必有温邪夹杂湿邪。

> 葱豉汤　枳壳　黑栀　葛根　赤苓　神曲　通草　藿香　杏仁

二诊　风寒之邪，渐从汗解。温邪内恋，身热头痛。咳嗽口干，苔黄脉数。

> 羌活　淡芩　栀　豉　葛根　花粉　神曲　杏仁　通草　藿香

三诊　伤风症原有汗，所以风温见证，早已汗自外出。昨得辛凉解散，汗出更多。所感之风湿，渐从外达可知，然未化尽。所患身热咳嗽、口中干苦、舌苔白色、少纳恶心、体倦等证，皆属未尽。

> 葳蕤　石膏　杏仁　桑皮　甘草　紫菀　骨皮　枇杷叶露

华 上塘

阴虚之体，外感风温，牙龈肿痛。脉息左弦，苔黄不渴，溺赤而短。存阴息热为宜。

> 清胃散　骨碎补　羚角　连翘　桑叶　甘草　桔梗

丁 浒溪仓

病经六日，身热不随汗解，头痛如劈。口中干苦，舌苔薄白。咳嗽溺黄，少寐神烦。阴虚湿体，外感风寒，无力消化。神情恍惚，恐其内闭。

> 九味羌活汤　杏仁

复诊　进九味羌活汤，头痛已止，太阳之风寒已化。化则内郁，温邪因此而动，不能畅发。红疹满布，略带紫斑。吐沫恶心，纷纷不爽。咳嗽胸闷，口干苔剥，脉沉肢冷。每易内陷，慎之。

> 细生地　淡豆豉（二味同捣）　荆芥　防风　葛根　桔梗　前胡　连翘
> 牛蒡　炒楂　西湖柳　枳壳　杏仁　茅根

范 臬署

左耳前浮肿，移至右耳，且及耳之上下左右，无不皆肿。皆以水泡，口舌渐糜。脉形浮数，苔白舌红。是风温之邪挟湿而上升，漫布少阳之界。最虑神昏

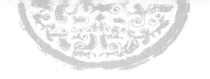

气喘。

普济消毒饮_{去升麻、元参、连翘}

董　崇明

去秋咳嗽，血络频伤，自后咳嗽不除。气息短促，已欲成损。月前陡然寒热，又经十有三日。咳嗽不爽，左胁上下皆疼。脘中胀痛，口干腻苦，舌苔满白。肢体酸软，溺黄热涩，脉弦而数。新风挟湿，与素有之痰，互相交结，增出时病见症。成损之躯，恐其不任。

小柴胡汤_{去参、草}　旋覆花汤　杏仁　前胡　青皮　厚朴　竹沥
茅根

二诊　进小柴胡汤加减，汗出虽微，口中之干腻，胁部之作疼，寒热之往来，自云轻可。其脘中痞胀，按之则疼。苔白知干，二便不调。脉形弦数，肢体酸软，尚见于久嗽气短之余。邪盛正虚，未可骤补。盖恐邪结不开，即有变端耳。

小陷胸汤　青皮　柴胡　杏仁　黄芩　枇杷叶　厚朴　茅根　竹沥

三诊　脘痞胀痞，已经向愈。无如咳嗽气短，正虚难复，极易成损。慎之。

桑皮　骨皮　杏仁　蒌皮　半夏　川贝　赤苓　川柏　牛膝　苏子
竹沥　枇杷叶

何　公馆

下利已止，身热而烦。恶心时作，汗出不多。红疹隐约，口苦咳逆，神气不爽。所感之邪，郁蒸为热，从气入营。必须疹发鲜明，幸其不变。

荆芥　牛蒡　连翘　葛根　炒楂　淡芩　枳壳　桔梗　通草　藿香
紫金锭

陆　申衙前

数动一代者，病在阳之脉也。阳经而受阳邪，未有不属乎表。表病而里不病，薄痰已化为黄，霍然而愈矣。而头倾气短、苔薄舌红、妨食少寐等症，更见于烦热口干。咳呛不润，络中隐痛之际，无力化邪，焉得不虑？

参苏饮_{去葛根、木香}　玉竹　竹沥　珠粉　姜　枣

复诊　诸恙仍然，惟舌上薄苔，似有干黄之兆。邪渐化火，须防津液暗伤。

人参　生地　骨皮　橘红　竹茹　桑叶　白薇　淡芩　当归　浮石

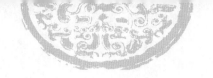

甘草　茯神

沈　元和县

痧后甫经一月，又患恶寒发热。咳嗽音闪，嗌干咽痛。舌红头疼，脉形弦数。风温乘虚而入，恐元虚不支。

葳蕤汤　元参

袁　卢家巷

寒热往来，两候不解。头身俱痛，无汗苔白，见于久咳之体。肺肾两虚，风温外感，无力化邪。

小柴胡汤　加玉竹　桔梗　当归

王　虹桥浜

寒热咳嗽，喉痒嗌干。胸闷脉数，阳络为伤，风温病也。

淡豉　黑栀　杏仁　薄荷　滑石　甘草　茅根　赤苓

林　太仓

寒热无汗，头痛体疼。苔薄欲光，口干呕逆，见于久咳失血之体。阴虚而受风温，恐难胜任。

九味羌活汤 去细辛　橘红　桑皮　骨皮

沈　大日晖桥

病交五日，身热无汗。头晕神疲，腹疼拒按，谵语昏蒙。苔黄口渴，脉形郁小而数。风温化火，表里不解，津液渐干，甚至鼻煤煽动。痉厥在即，闭脱可虞。

凉膈散 去硝、黄　川连　全瓜蒌　川贝母

复诊　得汗与下，表里有两解之形。脘之拒按，鼻之煤煽，头头眩晕，皆已向和。但热不退清，腹痛胁疼。黄苔带焦，口中干苦，脉形数大且弦。阳明邪火，传入少阳，津液劫干，还防痉厥。

小柴胡汤 去半夏、参　花粉　川贝　川连　赤芍　黑山栀　大竹叶

◎ 冬温

钱　王家浜

寒热呕吐，脘痛之余，饮食未多，大便坚结。邪恋元虚，不言而喻。近来面

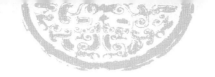

部先浮，又增头痛寒热。苔浊口干，脉数而促。想是冬温之邪，乘虚而入，每易传变，慎之。

　　　　阳旦汤[1]

　　复诊　进阳旦汤，头痛渐止，寒热亦有轻意。苔浊渐燥，咽中渐干，脉象促数。温邪未能尽化，宜顾津液。

　　　　阳旦汤　玉竹　白薇　花粉

钱 黄鹂坊桥

痰饮之体，招风则咳。今冬加以鼻衄，嗌干喉痹，苔白底红。胸闷脉数，无汗气急。必有冬温新感，伤气及营，不宜久恋。

　　　　麻杏甘石汤

　　复诊　进仲景法，微微有汗。口中干苦，余症未减。是冬温之邪，从太阳转入阳明也，用葳蕤汤。

　　　　葳蕤汤 去羌活、川芎　茅根

甘 藩署

九月间秋暑被寒所遏，小有寒热，久而未罢，神情自倦，病之常耳。惟每日前陡有寒热，头痛脊酸。咳嗽鼻衄，口燥咽干，又曾痞满。脉小而细，呻吟气短。必有冬温新感，更兼湿热交阻，阳虚不化也，理之棘手。

　　　　桂枝加厚朴杏子汤　阳旦汤　玉竹　桔梗

林 海宁

阳脉浮滑，阴脉濡弱。痛风尚未了了，而咳嗽蒸热。苔黄边白，口燥胸痞，气短心悸。此系冬温外感，渐化为热，引动浊痰，阻于肺胃。形寒无汗，更有冷气外束，防其增喘。

　　　　葳蕤汤 去麻黄、石膏、羌活　芦根　紫菀　川贝　蛤壳

　　复诊　葳蕤汤加减颇合病机，咳嗽等症似属稍平。然温邪未净，寒色不少，拟用全方。

　　　　葳蕤汤　川贝母　蛤壳

〔1〕阳旦汤：《外台秘要》卷二引《古今录验方》方，药用桂枝、芍药、生姜、甘草、黄芩、大枣。也有人认为阳旦汤即桂枝汤，或桂枝汤加附子。

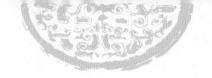

周 吴江

寒热咳嗽，曾经下利咽痛。现在耳聋形呆，苔黄口渴。脉数，两尺皆空。温邪内恶，暗伤元阴，甚至妨食言微，但头汗出。元气不支，防其正脱。

六味　小柴胡杏半夏加栝楼根汤　川贝　玉竹　桔梗

复诊　进高鼓峰法，寒热口渴已轻，头汗移之于背，未始不美。无如咳嗽等症，尚无向愈之象，终虑肾元。

六味丸方　柴胡　淡芩　防风　黄芪　玉竹　桔梗　枇杷叶露

蔡 吴县署

病经八日，身热略得微汗，不足以泄其邪。尚见畏风头胀，胸闷气逆而促。咳嗽黏痰，口干脉数。舌苔黄浊，边上仍白。冬温被寒所遏，表邪未解，里已化燥，恐内传而增昏喘。

葳蕤汤去川芎　花粉

复诊　寒热已退，舌苔亦薄，汗解之故也。脉数而见三五不调，咳嗽气短，胸闷口干。阳明里邪，上熏于肺，容易反复，慎之。

葛根　花粉　杏仁　甘草　桑皮　骨皮　玉竹　桔梗　芦根　竹沥
枇杷叶

邢 胥门

寒热如疟，当作之时，头疼口渴，得汗而解。咳嗽便溏，腹疼拒按，脉形弦滑。畏风肢冷，舌苔白腻。风寒袭入少阳，夹湿与食。阳虚不化，渐入阴经也，防变。

四逆散　小柴胡汤　二陈汤　杏仁　薤白　厚朴

复诊　陷入阴经之邪，得四逆散而和。畏风身热等症，又因小柴胡汤而解。然余邪尚恋，湿热不消。脘中痞闷，按之则疼。口苦苔白，咳嗽脉弦。阳明中土，万物所归之候，正须着眼。

二陈汤　枳实　厚朴　杏仁　旋覆花　桑皮

乔 太平桥

病将三候，虽经得汗，身热尚属夜重。四肢不温，大便下利臭水，腹中按痛。又见神气昏蒙，口干苔黄而焦，脉象弦数。冬温外感，内挟食痰，不能从外而解。陷将入里，论所谓热深厥亦深也。每易闭厥，勉拟方。

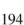

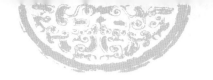

大柴胡汤

另熨法：

莱菔　食盐　生姜　麸皮　葱

二诊　下利脘痞拒按，得大柴胡而解。惟舌红苔黄，咳仍不爽，脉息弦数，神倦不语。表里稍解，邪犹未达，郁于肺胃，尚在险途。

黄芩汤　竹叶　玉竹　连翘　桔梗　川贝母　全瓜蒌　川连

三诊　下利得减，黄苔略化，神气渐清，病势似属转机。然脘腹未畅，咳仍不爽，舌色仍红，口干而腻，脉弦兼数。邪郁肺胃，究未化达，深防昏谵。

小陷胸汤夏易贝　黄芩汤　玉竹　桔梗　知母　枇杷叶

任　藩署

冬温为寒所遏，不从汗解，反从火化。表邪虽减，而里邪转剧。所以脉浮弦数，身热无汗。苔色焦黄，咽肿腐痛。咳嗽黏涎，胸前烦闷，势欲昏喘，奈何！

荆芥　连翘　牛蒡　马勃　土贝　川连　淡芩　柴胡　赤芍　元参
杏仁　竹叶　茅根　甘中黄

谢　北马头

头额胀痛，肩部亦然。形寒身热，不能得汗。咳嗽口渴，舌红苔黄，便溏气短。外感冬温，为寒所遏。不能透解，势反内陷，昏喘则危。

葳蕤汤去川芎　淡芩　赤苓

余　藩署

形寒身热，头痛汗微，脉浮弦数。咳嗽，右肢引痛。胸痞溺黄，口干苔白。冬温寒遏，阳旦汤主之。

阳旦汤　玉竹　桔梗　杏仁　枳壳

沈　太平桥

风温为寒所遏，咳嗽气促。形寒肤热，喉痒嗌干。

旋覆花　荆芥　前胡　杏仁　牛蒡　枳壳　淡黄芩　象贝　连翘
薄荷　桔梗

王　抚署

外寒内热，口干骨疼。脉数舌白，冬温见症。

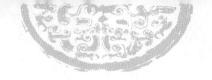

葳蕤汤

复诊　进葳蕤汤一剂知，二剂愈。古方对症，自则然矣。然营卫既被邪侵，邪退岂能遽谐？又当从事于斯。

阳旦汤　玉竹　桔梗

褚　水潭巷

病甫四日，舌质深红，苔色黄浊。头胀体疼，咳嗽呃逆，干不多饮。脉紧小而数，显系冬温内受，寒威外束。加以痰食交阻，在寒热病中，最为险候。

旋覆花　麻黄　杏仁　橘红　神曲　炒楂　荆芥　半夏　莱菔子
赤苓　川朴　麦芽　淡芩

二诊　脉紧已减小而弦数，表邪稍化，里气未和。

前方加苏子　丁香　柿蒂

三诊　伤寒之见症悉退，惟咳嗽尚有，痰出不爽。嗌干脉数，清化为宜。

桑皮　骨皮　芦根　杏仁　冬瓜子　丝瓜络　苡仁　苏子
枇杷叶露

李　横泾

寒热如疟后，咳嗽不爽。嗌干咽痛，胸闷溺黄。冬温乘虚而感，藉疟痰而作也。

葳蕤汤去羌、葛、白薇、芎　元参　桔梗

◎飞尸遁注

史　通州

风邪从阳而亲上，加以尸气和之为胀。

桑皮　陈皮　防风　羌活　枳壳　桔梗　水安息[1]一钱
獭肝磨冲，五分

〔1〕水安息：药物名，安息香之别名。《本草纲目》言水安息"出广中，洋舶带来，波斯交趾皆有之。形如荔枝而大，外有壳包裹，皮色亦如鲜荔枝，开之中有香，如胶漆，黄褐色，气甚馥郁"。《百草镜》云："安息香有水、旱二种，水安息难得，焚其香，旁置水盂试之，其香烟投水中，还结为香，惟分两稍减耳。"《药性考》："水安息香辛苦性温，除风寒霍乱，暖肾兴阳，治心腹盅气，血淋遗精，鬼交鬼孕，熏劳瘵。"

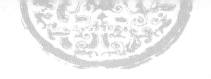

施 崇明

途中遇风作痛，痛从胃脘之上，后及背，旁及于臂。动则如此，静则可安。已经年余，不能向愈。脉小沉弦，俱属阴象。冷气之中，必有飞尸遁注之邪，袭入经络为患。

　　　獭肝—钱　水安息二分　木香　四七汤　橘红

◎ 音烁

卜 八坼

肺气中虚之体，不耐风邪外感，音烁不扬。

　　诃子散

复诊　金实无声，金破亦无声。肺虚声不外扬，两手脉小。责其肺气久虚，元府不闭，风邪得而袭之。是虚为本，实为标矣。

　　诃子散　玉屏风散　紫菀　石菖蒲

朱 湖州

血随气止，阳络暗伤。肺气不利，声音易哑。胸胁时疼，久则气血皆能郁热。目泪龈衄，脉形急而带数，非肺络有瘀，症岂如此？消其瘀热，正以清其肺络，气行则血行矣。

　　　旋覆花绢包,五分　青葱—尺　新绛—钱五分　枇杷叶去毛,蜜炙,一钱五分
冬瓜子—钱五分　茅根去心,三钱　苡仁三钱　丝瓜络鸭血拌炒,三钱　川郁
金磨冲,三分　橘络五分　杏仁炒研,三钱

　　　　　　　　　咸丰丁巳十月望日雨窗录毕此卷　潘道根记

◎ 女科

王 关上

经水一月两至，痛而且多，又兼咳嗽痰血。想冲脉隶于阳明，其脉有火上冲，累及肝、脾、肺三脏。少纳神倦，带下腰楚，症不一足。现在经后八脉络空，先从奇经立法。

归身　白芍　白薇　杜仲　沙参　椿根皮　龟甲　紫石英　阿胶　香附

陆 杨安浜

月事衰少，带下过多。腰胁腹时痛，足膝容易浮肿。十指麻痹，寒热间作。牙漏头眩，纳食或胀。脉形细小。系先天不足，气血不充，奇脉空虚。调治虽难，尚可措手。

当归　白芍　龟甲　杜仲　紫石英　桂枝　炙草　黄柏　良姜　鹿角霜　椿根皮

施 外岗

经水一月两至，此更少腹作痛，腰部不舒。小有寒热，咳逆苔黄，口渴脉数。此风热之邪，袭入奇脉，不独在肺而已。

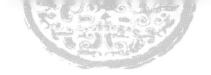

　　　旋覆花汤　金铃子散　川贝　枇杷叶　白薇

　　二诊　月事已和，而夜来寒热，头额胀疼。腰痛白带频下，咳逆口干。所留风热，尚满三焦。

　　　四物汤_{去芎}　椿根皮　扁豆　川贝母　丹皮　杏仁　骨皮

　　三诊　身热头疼已愈，风热之邪，已化可知。惟带多腰楚，神疲体倦。舌苔白色，干不多饮。湿热之邪，暗伤八脉。而实八脉之经，早已空虚耳。小心传变。

　　　归芍　白薇　元武甲　鹿角霜　扁豆　杜仲　茯苓　紫石英

顾　吴县署

月事不来，胞脉闭也。胞脉属心，而络胞中。今气上迫肺，心气不得下通，故月事衰少不来也。不来而见□□，气上迫肺可知。惟口中干腻，舌苔带黄。暑风新感，□□□□。

　　　泻白散　贝母　竹茹　橘红　枇杷叶露　知母

徐　谈家巷

咳嗽之余，大腹痞满，近日多膨。饮食减少，月事不来。舌苔薄白，口中带腻。脉小，右关太弦。此系木郁土中，土虚不能升木，而湿亦和之为患。

　　　逍遥散　四七散　大腹皮　陈皮

　　二诊　膨胀不作，虚满未除。苔白口腻，脉形弦小。素惯衄血，肝经气血尚郁于中。

　　　八味逍遥散　青囊丸

　　三诊　自云腹满，其满为虚。口腻苔白，脉形弦细，加以□□□□咳逆，三髎酸楚。

　　　逍遥散_{去柴胡}　青囊丸　黑栀　杏仁　羌活

张　因果巷

月事淋漓，非黑即淡，便溏色萎，舌白心悸。

　　　乌贼骨　茜草根　枣仁　茯神　杜仲　川断　青囊丸

陈　关上

月事前后不调，气郁所致。盖郁则气陷不升，脾经湿热，随入带脉而为赤白，绵绵不绝。调郁断下兼施。

黑逍遥散　椿根丸　杜仲　白薇

蒋 枫桥

经尽之年，久而未了。头眩眼花，口干麻痹。肺肝同病，不宜久淹。

四物汤去芎　荆芥　桑叶　石决明　川贝　杏仁　淡芩　前胡
橘红　枇杷叶露

李 三品桥

月事前后不调而少气，郁血虚所致。□□□□，小便不守，最为重候，
勿忽。

四物汤　朱雀丸　补脬散　木香

王 唐市

喉痹多涎，喉癣多痒。此症喉痒，咳嗽嗌干，喉癣所致。症属阴虚，阴虚则
火旺。无怪乎月事衰少，后期色紫也。

麦冬　沙参　花粉　石决明　川贝母　知母　灵草　生地　骨皮
枇杷叶露

沈 南濠

肝血内亏，先天不足，每交秋令，则肝木受刑，此眩晕之所由来也。近时月
事色黑，夜热咳呛。胸背引痛，咳嗽喉痒。头疼时晕，嗌干胸痞。脉形滑数，左
部太弦。□□，阴分更虚，生热与痰，犯肺及胃也。

四物汤去芎　川贝　石决明　知母　麦冬　陈皮　郁金

沈 南濠

头痛时发，甚于血崩之后，肝虚生风，诚有是言。但阳明一经，亦有实症可
凭。如初痛在额，乃正阳阳明部位。阳明多血多气，湿热蒸痰，亦作头痛。所以
口中干苦，气秽痰黄，所吐非苦即酸，甚则胃脘当心而痛。左脉细软，右部滑
数，脉症显然。实泻虚补，并行不悖，庶乎近理。

温胆汤　生地　党参　当归　苏子　桔梗　雪羹

时 光福

肺热浊涕时流，肝热时作头晕，兼以月事超前。经行近加鼻衄，咳逆见红，
是冲脉之热，即因肝火上逆熏之于肺，其为倒经无疑。现在咳嗽虽缓，痰出尚

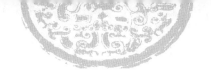

爽，虚火独在上焦，权从肺部立方，俾其清肃下行。

     麦门冬汤　泻白散　贝母　花粉　陈皮　冬瓜子　枇杷叶露　知母

唐 _{王市}

血崩而见于血败之余，脉形芤细。腰楚神疲，便溏少纳。气血不能摄血于前，血虚不能恋气于后。脾家湿热，亦从此而下流矣。

     归芍异功散　扁豆　牡蛎　杜仲　莲须　紫石英　砂仁

任 _{荡口}

经先断后，而见浮肿，似属产科。所指血□□□为水之肿，肿处当有红缕。此则皮肤黄白，苔□□□，脉息细弦。想系血结经闭于前，脾虚湿泛于后，幸未喘急耳。

     四苓散　五皮饮　防己

张 _{阊门}

血崩后营虚气弱，伏火未清。腹大跗肿，脘痛口糜，耳鸣头晕。

     加味归脾汤　丹参

洪 _{万年桥}

冲为血海，任主胞胎。因小产而伤，血海亦因之不足。八脉已伤其二，余脉更易失守。带下腰楚，肢节作疼。神疲心悸，小有寒热。带维诸脉，亦同病矣。

     大熟地　当归　白芍　杜仲　紫石英　炙甘草　龟甲　莲须　桂枝
鹿角霜　白薇

嵇 _{无锡}

气有余便是火，经期前后不调，阳络频伤。脉形弦数，口中干燥，调养清化为妥。

     生地　白芍　沙参　川贝　秋石　米仁　旱莲草　金柑皮
枇杷叶露

沈 _{吴江}

血崩之后，经水不调。肢节作疼，眼干头晕。心悸嘈烦，脉形弦细。系血虚身热，肝火内旺。八脉暗亏之症，带下日久亦不外是。

     加味黑归脾汤

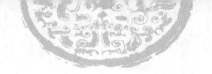

徐 西城桥

月事淋漓，腹痛便溏。苔腻少纳，咳嗽干苦。□□气血，都为湿热浸淫，漫无愈期。

　　麦冬　川贝母　炙草　淡芩　白茯　猪苓汤

陈 西汇

月事先期，白带淋漓不断。下体酸楚，少腹里急。形体渐瘦，饮食日少。据见症而论，宜从奇脉调治。

　　椿皮丸　八珍　白薇

孙 无锡

月事前后失期，气郁之由。加以寒热日久，从无汗泄。近但热不寒，发于夜分。舌苔白腻，口干欲饮，脉象弦数。必有暑湿内恋，暗伤营卫。且挟风邪，咳嗽为患。

　　逍遥散　前胡　杏仁　枇杷叶

复诊　咳嗽已缓，身热仍作。苔腻口干，脉形弦数。风邪渐去而内恋暑湿，郁不化解。再以前方加减。

　　加味逍遥散　杏仁　陈皮　半夏　白薇　枇杷叶

徐 石门

腹中胀满作痛，月事愆期。大便如栗，营虚气郁所致。

　　四物汤　失笑散　金铃子散　香附　牛膝　橘红

费 四摆渡

胎前之利，产后未除，久之膨胀作疼。脉形细濡，月事漆黑，四肢麻痹。血瘀风伏，二者同病。

　　伏龙肝汤丸　於术　防风　香附

陆 太仓

咳嗽经年，痰中带血。脉数左弦，月事超前。阴虚血热，肝火刑金，久淹成损。

　　四阴煎　川贝母　阿胶　石决明　青黛　蛤壳　水梨

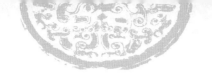

冯 _{镯头桥}

产后月事，一月三至。腹虽不痛，反有成块，紧色难净。心悸脉小，少纳头晕。气血两亏，瘀留未净。治以《金匮》法防崩。

胶艾四物汤　茯神　枣仁　陈皮　棕炭　藕节炭

包 _{关上}

产后未满百日，而患疟疾，久而未罢。近来小有寒热，咳嗽不爽，饮食渐减。脉弦细而涩数，头晕耳鸣，便溏腹痛。容易成劳，不可忽视。

秦艽　鳖甲　青蒿　归身　白芍　葱白　猪外肾　麦冬　川贝
茯苓　炙草　伏龙肝

二诊　寒热便溏已愈，耳鸣头晕亦衰。惟咳嗽不止，内热骨蒸。少纳神倦，脉象细数，虚象不少。

麦冬　川贝　归身　白芍　陈皮　炙草　茯苓　骨皮　沙参　苡仁
莲肉　枇杷叶露

三诊　骨蒸少纳，得前方而亦愈。惟咳嗽痰浓，神情困倦。心胸内热，脉象细数，阴虚所致。

四阴煎_{去生地}　莲肉　淮麦仁　骨皮　石决　枇杷叶露

四诊　咳嗽既缓，如何又发寒热？脉本细数，加之以浮。浮为风脉，乃肺金被刑。皮毛不固，新风复感耳。

麦门冬汤　桑叶　紫苏　秦艽　石决明　归身　鳖甲　枇杷叶露

徐 _{黎里}

月事前后不调而痛，责在气郁。郁则火从内起，血自里燔。所以腰酸色黑，眼花干痒，种种病状。近来形寒头胀，咳逆苔白。必有新风外感，权以化法。

荆芥　旋覆花　杏仁　甘草　桔梗　通草
接服化肝煎。

张 _{江阴}

大腹主脾，腹大而至脐平，属脾奚疑？然胀无虚日，痛又时作。脉息沉弦，舌苔薄白。见于经期落后之体，显系血虚不能恋气。气郁于中，寒加于外。脾经之湿，因之不消。

逍遥散　鸡金散　香附

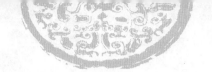

邵 湖州

乳癖内结，脘腹膨胀。大便溏薄，舌苔布白。脾土久虚，肝木郁结。

　　　逍遥散　　四七汤　　橘核

戴 桑署

新产郁冒，头晕如厥，醒则自觉不清。胸前痞闷，噫气不舒。右脉弦大，自汗呕吐。肝虚血逆，升而失降，不宜再作。

　　　生化汤　　荆芥炭　　蒲黄　　炒楂　　丹参　　延胡索

王 江阴

产后水寒外逼，败血留经。两股作痛，脉弦带涩。舌苔满白，大便溏泄，主以温化。

　　　伏龙肝汤丸　　当归　　赤芍　　肉桂　　炮姜　　茯苓　　白蒺藜

复诊　败血颇有消意，诸恙见轻。然脉犹沉涩，尚宜温化。

　　　照前方加丹参

吴 乍浦

产伤气血，不耐寒凉，容易作泻。背上冷如掌大，体倦少纳。苔剥齿䶖，理之不易。

　　　归脾汤　　鹿角霜　　龟胶

复诊　并补气血，精神少可。肢体觉旺，补之得力，可素来体寒易泻，苔剥齿䶖，脉形弦细而数，进而求之温养。

　　　归脾汤　　生脉散　　鹿角胶　　龟胶　　川贝　　陈皮

姜 平湖

虚寒虚热，微咳微嗽。身体加疼，带下不少。耳鸣头晕，脉息细小。饮食不多，气血同病。八脉交虚，非补不可。

　　　鹿角胶　　归身　　紫石英　　龟胶　　杜仲　　莲须　　麦冬　　白薇　　川石斛
谷芽　　黄芪　　枣仁

沈 官宰弄

月事一月两度而断者，气血两虚也。虚则带下绵绵，大便溏薄。肌肉暗削，饮食减少。溺热口干，脉形小数。阳气下陷，脾精不升。湿热之邪，亦随为患。

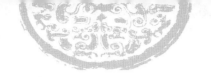

归芍四君子汤　椿皮丸　鹿角霜　龟甲　紫石英　杜仲

童　吴江

倒经逆行，咳嗽久而不痊，当脐而痛。肺肝同病，久则成劳。

四阴煎_{去百合、白芍}　泻白散　牛膝　川贝　石决明　丹皮　陈皮
参三七　枇杷叶露

秦　高店

咳嗽多痰，肺失清肃。月事前后不调，气行复郁。肺气俱在乎上，上病
宜宣。

泻白散　苏子　杏仁　橘红　川贝

严　太伯庙桥

月事淋漓作痛，兼以腰楚，口干头晕。肝虚血滞，气火易升，八脉失调。

椿皮丸　石决明　白薇　茯神　川贝　西黄

王　浏河

产后受寒，儿枕未经全下。偏于少腹之左，攻痛瘀滞，脘痞少纳。脉形弦
涩，舌苔薄白，宜以温化。

当归　赤芍　肉桂　吴仙丹　青囊丸　丹参　茺蔚　谷芽
四剂后去肉桂，加五灵脂半生半炒四分，蒲黄五分。

梅　北街

产后败血内留，腹右有形可征。为痛泻血则平，平则复作，非通不可。

归芍　推气散　失笑散　青囊丸　丹参　茺蔚　延胡

颜　支硎山

胎前咳嗽，产后便溏，继以腹大脐突，按之垒块不平。肢热自汗，面色白，
脉形芤细而数。腹中时痛，肉削妨食。系风热之邪，与瘀相结。肺脾先病，元气
不支，病属可虑。

理中汤　花粉　麦冬　伏龙肝汤丸

徐　洞庭山

产后甫经弥月，咳嗽继以寒热，延至深秋，变为痎疟，几至百日而和。然咳
终不解，痰色不一，尚余寒邪未清。苔白口腻，干喜热饮。胸痞似闷，少纳少
汗。脉弦细而滞涩。痎疟都属伏暑。近来腰脊软痛，两胫两腘酸楚。体倦少力，

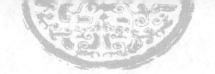

腹膨便溏，渐形虚损，是暑瘵延为蓐劳。乃因病致虚，非因虚生病也。肌肉暗，一边侧眠，劳瘵已成。气喘肤浮，终成败坏矣，奈何！

　　泻白散_{去米}　清燥汤　杏仁　青皮

赵 六房河头

月事失调，现在临期不痛。脉象小数，胸痞齿浮，隐隐作痛，血虚气滞使然。至浊痰内伏，阳明郁伏湿邪，宜以兼治。

　　胶艾四物汤_{去芎}　白薇　延胡　香附　金铃子　丹皮　橘红　茯苓

朱 崇明

任脉为病，女子带下瘕聚，久不向愈。恐瘀血大下，气夺则脱。

　　龟鹿二仙　归身　紫石英　五仁丸[1]　两头尖　韭白

罗 湖州

月事落后，带下反多。脉形弦细，背脊作疼。大便少溏，气血久伤，奇经自病。

　　归芍　四君子汤　龟鹿二仙　紫石英　白薇　杜仲　金毛脊
白扁豆

费 关王庙

久苦寒热，月事不来。大便常溏，腹中隐痛。脉形细小而软，气血暗亏，奇经暗病。

　　逍遥散　鹿角霜　紫石英　龟甲　白薇

复诊　调补气血，使奇经渐充。

　　归脾汤_{去枣仁}　龟甲　鹿角霜　白薇　丹皮　香附

沈 枫泾

阳维为病，苦寒热，阴维为病，苦心痛。二者皆属奇经，即从立法。

　　桂枝汤　归身　白薇　鹿角霜　龟甲　紫石英

孙 唯亭

胎前寒热，产后未除。加以盗汗自汗，胸脘不舒。少纳脉小，营卫两虚。不能化邪，以致少运。

---

〔1〕五仁丸：《世医得效方》方，药用桃仁、杏仁、柏子仁、松子仁、郁李仁、陈皮。

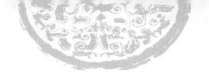

　　小建中汤　陈皮　砂仁　炒楂　谷芽

吴 _{长兴}

胞脉下闭，月事不来。

　　黑归脾汤_{去参芪}　逍遥散　九香虫　杜仲　香附　生姜_{四分}
羊肉_{二两}

丸方：

　　黑归脾丸　九香虫　紫石英　小茴香　鹿角霜　乌骨鸡丸

曹 _{昆山}

带下腰楚，脉形细小。舌苔灰腻，心悸嘈烦。心脾血少，湿热反多。

　　归脾汤　椿根皮丸　杜仲　龙齿　牡蛎

汤 _{常熟}

任脉为病，带下瘕聚。阳维为病，苦寒热。奇经虚则营行日迟，卫行日疾。
血络屡伤，脉象芤涩，至咽中如有炙脔。更有郁痰上结，治须兼理。

　　四物汤_{去芎}　白薇　龟甲　川连　胡连　紫石英　牡蛎　川贝
青皮

翁 _{常熟}

先天本足，月事当断，所苦者血之崩耳。崩则血分暗亏，气亦不摄。心烦不
寐，肠鸣便溏，甚至不耐烦劳，心神恍惚。肉削，肌腹痛，脘痞。头旋耳鸣，手
足颤振。颧红火升，易惊易悲。体重无力，病势有增无已。莫非虚象，受补
乃宜。

　　归脾汤　淮小麦　牡蛎

祝 _{无锡}

营虚血滞，经水落后而痛。且面带黑色，必有留瘀于血，自多白物，何怪营
卫失调，寒热交结？血虚头晕，心悸嘈烦，阴亏已见。

　　逍遥散　丹皮　黑栀　生地　麦冬　麻仁　青皮

复诊　头晕心悸，虽属向安，而寒热带下等症，尚不肯除。阳维为病，仍理
奇经。

　　炙甘草汤_{去杏、姜}　丹皮　黑栀　龟板　白芍

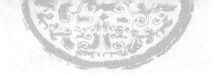

贾 _{槐巷}

月事落后，瘕聚作疼。脉形细小，眼目昏花。此由气血不充，奇经为病。

归身　鹿角霜　龟板　紫石英　香附　杜仲　延胡　沉香

方 _{西汇}

胎前吐血，继以子嗽，久而不愈。大便增溏，又来寒热，月事过期不来。苔白脉小，脾肺同病。营卫不谐，垂成虚损。仍恐损过于脾，再增浮喘，不可乐也。

麦门冬汤_{去草}　玉屏风散　茯苓　枇杷叶

张 _{嘉兴}

产后久咳，腹痛便溏。寒热盗汗，脉促气短。蓐劳重候也，理之棘手。

葳蕤　茯苓　甘草　牡蛎　伏龙肝汤丸　麦冬　陈皮　杏仁

石子汤

陈 _{温州}

月事后期，血分本虚。近乃超前，血分又热，热则迫血妄行。曾伤阳络后，痰中带血，每从咳嗽喉痒而出。两部脉数，左关弦大，是肝火独炽，肾水为亏。

大生地　侧柏叶　藕节炭　二至丸　羚羊角　龙胆草　童真丸

茜根炭　枇杷叶露

王 _{长兴}

多病之体，月事失调，兼腹中隐痛。大便溏泄，神倦少纳，脉迟而小。脾气滞寒，邪留不去。

木香　白蔻仁　丁香　茯苓　炙草　吴萸　乌梅丸

洪 _{沙溪}

胁下癥块，坚大如盘，独偏于左者，瘀血也。血瘀则筋经不舒，腿膝为之少力，步履维艰。脉形细涩，加以腹部时鸣，气分亦郁，方宜兼理。

逍遥散　三棱　蓬术　桃仁　青囊丸　橘红　半夏

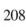

蒋 _{江阴}

产伤八脉，阳维为病，每苦寒热。始而如是，后则独热无寒。将寐则惊惕而惺，心悸便结。脉带细濡，左弦带数。肝血更亏，魂不自安，阳易外起。镇魄安神，主以复脉。

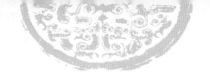

珍珠母丸　炙甘草汤_{去麻仁}

刘 江阴

新产弥月后，左腹结癥，时痛时止。或作寒热，脉息弦涩。是寒凝血滞，营卫失谐之病。

　　失笑散　逍遥散_{归用小茴香拌炒，芍用肉桂酒浸炒}

王 嘉善

月事之余，血瘀从吐而出，其气逆盛矣，逆行顺之。

　　四物汤_{去芎，用生地}　牛膝　紫石英　苡仁　代赭石　丹参　丝瓜络
茯神　香附　茅根　十大功劳露

钟 上海

任脉为病，带下瘕聚。冲脉为病，逆气里急。阳维为病，为苦寒热。带脉为病，腹痛，腰溶溶如坐水中。总之皆八脉病也。无怪乎胞脉内闭，月事不来。

　　鹿角霜　当归　白薇　制香附　紫石英　乌药　牛膝　龟板

曹 上海

月事先期，先期为血热，血热而兼气滞。胁下苦疼，延及腰部。口干身热脉数，顺气兼凉血分。

　　骨皮饮_{去芎}　青皮　黑栀　花粉　麦仁　川斛

黄 上海

晨起呕吐，脾阳不足，痰湿有余，如是者已经三载。三年之中，月事先期，或者两度，血分又见虚热。痰湿与虚热同病一身，处方为难。

　　六君子汤　藿香　砂仁　丹皮　白薇　风化硝

周 吴江

腹中之气，上下攻逆，是气也。多思多虑者，更挟痰邪。

　　青囊丸　二陈汤　槟榔　沉香　牛膝

孙 叶家弄

肝脾湿热，充溢奇经。经事淋漓，且兼紫色。加以带下绵绵，口苦苔腻。病延日久，非数剂可疗。

　　北沙参　生冬术　白薇　甘草　川贝母　浮麦　橘红　半夏　香附

吴门曹氏医案

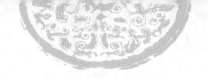

蛤壳　凤眼草　贝母

王 _{吴江}

肝经气火郁结，顺乘于胃，阴血又亏。尚须静摄，未可以前法小安而舍之。

化肝煎_{去泽}　大生地　川连　白薇　藕汁

王 _{长兴}

经期落后，血分本虚。阳维为病，又苦寒热。阴维为病，为苦心疼。甚至火从内起，上烁肺金。干咳无痰，招风则甚。现在风又外袭，音烁不扬。脉形细数，右寸浮大。议泻其白，续以奇经法治。

泻白散　前胡　杏仁　桔梗　象贝　防风　枇杷叶

接服：

炙甘草汤　泻白散　二母　白薇

张 _{嘉兴}

产后去血过多，容易发热，宜乎脉形濡缓，病脉方合。今则浮而兼弦，更兼数疾。脊背多酸疼不解，已经百日有余。白苔满布，喜饮寒冷。头额常疼，心悸耳鸣。必有风温之邪，深入营分。势归蓐劳，不可忽视。

秦艽鳖甲散　金毛狗脊　猪脊髓　藕汁

林 _{宜兴}

左脉软弱，右小滑数。气虚不能摄血，血虚不能养胎，是胎漏之由也。所有腰痛、心悸、头痛等症，亦不外是。

黑归脾汤_{去远志}　白芍　白薇　陈皮　杜仲　资生丸

蔡 _{齐门}

小产后少腹常热，饮食不多，近来常有发热。舌苔浊厚，胸脘痞闷。右脉濡数，左部沉伏。想是厥阴留热，蒸动脾湿，而不能畅达。必有变端，岂容渺视？

逍遥散　丹皮　黑栀

妙香庵尼

血痹湿郁，腹筒渐满，日形胀大，蒸热肤燥。脉形涩数，妨食肉削。便溏溲少，脐突筋露，症属不治。

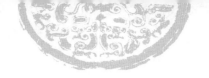

归芍　丹参　香附　川连　琥珀屑　赤苓　香橼　针砂[1]　雪羹

复诊　腹之胀大，实因气散而加剧。

归芍　异功散　连理汤　针砂　琥珀屑　车前　牛膝

徐　常熟

月事前后不准，气分本郁。近又数月不至，少腹隐痛，大便溏黑。脉形涩数，口鼻干燥。必因饮食酸冷，兼招风袭，凝血于中。

逍遥散　伏龙肝汤丸　丹皮　桃仁　香附　藕汁

钱　周庄

痛经而兼食不消，气滞脾虚所致。

加味逍遥散　九味资生丸

潘　周庄

血热气逆，倒经之症。

调经汤

李　市浜

瘀结少腹，坚硬如石。月事虽通，淋漓不断。其色多黑，治以温通。

四物汤　制蚕　白马尿　香附　泽兰

朱　长兴

暑风袭肺，乃为子嗽。产后不惟咳不肯停，更加寒热如疟，竟无虚日。脉形弦数，口中干苦，大便易溏。显系气血两亏，营卫伏邪，漫无出路，而作蓐劳之渐，亟亟早图。

桑皮　骨皮　甘草　淡芩　川贝　归身　生地　白薇　丹皮　葱

猪外肾　枇杷叶

朱　武进

崩后寒热，咳嗽久而不已。腋下结核，足跗浮肿。脉细弦数。阴亏血弱，又感风邪，元虚不化。迁延日久，往往成劳，勿以吐血不多而忽之。

---

[1] 针砂：又名"钢砂""铁砂"，为制钢针时磨下的细屑。作为药材黑色或灰褐色的细粉，质重而坚，以愈细者愈好，粗者不宜入药。能被磁石吸起成长条者为真，以火烧之，火花四射并啪啪发响者为佳。主要成分为铁，杂质为氧化铁等，但也常含碳、磷、硅、硫等元素。

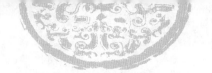

地骨皮　丹皮　大生地　白芍　归身　鳖甲　青蒿　川贝母　知母

枇杷叶露

华 无锡

痛经不多而止，两月未来，反增脘痛口干，血滞使然。

旋覆花汤　金铃子散

张 洞庭

月事淋漓，寒热时作，甚则卧不贴枕。气塞咽喉，胸背脘腹容易作痛。是血虚气滞，累及奇脉。

鹿角霜　龟甲　归身　白薇　杜仲　紫石英　制香附　白芍

复诊　调补奇经，诸恙向安。动则头晕，乃营血内亏，不能荣养肝木。合之左关脉弦，宜亟调肝肾。

大熟地　归身　白芍　鹿角霜　龟板　紫石英　杜仲　香附　茯神

牡蛎　甘菊

黄 羊尖

月事衰少，来时心悸嘈烦。舌光如镜，血虚生热，不问可知。加以郁怒伤肝，咽中已如梗状。甚则少腹气升，胸加痞塞，时时太息以伸出之。此肝阳化风之象也。

鸡子黄　大生地　阿胶　川连　化肝煎　玫瑰花露

孙 吴江

胎前下利，产后不除，冲任之血并入于肠道已久。血虚不能养肝，头痛继之于后，腰部亦然。

伏龙肝汤丸　四物汤　艾叶　阿胶蒲黄末拌炒

复诊　冲血之并于肠者已少，血利大减。然必不并方妥。

阿胶　艾叶　四物汤　伏龙肝汤丸

项 太仓

冲脉为病，逆气里急，甚至累及咽喉，如有炙脔之状。盖冲气上行，阳明之痰气亦逆。升则同升，降则同降，宜兼治之。

紫石英　沉香　牛膝　半夏厚朴汤

复诊:

　　方加党参　槟榔

姜　杨家园子巷

妇人以血为主,从上吐者犹可善调,从内痹者最为恶候。症见胃脘时现胀闷作疼,大便或溏或结。水泛恶心,咳吐浓痰,夜来蒸热盗汗。肌肉暗削,月事不至。心悸耳鸣,神疲头晕。脉来涩,悉兆虚劳。

　　四乌汤　雪羹　牛膝　川贝　苡仁　陈皮　白薇　丝瓜络　茯神

枇杷叶露　十大功劳叶露

曹　太湖

经期落后,带下绵绵。牙龈肿腐,心悸嘈杂。两耳时鸣,口中干燥。血虚生热,热甚为风,湿郁成热,亦伤津液,八脉主治。

　　椿根皮丸　四物汤_{去芎}　鹿角霜　龟胶

◎ 滞下

程　袁家桥

血痢伏热所为,轻而复重,新积使然。右脉无力,左脉太弦,腹中反痛。中虚木旺之症,夹杂其间,用药必须斟酌。

　　清六[1]　黄芩汤　荠菜花

殷　昆山

红白利本有气血之分,积之在气者先除,故白利自止。而其赤者,乃从小肠而来,尚不易清。且其色带紫,小溲色黄,当从营中为治。

　　清六　三奇散　茯苓　炮姜　归身

杨　上海

痢有赤白之分,赤自小肠,白自大肠,二肠久病,气血两伤。伤则腹痛后重,漫无愈期。脉小妨食,言微气短,皆属虚象。

　　升阳益胃汤　白芍

213

---

〔1〕清六:下文有清六丸名,此处应是其简称。方出《丹溪心法》,由六一散加红曲组成。另《赤水玄珠》有清六益元汤,由白术、滑石、炙甘草、黄连、麦芽组方,可做参考。

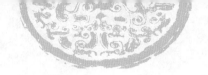

王 荡口

下利已及一载，腹中不痛，但后重里急。脾气下陷，湿热随之。

　　补中益气汤　　三奇散

朱 西塘

久利未有不伤脾肾，肾虚则脾气更虚。浊邪留之，遂为臌疾，不易治也。

　　附子理中汤　　连理　　厚朴

金 关上

下利白积，里急后重，痛随利减。湿热伤于气分，宜先治之，未便再理喉痹。

　　香连　　白芍　　槟榔　　桔梗　　防风　　茯苓　　炙草

孔 庙前

寒热下利，红白相兼。脉形芤数，肌肉黑削。但头汗出，语言无力，饮食少进。苔白干腻，暑伤元气，气陷不升。

　　驻车丸　　治中汤　　香附　　白芍

叶 铁屏巷

下利日久，脉形弦细，舌苔白腻。四肢浮肿，饮食不多。脾经风湿不能外泄，反溃皮间，宜以兼治。

　　四逆散　　平胃散　　防己　　茯苓　　薤白

王 南濠

下利将及一月，而尚七八十行。白者为主，红黄间之，舌苔亦中黄边白，脉息弦数。必系风邪下陷，未经表散，进以成利，用喻氏说。

　　人参败毒散　　仓廪汤　　淡芩

周 宝山

久痢不痊，后重苔白，脉细少神。症乃虚象，虚则气陷，陷者宜升。

　　补中益气汤　　驻车丸

杨 长兴

脉形细涩，下利红积。腹中时痛，轻后复重。变为直肠作痛，红利反多。静则犹可，动则加剧。经曰下为飧泄，久为肠澼。此证是也。

补中益气汤　　驻车丸阿胶用蒲黄末拌炒　　桃仁

复诊　日间之腹痛稍和，积色之紫滞亦淡。药似相得，取效稍缓。

照前方加茯苓　　木耳　　荠菜花

范 松江

红白久痢，气血两伤，伤则风从外感，其势加剧。近红多于白，右脉细小而软，左大弦急而数。肝、脾、肾之阴大亏，余邪未除尽，乘虚而陷，漫无愈期也。

补中益气汤　　白芍　　木香　　肉果　　诃子
煎送驻车丸。

复诊　投前药痢无增减，脉形亦然。思痢症痛者为实，不痛为虚。患者本来不痛，加以痢已延久，虚必益甚。用涩以固脱之法，参入前方。

归脾汤　　赤石脂　　牡蛎　　诃子　　赤小豆
煎送驻车丸一钱五分。

戴 太仓

休息痢虽无里急之苦，尚有后重之形。腹不胀，少纳无力。舌苔薄白，右脉芤弦。元虚气陷，湿热兼夹。

补中益气汤　　三奇散　　木香　　炒楂
煎送驻车丸。

二诊　后重渐除，尚形腹痛里急。苔白少纳，脉弦而芤，仍宜温化。

补中益气汤　　越桃　　桔梗　　木香　　肉果
煎送驻车丸。

三诊　腹痛里急，本属滞下之常。但所下之滞，不能畅快而出，内阻气机，失其流行之用，往往如此。然旧积如此，新积亦然。积无消尽之理，必得阳升乃妥。

理阴　　菟丝饼　　麋茸　　茴香　　木香
煎送驻车丸。

薛 木渎

脾气下陷之利，未有不宜乎升，升则下利稍减。肠道曲折，尚有余痛，未免湿热逗留，兼理为宜。

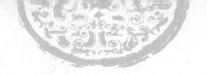

补中益气汤

煎送香连丸。

程 日晖桥

子后阳升，反有降意，肠中久恋之邪，随之而下。不惟溏粪，且有红积黏沫。日间少纳，神疲溺黄，脉细右数，从血温立方。

驻车丸　白芍　茯苓

复诊　红积下而不多，回肠曲折之间，尚有积而未净，所以每下必痛。

驻车丸　茯苓　木香　白芍　甘麦大枣汤　牡蛎

顾 泰州

肺与大肠相表里，肺之气郁于大肠，此痛利所以不止也。主以越桃。

越桃散[1]

金 南城

痢久腹已不痛，气胀而坠。苔白脉弦，气虚下陷，红积后随，营分亦伤。

补中益气汤　三奇散　荠菜花

胡 姚家角

因病下利，因利腹痛，久而不已。肝肾气滞于下，湿热蒸郁于中，所以漫无愈期。

白蔻仁　肉果　茯苓　冬术　木香　益黄散[2]

复诊　五更之痛已除，下利之疼未止。土变木乘，夹于肾病为患。

白豆蔻　肉果　茯苓　白芍　木瓜　青皮　诃子肉　牡蛎　甘草

王 常熟

红积变白，邪走气分，似属减轻。但大腹胀满，按之坚硬如石，脉变小弦。是脾元大虚，邪气并归，理之不易。

治中　连理　附子　肉桂

---

[1] 越桃散：主要有两说，一是《医方类聚》引《简易》方，药用越桃（一名栀子）、黄芩、甘草、当归、羌活、白芷；二是《医方类聚》引《医林》方，药用川芎、石膏、山栀子、连翘、草龙胆、汉防己、芍药、蔓荆子、何首乌、荆芥穗、薄荷叶、当归、生地黄、甘草、大黄、麻黄。此处似以第一种为是。

[2] 益黄散：《小儿药证直诀》方，药用陈皮、丁香（一方用木香）、诃子、青皮、甘草。

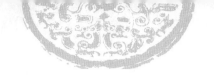

茹 昆山

血痢而兼脏毒，三载不痊。湿热伤营所致，理之殊费周章。

  白头翁汤_{去柏} 黄芩汤 香砂二陈 脏连丸

谢 北马头

下痢红积，腹痛后重，日甚一日。无汗脉弦，暑邪湿热，陷入下焦，不能从气分以出。

  党参 败毒散

  煎送香连丸一钱。

朱 宝山

肠澼日久，湿热之邪结于下部，变为脏毒矣。

  脏连丸_{一钱五分，米饮下}

二诊 湿热之毒，结于肠间，肛门热肿。痛痢虽轻，恐成外疡。

  黄连解毒汤_{去柏} 刺猬皮 归尾 炒银花 甘草 萆薢 青盐

三诊 痛势现平，是湿热渐消之效。

  前方加鲜生地 枳壳

四诊 痛势复作，缘湿热未净。道根按：恐属鲜地助湿。

  黄连解毒 刺猬皮 归尾 青盐 银花 甘草 霞天曲 萆薢
桃仁

  另：脏连丸。

延 浒溪仓

红白下利，变为便血。红变为黑，黑变为紫，紫带血水。是暑湿深入营中，无力以化。

  驻车 香连 党参 灵草 白芍 伏龙肝 荠菜花

复诊 利虽渐愈，气犹不升。

  补中益气_{去陈皮} 驻车 白芍 伏龙肝

杨 关上

肠澼便血，夹粪而下，腹中不痛，脉象芤数。此脾气大虚，不能统血，渗入肠间，漫无愈期。

217

补中益气　炮姜　地榆　白芍

另：归脾丸。

复诊　前方似合，必得脾气不衰，且能统领营血，此病可已。

理中　补中益气　白芍　地榆

另：归脾丸。

翁 常熟

肠澼便血，腹中时痛，后重不除。湿热内恋，由乎脾阳之虚。

驻车　三奇　香连

程 平望

下利不多，腹热不痛，气息已见短促，脉息亦觉少神。面色无华，舌苔焦黄。元虚邪恋，不克支持。

理中　贞元　川连　阿胶

张 嘉兴

血痢转而为白，病在气分奚疑？延久气降不升，升举之法，止为此设。

补中益气　干姜　肉果

煎送驻车丸。

复诊　回肠曲折之处，积尚未净，所以不能即愈，时白时红。

补中益气_{去黄芪}　清六丸　荠菜花_{三钱}

煎送驻车丸。

朱 平湖

下利黄白或红，昼夜百行，腹痛里急后重。苔浊加以妨食，脉按之小。暑毒食滞，蒸于肠胃者不少，而元气已现虚象。明明噤口重症，亟宜于里。

芍药汤_{用肉桂}　党参　莲肉

李 吴江

腹痛加以下痢，暑湿积滞使然。

藿香正气散　温六丸[1]

---

　[1]　温六丸：有两种组方。一是《麻科活人全书》，由辰砂益元散（滑石、甘草、辰砂、木通、车前、黄连）加干姜组成；二是《疹科正传》，由滑石、甘草、黄连、红曲组成。

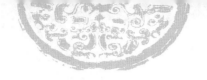

吴 南浔

痛利复作，其色白而多黄。黄热白寒，化为热，尚留大肠少腹，所以觉重。脉有歇止，症属棘手。

逍遥散 归用小茴香二分拌炒,芍用肉桂三分拌炒　黄鹤　理中

另：乌梅丸。

张 砂皮巷

久利必伤及肾，肾伤则所受之邪更难化解，亟思调元。

连理　驻车　大熟地　乌梅　诃子肉

陈 关上

肠澼便血已久，后重不除，腹痛加剧。血积未清，肺气又郁。

清六　越桃　桔梗

复诊　通因通用，其病当减，今病势仍然。脉数而小，舌色不红。血虚气滞，不独余邪内阻而已。

九香虫　当归　白芍　淡芩　甘草　木香　真阿胶　桃仁

刘 桐桥下

痢腹痛，为日虽久，尚有蟹脐之形。攻逆不已，是积未净。

清六　香连　防风　半夏　荆芥　赤苓　橘红

钱 祥符寺巷

下利日久，苔犹浊腻，脉象小弱。阳虚已露，缘湿盛不化，中阳被遏。最虑膀胱亦失气化，变成癃闭。

五苓

外治法：

葱白一大把，捣，麝香五分，罨脐上。

王 三桥

痢疾古称滞，暑湿食积，郁滞肠胃，故有作痛。黄芩汤为主方。

制大黄三钱　川连吴萸二分拌炒,六分　淡芩酒炒,三钱五分
赤芍一钱五分　广木香一钱　槟榔一钱　当归三钱　灵草五分　厚朴七分

二诊　进芍药汤，痛利有向和之象。然宜再通，前方加三奇散。

三诊　下利红白，已得夹粪以行，积有清意。然里急后重，阵痛时作，肠胃犹然气滞。通因通用，在所必须。

木香一钱　川连吴萸二分拌炒，六分　当归土炒，三钱　白芍一钱五分
淡豉三钱　茯苓三钱　黑栀一钱五分　枳实五分　薤白三钱　艾叶三分
炙草五分　防风四分　黄芪一钱五分　瓜蒌四钱

四诊　下利之色，红白已减，青黄尚多。肛门作痛，自汗随之。四肢逆冷，口舌干燥。气阴两虚，化邪无力。

驻车丸料　四逆散　薤白　莱菔英

五诊　四肢渐温，下利夹粪。腹中又痛，肛门苦疼。热利下重，阴分固伤，而病中遗泄，阳又不固。议通阳止痛之品，参入前方，即平为幸。

川连五分　阿胶蒲黄二分，拌炒　炮姜一钱　当归土炒，二钱　茯苓三钱
炙草四分　白芍炒，一钱五分　九香虫一钱　艾叶三分　党参一钱五分
莱菔英

六诊　下利大减，舌红痛汗。气阴两亏，不独余邪而已。

前方加广木香四分　淮小麦仁三钱　大生地三钱　川柏盐水炒五分

七诊　痛汗不止，苔浊舌红，脉弦大扎。所下红白相兼，仍有里急后重。是肠间暑湿之邪尚多，拟热利下重，用白头翁方。

川连　阿胶　炮姜　当归　白芍　炙草　木香　党参　川柏　秦皮
白头翁　荠菜花　茯苓　莱菔英

八诊　右脉如昨，肛门仍痛。汗因痛出，形瘦鼻冷。舌红唇赤，俱非佳兆。且下午病增，阴气已索，正在险途。

人参　黄芪　炙草　陈皮　冬术　白芍　秦皮　大生地　白头翁
荠菜花
先服驻车丸三钱。

九诊　痢下五色，肝经为甚。蛔虫下行，肝热甚明。久利肾伤，水不涵木。阴液已烁，几无法挽。勉拟补阴益气之法。

大生地五钱　人参七分　黄芪一钱五分　炙草四分　陈皮一钱
冬术七分　升麻一分　柴胡一分　当归一钱五分　白芍一钱五分
阿胶二钱　川连四分　茯苓三钱　丹皮二钱　麦冬二钱　乌梅丸一钱，同煎

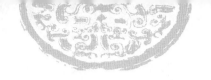

王 无锡

下痢赤积，时盛时衰，休息之象。乃湿热伤营，气陷不升所致，此尚属寻常。惟身热夜甚，阴分大亏，已犯血温身热之禁，慎之。

补中益气　驻车　地榆炭

复诊　痛缓热衰，尚不足恃。

补中益气　驻车　茯苓　麦冬

姚 王江泾

利下赤多白少，小肠之邪多于大肠。自秋徂冬，可云已久。久则脾气不升，邪更随之下降。注于阴囊，流于直肠，都系作痛。不惟小溲黄赤，且见口中干苦，脉息从此沉弦而数。下者举之，本为要着。通因通用，亦不可缺。

补中益气　黄连阿胶　脏连丸

僧 杭州

望七年岁，气分已衰。感邪由气入营，变为血痢。气亦下降，不能上升。子后阳气一动，腹部先鸣，五更溏泄。舌苔满白，脉息沉弦。饮食渐减，肢体无力。言语少神，非补不可。

补中益气　六君子　煎送四神丸
另：脾肾双补丸。

◎ 咯血

姜 溧阳

咯血一症，都言肾病。今症起十年有余，而面无晦色，气不作喘。左脉虽小，不见其数，右寸关部，数而且浮。肺胃之间，必有温热内伏。温热本有咯痰，此特伤及营分耳。

玉女煎　童真丸

戴 绍兴

咯血背热，脉数而沉。沉为在里，数为有热。热在于里，气蒸于上，上焦之症见焉。古人上病治下者以此。

六味　童真　猪脊筋

复诊　前方如水投石，细询背热之因，因于三月间，咽中介介。先以鼻衄，

吴门曹氏医案

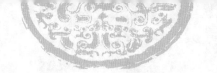

继以咯血，又见之于背热。思背为肺部，又述背部喜凉，稍热衄血即来。又睡醒之后，嗌中干燥，此肺病也。至于行步艰难，动则喘汗，先天原属不足耳。

止衄散[1]　泻白散

沈 盛泽

咯痰一症，不因肾虚，必因肺热。症系伤风肺热之余，又值本来肾虚之体，无怪乎痰出而血之紫者亦随以出也。肺肾同治。

六味　二母　阿胶　杏仁　枇杷叶露

毛 上海

咯痰带血，由来五载。近来手足口热，心嘈耳鸣，齿衄时作，腰背酸疼。脉形细数，细为阴血不足，数为肝火有余。权壮水平木法。

二诊　阴血不足，肝火有余。五心烦热，嘈杂心悸。痰血齿衄，脘痛脉弦兼数。能冬不能夏，一水不能敌二火也。宜养阴血。

地骨皮饮[2]　二至　杜仲　茯神　甘菊　参须　十大功劳叶

三诊　养阴之下，痰血齿血稍除。心中嘈杂，腰酸口干。脉数仍在，真阴不足，湿火有余也。再以前法加减。

十味温胆汤　杜仲　丹皮

沈 杭州

痰从上腭咯出，乃属肺病。然痰不由肺始，而自脾生。欲绝其源，当先治脾。

麦门冬汤　茯苓丸　六君子汤

吴 洞庭山

积饮阻气则疼，当以平时调摄。

◎ 痰饮痰火

许 上津桥

色鲜明者有留饮，饮从上泛则吐，若走腹中则为漉漉有声，甚至大腹痞满硬

---

〔1〕止衄散：《张氏医通》方，药用黄芪、当归、赤茯苓、白芍药、干地黄、阿胶。
〔2〕地骨皮饮：此方组方较多，均以治疗阴虚骨蒸、潮热往来为主。《奇效良方》由柴胡、地骨皮、知母、甘草、鳖甲、黄芩、人参组方。《圣济总录》中有四种组方，一是地骨皮、白茯苓、瞿麦穗、赤芍药、生干地黄、山栀子仁、甘草、大黄、柴胡、木通、人参、木香、青橘皮；二是四物汤加丹皮、地骨皮；三是地骨皮、麦门冬、酸枣仁；四是地骨皮、栝楼根、芦根、麦门冬、枣。可互参。

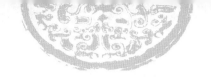

坚。口中干苦，痰中带血，痰饮与湿火串入一家，理之不易。

　　五饮汤去桂、芍、姜、前、草　茅根　葶苈子隔纸，焙二分　防己　竹沥

王　余杭

支饮为痛，逢寒则急，形寒脉紧。阳气已虚，温药和之。

　　苓桂术甘　二陈　良附　苏叶

吴　洞庭山

积饮阻气则疼，当以平时调摄。

　　乌龙丸　指迷茯苓丸
　　另：神术丸[1]。

陆　关上

饮邪在上吐之，原为易事。奈中虚之体，气火合为一家。左升稍和，右降不及。痰中带血，或挟腥气。鼻干少液，口苦且燥。小溲不多，大便血沫。痰饮为轻，痰火为重。

　　旋覆花　桑皮　川贝　浮石　茯苓　竹叶　炙草　沙参　麦冬
丝瓜络

　　二诊　书来知咳血、梦遗、畏火三证更甚于前。思今岁天符火令，肺肾金水，均受其烁，咳血遗泄，是则然矣。惟畏人畏火一证，《内经》隶于木乘土位，亦属肝之升性，乘其所胜，木之横逆顺乘，无所不至，甚可畏也。拟泻肝火，或者三症俱平。即二便不通，亦从此得愈矣。悬拟方。

　　川贝　蛤壳　桑皮　骨皮　黑栀　滑石　竹叶　大生地　龙胆草

　　三诊　肝经湿热，大半归于阳明，此为佳境。睡醒之余，每吐青绿黄痰，或带血点，非紫即黑。右胁隐隐作痛，脉形滑数。邪归肺胃，从此立方。

　　芦根　苡仁　冬瓜子　丝瓜络　忍冬藤　川贝母　桑白皮　小生地
甜杏仁　生蛤壳　阿胶　羚角　十大功劳叶露

　　四诊　痰火稍愈，而内伤悲哀，外感秋暑，肺重被伤。痰火攻逆，右胁作疼，延及于左。节外生枝，正所不料。暑从外受，悲自内生，宜以分理。

　　桑皮　骨皮　川贝　知母　真金菜五钱　阿胶　枳壳　藕汁　佛手

────────────

[1]　神术丸：又名"许学士神术丸"，由茅山苍术、生油麻、大枣组方为丸。

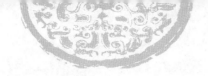

绿豆壳　片姜黄

王 松江

哮病日久，当发之时，一吐黄痰便愈。即无黄而见浓浊者，亦能自平。今浓浊黄痰，已吐两月之久，而哮势不减。前人原有"似喘非喘，似哮非哮"，载入痰火一门，有识见矣。

玉竹饮子[1]　桑皮　骨皮　麦冬

邵 海门

痰饮内踞，最为咳嗽根蒂。甚于晨起者，脾气更弱。欲作呕者，胃气亦病。且兼小有寒热，或作或止。营卫不充，亦见一斑。

苓桂术甘汤　二陈　旋覆花　杏仁　蒌皮　白芍

沈 宝山

痰饮内踞，交冬则为咳嗽，劳倦伤脾为患。

苓桂术甘　茯苓丸　旋覆花　桑皮　紫菀　杏仁
另：金水六君丸、指迷茯苓丸。

胡 中水弄

咳嗽经年，嗌干音烁，能食无力。脉形软弱，是怯症也。姑就痰多且浓立法。

玉竹饮子　麦门冬汤

复诊　久咳金虚，不能生水，前方参以补肺。

玉竹饮子　补肺阿胶散_{去杏、米}　麦冬　北沙参

朱 师古桥

咳嗽日久，逢节即发。苔腻胸痞气急，皆属肺病。惟形神呆顿，头晕肢麻，内风欲动，最为类中之根，节劳为要。

苓桂术甘　茯苓丸　川贝　苏子　浮石　冬瓜子

胡 相城

心悸恶心，心中自觉不清，是痰饮也。惟其痰饮，容易招风。咳嗽鼻塞，尚

---

〔1〕玉竹饮子：《张氏医通》方，药用葳蕤（一名"玉竹"）、茯苓、甘草、桔梗、橘皮、紫菀、川贝母、生姜。

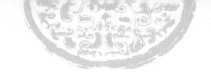

未了了，法当兼理。

> 苓桂术甘　二陈　前胡　杏仁

孙 _{无锡}

胃脘痛，吐酸则愈。近痛势时作，脉息迟滞。中阳困顿，湿饮难消。肝火肝气，皆可以作。拟海藏法。

> 五饮汤[1] _{去芍、姜}　白芥子　左金丸　雪羹

复诊　胀痛势衰，前方有效，守之为妥。

> 五饮汤 _{去前、芍}　白芥子　炒楂　牛膝　雪羹　左金丸 _{同煎}

朱 _{南浔}

短气有微饮。饮为阴类，所以气息短促，每甚于夜。胸前苦闷，痰吐则松。脉形弦细，温药和之。

> 金水六君　苓桂术甘　白芥子　苏子　紫菀

龚 _{横泾}

短气有微饮，劳则必发，逸则可安，是外饮也，是脾虚也。咳嗽连声，痰始一应，阴分亦亏。阴阳并亏，营卫失调，寒热分争，大汗而退，中挟风邪，未免有诸。脉形小数，舌苔薄白。神情困倦，先和营卫。

> 桂枝汤　苓桂术甘　麦门冬汤 _{去半夏}　枇杷叶露

僧 _{江阴}

积阴成囊，从吐而出，是胃病也。然所吐之饮，青黄红色，不一而足，尚未见黑。据述其吐必酸，其气必横冲，是又有肝经之火上冲所致。二十年久病，非旦夕所能取效。

> 茅术　枳实　半夏　党参　茯苓　木香　陈皮　风化硝

丸方：

> 茅术一斤，糯米泔浸，陈壁土炒，为细末，用黑芝麻四两，研，量用大枣煮烂去皮、核，糊丸桐子大。每服三钱，侵晨开水送下。如大便

〔1〕 五饮汤：《医垒元戎》方，药用由旋覆花、人参、陈皮、枳实、白术、茯苓、厚朴、半夏、泽泻、猪苓、前胡、桂心、芍药、甘草组方。清人林佩琴在《类证治裁》中亦制五饮汤，由人参、白术、橘皮、枳壳、半夏、厚朴、桂枝、白芍药、泽泻、甘草、猪苓、茯苓、旋覆花组方。参考后文"五饮汤去前、芍"，林氏组方中并无前胡，故此处五饮汤指元代王好古《医垒元戎》中方。

吴门曹氏医案

见血，用黑栀三钱，煎汤送下。

又方：

食盐一钱　糟一两　灵草四分　生姜一钱

煎汤代茶。

胡 园化

脾虚则湿热痰饮，前后交阻。疮疡外发之余，胸前痞闷，头额作疼。小溲短赤，脉形弦数，苔白带黄。饮食违和，大便失调，理之不易。

五饮汤去芍、前、姜　白芥子　苏子　黑山栀

高 无锡

哮喘之根，久而未拔。后因失血之余，咳无失日，嗽出黄痰。似喘非喘，似哮非哮，将及一年，不能向愈。脉形小滑，想是营卫久虚，风寒易侵，阴火亦动。音已被烁，容易成劳，小心调理。

玉竹饮子　麦冬　苏子

◎ 痿症

闵 湖州

足不任身，发为筋痿，及为白淫。不独见于情窦已开之后，其实先天虚也。而后天所进饮食，不能生长气血，徒变湿热，痰浊更助邪虐矣。

清燥汤　白蒺藜丸

复诊　进东垣法，气血渐和，宜乎补也。而痰浊尚留经络，亦不可消。

清燥汤　白蒺藜丸　竹沥

应 新开河

便血后腹部时疼，此属气滞。后来三髎酸痛，延及于足，或作或止，步履蹇涩。络脉空虚，风湿易袭，是名痹症，久久恐归入痿门。

清燥汤　木瓜　防风

秦 申衙前

足肿起因，变为痿软。步履不易，有时麻木。苔薄口腻，脉形弦小。湿伤于下，渗入经络。小筋弛长，营分失和。东垣治病求本之论宜宗。

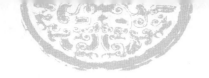

清燥汤_{去地、麦}　木瓜

复诊　湿邪渐除，口中自燥，而麻木亦和。惟左膝之麻与痿软之形未愈。苔白舌红，脉形带数。湿已化热，热必伤阴，前方减去燥品。

清燥汤_{去茅术、猪苓}　陈皮　木瓜

周　湖州

两足苦冷，下体从此无力。寒热时作，眠食如常，二便失调。左脉弦数，右部濡小。系肝经湿热，陷入肝肾两经，成痿之渐。

清燥汤

郁　崇明

肺热叶焦，则生痿躄。关节隐疼，动则身热，饮食递减。舌苔满白，小溲带黄。右脉濡小，左关太弦，俱见数象。热伤肝阴，湿郁脾经，累及之病，又生于后也。

清燥汤_{去茅术}

费　枫泾

屈而不伸者，其病在筋；伸而不屈者，其病在骨。此症无论屈伸，皆有不和之意。良以肝肾不足，筋骨皆为不利也。

六味汤　鹿角霜　牛膝　杜仲　当归　龟胶

朱　平湖

细绎前后病原，原因肺热叶焦，因生痿躄。而肺热之因，因乎胃热，犯肺则咳呛；入肠则痢脓；伤筋则大筋软短，小筋弛长；累及皮肉之间，经络时痛。不外痿病无寒之意。热病宜清，而久则阴伤，不得不兼顾其阴。

芦根　杏仁　苡仁　冬瓜子　丝瓜络　百合　阿胶　忍冬藤

◎ 掉眩

张　常熟

诸风掉眩，皆属于肝。肝本藏血，因失血而虚，虚则风易伤肝，而掉眩因作。但左脉固弦且浮，而右关一部又形濡小。舌苔白而糙，必有脾经之湿，从而和之为患。

白蒺藜丸　防风　天麻　甘菊　茯苓　半夏　女贞子

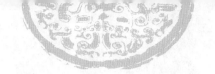

二诊　风邪挟湿，肝脾同病，宜以消散。述起病以来，但用补剂，邪困不出。此掉眩所由，不愈且加重也。非厥即臌，宜早图之。

　　白蒺藜　归身　白芍　於术　茯苓　钩钩　半夏　橘红　天麻
建曲　首乌　竹沥

三诊　掉眩若因内风，早已败于深秋。此时春暮，木气正旺，而症无增减，必肝邪为脾湿所持。是以脘腹微胀，苔浊起腻。右脉之濡小，左脉之浮弦，不能向和。

　　白蒺藜　茅术　防风　天麻　橘红　云苓　归身　半夏　豆卷
厚朴　炒楂　竹沥

邱 黎里

眩运如坐舟车，肉筋惕，此为肝为风。然肾水若充，犹可养肝，肝平则风熄，风熄则肝和。治宜滋水涵木明矣。

　　六味　桑麻　二陈　甘麦大枣　磁朱丸

俞 南浔

掉眩属肝，养肝体、舒肝用，如水投石。审察其脉，左关独大、独弦、独数。询其当卧之顷，血欲归肝，每易惊惕而醒，显系肝病既极，风从内动。进以求之，用许学士本事方。

　　大熟地　党参　归身　犀角　石决明　茯神　柏子仁　枣仁　龙齿
沉香　濂珠粉　银花

◎ 肝肾着

程 普安桥

脉象弦滑，腿骱刺，腰部胀痛。舌苔白浊，背脊与诸节作响。风、湿、痰三者着肝肾之络。

　　肝着汤　肾着汤[1]　桂枝汤

二诊　着邪已化其半，余邪留落，不能舍之他求。

　　前方加白蒺藜

---

〔1〕肾着汤：《金匮要略》方，方名"甘草干姜茯苓白术汤"，由甘草、白术、干姜、茯苓组方。

三诊　病势流行不定，已经得汗，而邪不能化。良以肝、脾、肾三阴不足，无力托邪耳。

苓桂术甘　肾着　归芍　香附　琐阳　木瓜　秦艽　橘红　肾气丸
白蒺藜丸

四诊　培补三阴，邪轻其半，尚须再化再托。

肾着汤　乌龙丸　桂枝汤　四物去地　琐阳　白蒺藜　木瓜
肾气丸

吴 臬署前

腰背作痛，延及腹胁，有时气逆咳嗽。风湿之邪，袭肝经所致。

肝着汤

二诊　痛处稍和，自能得寐。然风邪之袭者虽松，而湿痰之踞者未动。风阳痰阴，阴迟阳速之故。

肝着　肾着　竹沥

三诊　余邪尚留三阴之界，少纳酸胀吊痛。溺黄便溏苔腻，咳嗽胸闷等症，皆因邪恋。

苓桂术甘　肾着　旋覆花　秦艽　归身　木瓜　香附　半夏　竹沥
橘红

四诊　阳虚每难化邪，无俟其足冷，亦要从阴救阳。

苓桂术甘　干姜　当归　秦艽　木瓜　香附　琐阳　陈皮　半夏
竹沥

沈 湖州

腰脊作痛，延及腹中，结块作胀。二便不和，脉形濡小。寒湿着于肝肾，久恐成臌。

肾着　肝着　苓桂术甘　金毛脊　陈皮　香附

程 普安桥

痹在腰脊之间，阴经受风寒湿邪。

苓桂术甘　二陈　香附　羌活　防风　木瓜

复诊　所痹之邪，着于肾经。

肾着　羌活　防风　当归　秦艽　木瓜　陈皮　香附　半夏

曹 虎丘

脉右关一部，反见弦大而芤，大则为虚，芤弦皆属阴属湿。显系劳倦伤脾，脾不能运化其湿，袭入肾之外廓。所以腰部作酸，卧则必作，起则自止。培补脾阳，使其湿化，从此立方。

肾着汤　金刚丸　二陈　芎归　秦艽　薢藓

◎ 眼科

丁 湖州

春气在头，目为肝窍。每交春令，必发赤色，断为风木无疑。近两目昏花，大便干湿不调。左部脉弦，木失水涵，顺乘中土，于理有诸。至络痛吐痰，肺经之病，又当别论。

四神丸　橘红　半夏

蒋 无锡

障自内生，右目无庸论矣，乃左目亦有模糊之象。脉形弦细，水不养肝，必须培补肝肾。

四神去苓　桑麻丸

王 太仓

瞳神散大，左脉虚弦，治在肝肾。

磁朱丸　桑麻丸

复诊　脏腑之精不能上升，于目未便，以瞳神少敛为慰。

四神丸去苓　马料豆

陈 吴江

风热上受，脉息浮数。目患肿痛，舌红口燥。解散为宜。

桑麻　桔梗　荆芥　橘红　黑栀　茯苓　细生地　通草

王

两目昏花，已有二年之久，其为脏腑精虚何疑？然口干苔浊，脉细痰红，必有湿热之邪，挟于其间，非第精虚而已。

甘露饮　黑栀　甘菊

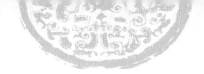

王 江阴

头偏作痛，左眼陡然失明。既瞎之后，其痛仍剧。左关脉见浮弦而数，风热犹存，阴血更伤。

四物　蔓荆子　防风　羚羊角　天麻　牛膝

史 溧阳

头风属肝，治本宜滋肾水。兹当病发，姑从标治，而兼顾本。

六味　甘菊　天麻　橘红　白蒺藜　桑皮

徐 太仓

脏腑之精皆上注于目，目之开窍不独在肝。今干涩独见于眼皮，眼皮属脾。脾之气血一虚，不能营养矣。

归脾汤

翁 震泽

目易涩，眵易生，系易红，肝经风热使然。近头易晕，乃肝之阴虚而阳易旺，宜涵养肝阴，为乙癸同源之治。

六味丸　桑叶　甘菊　天麻　牛膝　女贞子

◎ 脚气手气

唐 宫巷

两股内廉，筋挛作痛，连及腰府，下引足跗。甚则少腹气升至胸，呕吐肢冷，脉弦且细。风寒湿邪，袭入三阴，挟肝上逆。此名脚气，古曰缓风。冲胃已亟，冲心不治。

鸡鸣散　松节

李 花街巷

脚气冲心，不惟下体作痛，而且气及中上。两目泛视，神情恍惚。大便难通，病势转剧。寒、湿、痰三者，暗伤元气，不克支持，奈何！

苏子降气合贞元饮

后 太仓

胃脘病，痛甚则呕，肤黄目黄，溺汗亦黄。湿热郁蒸，不问可知。左足跟常常作痛，已有半载之久，又属湿热而兼阴亏也。

二妙　大补阴丸_{去猪脊筋}　木瓜　丹皮　橘红　豆卷

沈　安徽

因于气为肿，肿气之病，手足皆然，故有手气脚气之名。此症之肿，独在于脚，脚气之名，毋庸论矣。由暑、风、寒、湿四者，袭入肝经所致。最怕冲心，亦畏犯肺。现见少腹不仁，脘中隐痛，大指无力，脉弦而细。其邪下盛，最虑上行。

　　鸡鸣散　薤白

王　平望

手气累及筋经。

　　生冬术　茯苓　苡仁　灵草　钩勾　羚羊角　归芍

朱　关上

脚气脉，每易陡然厥变。

　　竹沥　归身　白芍　茯苓　防风　犀角　旋覆花　槟榔　木瓜
苏子　陈皮

复诊　脚气之见症渐轻，风湿尚重。加以新受湿邪，热未退清。腰背肩臑，走注疼痛。舌苔薄白，小溲带黄。脉形未静，犹恐其厥。

　　牛蒡子散　归芍　防风　茯苓　陈皮　苏子　竹沥　淡芩

◎ 衄血

朱　常熟

衄血之后，继以内热少力，心悸色萎。阴气虚也，虚宜用补。

　　加味归脾　骨皮

吴　乌镇

烦劳受暑，阳明血热。衄从清道而出，数日不止。脉细而弦。拟止衄法。

　　止衄散　麦冬　花粉　藕汁

陈　天赐庄

衄从清道而出，肺胃本热，体属阴虚木旺。

　　止衄散　麦冬　茅花　藕汁

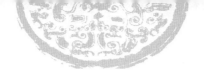

郑

衄血因嚏而来，已经一昼夜，尚无愈意。汗泄食减，寤而不寐，动则眼花头晕。苔白不渴，左脉细小，右关独大。此劳倦伤脾，暑热伤胃，血出过多，阴分重虚，虚阳上扰也。急以止衄法，否则防脱。

　　止衄散　茅花　麦冬　秫米　半夏　灸草

俞 松江

阳明湿热，熏蒸于上，龈胀齿衄。舌苔薄白或黄，脉象弦数。法当清解。

　　清胃散　制军

　　另：蒲黄末涂在衄处。

复诊　上龈属胃，下龈属大肠，二经俱属阳明。虽有手足之分，然皆属腑，腑病以通为补。

　　清胃散　制军　羚羊角　甘中黄

钱 嘉兴

劳倦鼻衄，止衄散止之。近来脘部胀疼，面浮溺赤。恐有瘀杂其间，必须兼理。

　　止衄散　麦冬　茅花　灸草　金铃子　延胡索　黑栀　陈皮

张 太湖

面黄带黑，脉数而干。脾虚已甚，急须止血。

　　止衄散　麦冬　茅花　灸黑甘草

◎ 筋惕胆怯

李 杭州

谋虑太深，决断太过。肝胆之气，多升少降。顺乘胃土，横犯肺金。虚里穴跳之余，青痰带血。少腹不舒，头晕耳鸣。神烦不寐，筋惕而醒，加以白苔满布。右脉濡小，左大弦数。肝经更有湿痰，亦被肝胆所克，治须兼理。

　　珍珠母丸　十味温胆汤

盛 王江泾

胆气虚则心惊肉惕，缘操劳太过，则阳易上升。升者降之。

　　十味温胆去远志　归身　磁朱丸调入

复诊　胆气稍充，心阳易动。

十味温胆_{去远志、枳壳}　白芍　鸡子黄　秫米
另：天王补心丹、磁朱丸。

程　西汇

蒸热经久，大股汗出，两颧时红。近因失血后，寐则惊惕而醒，心悸怔忡。脉来弦数，苔白不渴。营分本虚，肝有伏火。拟用许学士方。嗽痰不多，兼理可矣。

珍珠母丸　珠粉

复诊　述诸恙得和，独夜热蒸汗不除，营虚发热则然。

前方_{去犀}　白芍　丹皮

凌　同里

血亏则心惊胆怯，痰火附之，神明内乱。

十味温胆_{去远志}　归身
另：礞石滚痰丸一钱。

徐　叶家桥

脘痛之余，一身筋惕，两眼易花。舌苔糙黄，口中干苦，脉象弦数。系肝经气郁，生火生风，防厥。

化肝煎　钩勾

◎ 劳风

徐　唐市

劳风。

柴前梅连煎

复诊　进柴前梅连煎，咳嗽大减，痰色尚带青黄。身热虽轻，咽中苦痛。脉形弦细而数，风邪未净，中下两虚。制小前方之外，参入猪肤、愚鲁二汤，一理咽痛，一理身热。

柴前梅连煎　猪肤汤　愚鲁汤[1]

---

〔1〕愚鲁汤：《内经拾遗》方，药用银州柴胡（去须）、辽东人参（去芦）、生姜、红枣。

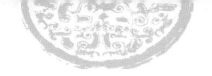

三诊　咽痛而至喉痹，风邪化火，伤阴所致。声音不扬，饮食难下。天气地气，皆有闭塞之象，岂可以咳轻为慰？

犀角　射干　元参　连翘　牛蒡　桑皮　骨皮　川贝　甘中黄

紫雪

高 _{常熟}

阳络频伤之体，咳嗽不爽。痰如弹丸，又见白沫。脉形弦数而细。劳风重候，气血素亏，恐其不胜。

柴前梅连　熟地　党参

钟 _{常熟}

劳风因肾劳而伤风所致，症见咳嗽，痰出若涕。畏风蒸热，自汗便溏，脉数气喘。若但伤风，不因劳肾，决不若此。恐喘甚汗多，不耐炎热。

愚鲁汤　柴前梅连　黄芪　鳖甲　怀山药

◎ 呕吐哕

赵 _{平望}

呕、吐、哕三症并作，又见咳嗽，音烁咽痛。舌苔浊腻，脉象弦数。阴火上冲，湿热随之，防喘。

大补阴丸　旋覆花　桑皮　元参　紫菀茸　枇杷叶露

周 _{公馆}

呕、吐、哕三症并作，舌苔满白，脉息细微，语言无力。暑虽内恋，阳已大虚。汗多，阳每易虚脱，当以理中。

附子理中　旋覆代赭汤　茯神　丁香　竹沥

复诊　阳气稍苏，暑邪稍化，理中仍不可缺。

前方加柿蒂 _{七个}

张 _{南濠}

咳嗽经年，络伤之体，阴火上冲。胃气不清，薄痰不少，得食则哕。显然寒气与谷气相搏，理之不易。

旋覆代赭汤 _{去姜、枣}　桑皮　紫菀　杏仁　二陈汤　枇杷叶

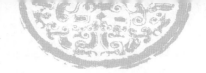

汪 王江泾

咳嗽呕恶，脉形细小。胸痞少纳，苔白溺黄。酒客湿热使然。

　　枇杷叶散_{去草}　枳椇子　葛花　木香　半夏

陈 石塔头

湿热窃踞阳明，饮食稍纳即吐。不饮不食之时，亦有清水时溢。大便不通，舌苔浊腻，用许氏方。

　　枇杷叶散_{去香薷、草，参用洋参}　赤苓　竹茹　川连

徐 虹桥

风寒外邪，袭入肝胆两经。恶寒之后，身痛体热，颈连头项俱疼。今已渐缓，独发热不休，陡然呃逆频频，咳则更剧，剧则气塞。舌苔白腻，口味作甜，脉弦滑数。劳倦中虚，木火顺乘。湿热挟痰，因以上冲，冲极则厥，所宜早虑。

　　理中　枣仁　枇杷叶_{姜水炒}　苏子　旋覆花　牛膝
礞石滚痰丸_{一钱五分}

复诊　呃逆大减，白苔渐薄，甜味不作。是湿热痰邪已从二便而泄。然肝胆痰火未清，尚有冲逆之形。脉来弦数，以清肺胃镇肝主之。

　　橘皮竹茹汤加磁石_{三钱}

郑 南濠

故寒气与新谷气相抟则哕，新烟气与冷茶气相抟而哕。病原不同，其理则一。

　　理中　旋覆代赭汤　丁香　柿蒂　红糖　川朴

朱 宝山

呕、吐、哕同出于胃，作于痰疟之后。暑邪痰浊，挟同为患。欲治其疟，先理胃病。

　　枇杷叶散　党参　半夏

◎ **诸气** 附乳症

丁 嘉兴

脘中之气，聚散靡常。聚则痞闷，散则霍然。脾胃湿热浊痰，为肝经气火所冲。

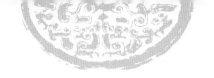

四磨　四七　左金丸_{同煎，七分}

许 _{松江}

气痞日久，近来因病加剧。右弦濡小，左脉弦急，舌苔白腻。土虚不能化湿，木亦不升。

四七　逍遥　青皮_{磨汁冲，三分}

许 _{右松江}

思则气结，恐则气下，怒则气上。九气之病，此居其三。症见气结于左，自下而盘之于上，胀而且疼。发则有形，解则无迹。脉形弦数，口舌干燥。气有余便是火，必须化肝，用景岳方。

化肝煎

尤 _{无锡}

咽中如有炙脔，忧思郁结，痰气交阻，久之肝经气火亦逆。头晕时作，宜开怀抱。

四七　抑痰丸　雪羹　牛膝

王 _{东塘}

乳囊为肝胃所循，痰核结而不愈。胃家之痰，因肝郁而气结，宜和肝胃而破结。

逍遥散　蒲公英　橘核　两头尖

赵 _{右西山}

乳房结核，经临腹痛。胸次不舒，时多太息。食后脘腹作痛，恶心吐酸。舌苔糙白，脉象郁结不伸。木乘土位。

逍遥散　香附　川楝子　沉香　九香虫　谷芽

二诊　结核痛处稍和，而食入则脘腹仍痛，胸次不舒稍缓。苔黄口苦。究属肝胃未和。

治中　化肝　青囊　雪羹

三诊　再拟调气，以和肝胃。

归芍异功　青囊　雪羹　橘叶　使君子

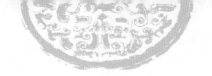

方 仓街

乳房属胃，胃经所贮之痰流入胃经。内因肝郁不宣，结成乳核，时胀时疼时热。肺郁不舒，先以调肝。

　　加味逍遥　川贝　橘核　漏芦一钱五分

鲍 海盐

脘中痞胀于前，寒热分争于后。左胁下渐结成癖，时时作痛，累及两旁。舌苔黄浊，脉息隐弦。风邪痰食，交结不解。中气久虚，更难通化，向愈无期。

　　逍遥散　鸡金散　牡蛎　鳖甲　雪羹

钱 荡口

气行则血行，气聚则血聚。既已成聚，宜用逍遥条达肝气，庶得生化流行。

　　逍遥　香附　丹皮　丹参　茺蔚子　牛膝　炒楂

陆 吴江

怒则气上，气上则血亦郁，行气正以通络。

　　四七　瓦楞子　旋覆花　牛膝　郁金

旋 南湾桥

左脉沉弦，右部浮滑。脘中胀痛，或上或下者，痰气所为也。

　　半夏厚朴汤

复诊　前方未效，意腹中之阳不能疏通。当壮元阳为主，除痰气次之。

　　乌龙丸去杜仲　半夏厚朴汤　干姜　党参

周 吴江

腹中之气，上下攻逆。多思虑者，气因痰作。

　　青囊　二陈　槟榔　沉香　牛膝

复诊　先之攻逆已平，而胸前未畅，似有气瘕之形。饮食尚少，疑虑反多。白苔浊布，脉象细沉。通镇法合入七气汤[1]中。

　　旋覆代赭汤去姜　四七　四磨去沉　牛膝　橘红

238

---

〔1〕七气汤：《千金要方》方，又名"四七气汤""四七汤"，药用半夏、人参、生姜、桂心、甘草。

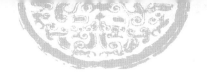

高

得后与气，则快然如衰，《内经》属在脾经。脾经之气，不能上升，郁于腹中，若膨为胀。得后与气，此"气"字或解为噫嗳，非也。后为大便，气为转矢气。脾土为木所乘，快然如衰者，肝气得泄，脾始少快耳。云如衰者，非真衰也，必脾气升精，而肝邪乃衰。

逍遥　青皮　香附　木香

桂　太仓

乳上结核，日大一日。近来浮肿，隐隐作痛。脉息虚弦，舌苔薄白。气郁生痰，而营卫失常，防溃。

加味逍遥　大熟地　半夏　陈皮　漏芦　橘核　夏枯草二两,煎汤代水

复诊　气分先舒，郁痰未散，仍取逍遥立法。

黑逍遥合逍遥散　丹皮　黑栀　漏芦　两头尖　橘核　黄芪　木香
夏枯草煎汤代水

武　上海

惊则气乱，思则气结。气乱于心腹之中，结自脐上，移之于下。自觉有形，按之无质。幸无痰、食、血倚为党羽耳，姑先舒郁调气。

逍遥散

赵　江阴

土虚不能升木，午后则小腹气坠，按摩则松。

补中益气　逍遥

张　宜兴

气火从肝而出，顺乘腹中，膨胀攻逆，得后与气，则快然如衰。口干苔白，肤热溺黄，左关独见弦数。用景岳方。

化肝煎

王　浒溪仓

脐下作痛，大便闭结，上攻于胃，则吐甜水。四肢厥冷，舌苔满白，脉形弦涩。寒热错杂之邪，郁于肝经，顺乘中土。

当归一钱五分,小茴香三分拌炒　白芍三钱,肉桂三分浸酒拌炒　木通
茯苓　乌梅丸三钱,打碎同煎　吴萸　陈皮　半夏　香附

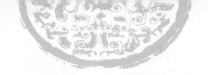

◎ 虚劳

许　虎阜

月事超前而少，近来已过两期。胞脉必然内闭，闭则从前咳嗽，更无向愈之日。大便溏薄，呕逆时作。饮食递减，寒热间发。所感风邪，无力以化，劳怯之萌。

　　怀药　归身　白芍　柴胡　淡芩　半夏　白蔹　豆卷　茯苓　甘草陈皮　桑皮

二诊　前方小效，毋庸更张。

　　怀药　归身　大生地　白芍　柴胡　紫苏　陈皮　桑皮　半夏豆卷　香附　白蔹　灸草　淡芩　党参

三诊　见症得仲景方而愈，独咳嗽不了。时或呕逆，溺少口干。脉数不静，尚须小心。

　　怀药　归身　白芍　半夏曲　陈皮　生地　豆卷　淡芩　桑皮骨皮　竹茹　香附　灸草

四诊　所有余邪，又得发颐而消。无如小有寒热，咳嗽不了，小心反复。

　　大生地　归身　白芍　秦艽　淡芩　川贝母　豆卷　防风　鳖甲

滕

病后月事未行，大便溏利。近来咳嗽蒸热，苔白口苦。嗌干胸痞，腹膨且疼。余邪未净，恰又招风，兼以瘀阻。淹久成劳，亟宜调治。

　　黄芩汤　枳桔　桑皮　前胡　杏仁　泽泻　葛根　橘红　神曲

二诊　新风咳嗽已减，而从前病后余邪所患。便溏蒸热，口苦嗌干。胸闷作疼，月事不行，脉形细数等症，虽属余邪，而身中气血，日虚一日。所以得汗不解，延久必成损症。

　　怀山药　柴胡　白芍　淡芩　生地　归身　白蔹　神曲　豆卷灸草　党参　茯苓　橘红　麦冬

三诊　便溏腹疼似减，而蒸热等症仍然。

　　怀药　归身　白芍　柴胡　淡芩　灸草　麦冬　豆卷　白蔹　秦艽生地　橘红　党参　鳖甲　茯苓

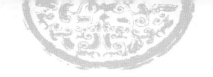

陈 _{嘉善}

感暑成劳，即名暑瘵。咳嗽蒸热，日轻夜重。脉形促数少神，面色黄滞。小溲短赤，大便溏薄。浓痰盗汗，肌肉暗削。饮食递减，神困息短。口苦干腻，苔则反薄。病延三月，势欲成劳。由暑证失调，气血受戕所致。拟罗氏法合东垣方，作背城之战。

　　　秦艽鳖甲散　清燥汤_{去茅术}

复诊　进前方大得畅汗，寒热顿除。二便不调，口苦干腻等症，随以渐和。奈元气久伤，咳嗽不已。神倦气短，肉削脉数，理亦非易。

　　　生脉散　六君子　玉竹饮子

秦 _{芦墟}

形瘦神疲，面色黄滞，阴虚而受风湿，一望可知。寒热复作，已经月余，其势已轻，自汗而解。舌光苔剥，干不多饮。脉弦且数，阴分益虚。无力化托，热蒸不已，归入损门。

　　　秦艽鳖甲散

程 _{安徽}

痧后咳嗽不了，又增寒热盗汗，额上黑滞。脉息细弦，口舌易干。是必风邪深入营中，暗烁肺胃津液。症属棘手。

　　　六味　秦艽鳖甲散

复诊　风邪深入心营，得前方而愈。然留在肺胃之邪，尚未了了。所以额黑寒热、盗汗已除之外，咳嗽胸疼，独不能除。小心反复。

　　　六味　四物_{去芎}　紫苏　前胡　杏仁

三诊　咳嗽胸疼，似有减意，然须日减乃妥。

　　　六味　芎枳　杏仁　羚角　甘菊　橘红　前胡　紫苏　当归　赤芍

四诊　伏邪从少阳以泄，咳痰由白及黄。左耳肿疼流脓，尚费周章。

　　　四物　紫苏　羚角　柴胡　前胡　连翘　枳壳　淡芩　杏仁　牛蒡

五诊　提出之邪，由耳脓以泄，外眦带红，皆属少阳见症。经云：少阳为枢。是转机之候。乃咳嗽复作，更吐白痰。肺经复病，反复非宜。

　　　四物　紫苏　羚角　连翘　桑叶　杏仁　橘红　牛蒡

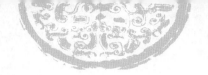

六诊　目之红丝已退，耳脓亦轻。咳逆一减，嗽出黄痰。邪已渐化，切戒招风。

　　　四物　紫苏　川贝　橘红　羚角　桑皮　杏仁

蒋 _{常熟}

干咳无痰，身热微汗，饮食从此递减，面色从此萎黄，气息从此短促。脉数带促，又见紧象。口舌不渴，时吐清水。是少阴阴亏，风入袭人，留而不去，渐为损象。

　　　六味　桂枝汤

路 _{宜兴}

阳络伤后，咳嗽不除。今年渐甚，小有寒热。咽痛嗌干，肉削盗汗。脉形细小而数，气息短促无力。虚劳重候，恐非草木所能奏功。

　　　六味_{去泽，黄易芍}　黄芪　防风　牡蛎　骨皮　白薇　甘草　藕汁

复诊　壮水之主，不能奏效，虚阳上浮已甚。然少阴脉循喉咙，嗌干咽痛，标症亦急。作暂安之计，终不离治本范围。

　　　生脉　猪肤　花粉　百花膏　珠粉　藕汁　鸡子黄　苦酒法

◎ 便血

袁 _{芦墟}

脾主统血，劳倦伤脾，思虑亦能伤脾。伤则少升多降，失其统领之常。或单单下血，或夹杂粪内。脾既先伤，肝亦暗亏。养肝体，缓肝用，与归脾不致两歧。

　　　黑归脾汤　黄土汤[1]

王 _{嘉善}

肠澼下血，俗谓肠红。久而不止，谅非化法所能取效。

　　　归脾　槐花

闵 _{葱莱河头}

脾不统血，渗入肠间则为便血。前多后少，漫无愈期。脉形芤细，月事衰少，法当养脾。

　　　归脾　地榆　丹皮

---

[1] 黄土汤：方出《金匮要略》，由干地黄、黄芩、附子、阿胶、白术、甘草、灶中黄土组方。

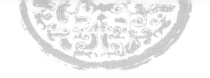

杨 浒溪仓

先便后血，面色不白而红，四肢不寒而暖。舌色不白而淡，脉息不芤而细。此脾有伏火，渗入下焦。近伤风咳嗽，兼理为宜。

加味归脾_{去芪、龙眼，用洋参}　地榆　荆芥炭　杏仁

张 敌楼头

肠澼便血，时轻时重，或痛或否。脉形细小，饮食不多，此属于虚。

归脾　荠菜花　荷梗　粳米

赵 姚家弄

便后下血，四载不痊。血色初时尚红，后来变紫，近更色淡无光，且夹水浆而下。右脉濡弱，左部芤弦。腹中痞硬，两足厥冷。神情困倦，饮食递减，口干不渴。此湿热伤营，当时失于调治。三阴之经，日虚一日，难以支持。

《金匮》黄土汤

复诊　前方参入归脾，以使统血有常为要。

归脾　黄土汤　荷蒂　粳米

陆 西汇

湿热伤营，腹膨便血，久而不愈。左脉细小，右芤寸大尺小。加以浮肿，气分亦虚，防喘。

黄土汤　五加皮　腹皮　槐花炭　党参

王 葑门

脾虚不能主湿，焉能统血？血于水湿之中，下流不止。

茅术_{一钱五分}　地榆炭_{三钱}　槐花炭_{三钱}　川郁金_{三分}

复诊　无毒治病，未便以病愈其半而即不取，可照前方。

姚 吴江

肠澼便红，近来色紫而带血水。苔白脉迟，阳气内虚，不能运化湿热也。至兼咳嗽，乃是挟风。

苍术地榆汤　炮姜　槐花　当归　防风　杏仁　甘草　橘红　黄土

王 清口

血从便出，原要补脾。不知内有湿热，不能运化，留于直肠，结为便毒。从

吴门曹氏医案

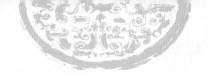

此肛门肿硬，隐隐作痛。所下之血，或紫或鲜或淡，法当兼理。

归脾_{去芪} 炮姜

煎送驻车丸。

沈 平湖

脾虚不能统血，下上分路而出，从此气偏于下。所生之血，不能归于诸经，独渗肠间。轻车熟路，漫无止期。

补中益气合归脾

吴 清江

脾虚不能统血，归肝日渗下焦。大便之血，久而不止。

归脾_{去木香} 槐花 丹皮 白芍 柿饼 地榆炭

蒋 松江

肠风下血，明明风使然也。瘾疹搔痒，亦属风病。治风调血，不必缕分。

肠风黑散[1] 白蒺藜丸

寇 松江

先便后血，红少紫多。腹痛溺黄，脉芤左弦。加以夜来咳逆，劳倦伤脾。血失统领，渗入下焦。

加味归脾_{去术} 槐花炭 白芍 麦冬

吴 南浔

肠风便血，先以黑止其红，然后再论其虚。则治法有条不紊矣。

肠风黑散

朱 南浔

便血日久时发，脉形芤小。中气大虚，不能摄血。近日伤风咳嗽，兼理为宜。

归脾汤 旋覆花 桑皮 杏仁

吴 碛石

脾被湿蒸，又伤思虑，心肝之血失所统领。始下远血，继为近血。血下以多

〔1〕肠风黑散：方出不一，《太平惠民和剂局方》录有三方。一是败酱（烧）、木馒头（烧）、乌头（去核）、甘草（炙）；二是荆芥（烧）、枳壳、乱发、槐花（烧）、槐角（烧）、甘草（炙）、猬皮；三是败棕（烧）、木馒头（烧）、乌梅（去核）、甘草（炙）。均治肠风下血，可互参。

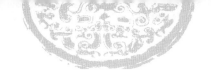

气无所偶，遂为胀逆也。

　　归脾　丹皮　槐花　白芍

潘 _{山东}

脾虚气弱，既不能收肛，又难于统血。

　　补中益气合归脾　丹皮　黑栀

沈 _{吴江}

脉形涩小，病后脾泄便血。言微气短，肉削皮干，是虚证也。

　　地榆　归脾

马 _{无锡}

肠风下血之如溅者，得前方而愈。然究其所下之前，腹右有形攻痛，所下之色又如豆汁。先薄后浓，脉形弦涩。必有瘀血肠间，留而不下，乃作此。

　　赤豆　当归　阿胶_{蒲黄二分拌炒}　槐花　甘草　炮姜　郁金　木香
　血余炭　伏龙肝　荆芥炭

黄 _{海宁}

少腹有形扛起，时动时疼。厥阴经气，郁而不舒，独在气分。腹胀胸痞，若动营中则口鼻见血，犯胃则饮食违和，精神从此困倦。头重耳鸣，骨酸兼疼。近来便血未和，干不欲饮，小溲短赤，又属脾虚伏热之时，亦不外厥阴肝木所乘。

　　加味归脾　雪羹　砂仁

唐 _{太仓}

肠风便血，明示以风伏肠间。然肠有黄白，两关脉弦数。肝经之风，顺乘中土。黄肠之风，累及白肠。于脉可想。

　　槐花　槐角　荆芥　地榆　枳壳　甘草　血余炭　刺猬皮

黄 _{震泽}

脾肾气虚，不能摄统。然补阴则舒，补阳则痞。必有湿热内阻，当以远血例治。

　　《金匮》黄土汤

彭 _{上海}

脾不统血，渗入下焦，或鲜或紫。或在粪前，或在粪后而出，久之面容黑瘦。脉息芤弦，饮食大减。将有浮喘之势，慎之慎之。

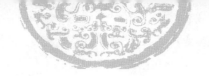

黄土汤　阿胶_{用蒲黄末拌炒}

二诊　芤弦之革脉稍和，诸症自觉安适。所嫌小溲浑浊，内痔作疼。此虽湿热下泄之征，然须兼理。

　　前方合赤小豆当归散

三诊　温通瘀血，革脉已和，独形芤象，腹痛亦止。尚下渗血，痔痛溺黄，口舌干痛。阴虚留热，营分暗伤可知。仿以黑止红法。

　　黑地黄丸　赤小豆当归散　槐榆散

马　_{上海}

脾不摄血，便后带红。舌苔黄燥，脉息见芤，法当清养。

　　加味归脾　大生地　地榆炭

◎ 龟胸背

陈　_{奉贤}

脊骨曾伤，傍有形如核，日大一日，形似覆杯，按之不疼。此督脉本虚，太阳经气亦弱。虚必留邪，败痰失道，袭入其间。法当温化。

　　四物_{去芎}　二陈_{去草}　川附片　鹿角霜　白芥子　竹沥

二诊　温化似合，仍守前法。

　　前方加白蒺藜

三诊　败痰所结之根，似有和意。然阳气未充，断难速效，只可缓调。

　　四物_{去芎}　川附片　白芥子　白蒺藜　鹿角霜　茯苓　竹沥　香附
半夏

四诊　痰有消意，阳必渐和，即以加倍煎服可也。

　　前方加陈皮　鹿角胶　姜汁
　　煎实白蜜收。

吴　_{南浔}

目疾愈后，腹痛起因，变为脊凸。继以两足无力，两腿微肿，两膝不利。肝虚不足，寒凉之药太过，风邪乘势袭入经络也，易成痿废。

　　六味　白蒺藜　牛膝　桂枝　木瓜

复诊　阳气稍通，胃纳少可。而肿痛等象，尚无愈意，不能不以补中寓化。

六味　四君　白蒺藜　桂枝　松节　萆薢　金毛脊　龟鹿二胶

刘　卢家巷

阴亏之体，湿痰流入经络，前后凸出。身体倚侧，步履变常，理之岂易？

二陈　白蒺藜　苡仁　羌活　旋覆花

复诊　前后凸处，不属乎虚，不宜专补。

桂枝　白蒺藜　茯苓　陈皮　川断　炙草　紫菀　桑皮　杏仁

木瓜　金毛狗脊　旋覆花　当归

吴　震泽

败痰失道，流注于腰脊左旁。虽有痈肿成脓之处，不足以泄其邪。而尚板滞不消，酸软无力。甚至咳嗽失血，火升足冷，气短肉削。气阴两虚，脉弦细数。饮食递减，何堪磨耐。

大熟地　归身　白芍　鹿角霜　白芥子　白蒺藜　橘红　川贝

龟板胶　竹沥　制川朴　黄芪　牛膝　阿胶　麦冬

◎ 疝气

吴　震泽

疝有七，狐居其一。阴狐疝气，往往卧则入腹，立则出腹。出腹者有形有象，呈于腹上。入腹者退藏无迹，似狐之出入也。

补中益气汤

袁　嘉善

乳蛾之根蒂未消，又患冲疝。上热下寒，极难用药。

金铃子散　荔香　甘草　杜牛膝

陈　园浦

腹中隐痛气坠，肾囊卧则可安者，狐疝也。当以温药。然劳倦之体，难乎不举。

吴茱萸汤　补中益气　肉桂　茴香

陆　野场泾

狐疝。

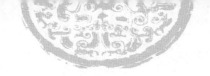

补中益气

另：金匮肾气丸。

葛 市桥

左胯睾丸作疼作胀，苔浊舌红，形寒味酸，寒湿郁热之象。

吴仙丹　荔香　木通　木瓜　牛膝　紫苏　炒楂　陈皮　香附

许 玄妙观东

疝气因湿热败精，交阻于中所致，辛苦浊逐之。

金铃子散　龙胆草　韭白　两头尖　木通　青皮　荔枝核　木香

冯 蠡墅

阳气不足，寒湿有余，疝易发作。

吴仙　大小茴　木香　橘半　肉桂　香附

朱

疝有七，狐居其一。宗筋两旁，其痛如刺。责在肝经郁火，拟丹溪法。

疝气方　金铃子散　茴香　香附　木通

王 江西

阴狐疝气，寒则作痛，卧则入腹，当以温化。

补中益气汤　荔香散用小茴香

另：金匮肾气丸八两，每服三钱，清晨盐汤下。

赵 南翔

疝本不仅于七，然血与狐便是七疝之二。二心调治，下举最难。

归脾汤去龙眼肉　橘核

◎ 吐泻

郑 南濠

吐泻转筋，霍乱之常也。此更脉微欲绝，目陷上视。音低气促，汗冷肢寒。阳气竭矣，鞭长莫及。

人参一钱五分　制附子五钱　炮姜五钱　灵草一钱　於术三钱
木瓜三钱　吴萸七分　川椒二钱　龙骨一钱

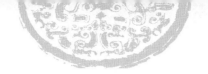

复诊　阳回利止，本属生机。无如劣闷未和，汤饮难下，反复堪忧。

　　　　吴仙丹　附子理中　乌梅丸　二陈

陶 <small>本巷</small>

吐泻腹疼，寒食交阻使然。

　　　　藿香正气散

◎ 瘀血

陆 <small>关上</small>

阳明脉贯膈络肺，外感风邪，内伤热物，无不归于阳明。阳明多气多血，受此温热之邪，循经而上，耳为之鸣，胸为之痞。无路以泄，暗伤阳络，血从上溢，数次而平。现在痰中带血，其色非紫即黑。左脉细小，右脉数芤。邪留肺胃，其气易升，必须降之。

　　　　二至　黑栀　骨皮　川贝　阿胶　苡仁　蛤粉　磁石　童便
　　　大生地　参三七　茅根　茜根炭　枇杷叶

复诊　兰塘先生所患失血，乃阳明病。痰中带血，其色多紫，乃属瘀血。归于胃腑，不能行经。幸不为痈为膨，逆而上行，日消一日，原属幸事。此无他，中无湿热以助之故耳。但血究以下行为顺，胃腑宜通，亦以下降为适。补肺金以助降，且以养阴，而以理胃为佐。

　　　　四阴煎<small>去白芍、百合</small>　阿胶　制大黄　川贝母　参三七　童便　茅根

陆 <small>平湖</small>

瘀血大吐之后，腹形尚大。胸前窒塞，口中苦腻。纳食不舒，脉小而涩。元阳大亏，所留瘀血，无力以化。

　　　　理中　归脾<small>去芪</small>　赤芍　桃仁　红花　益母草

复诊　胸前之窒塞渐消，腹笥之胀满不减。脐平筋露，脉小溺黄。口干苦腻，神倦妨食。瘀消不多，元亏更甚。

　　　　理中　青囊　全当归　远志　茯神　枣仁　肉桂　木香　连皮藕

金 <small>光福</small>

黄痰吐后，必有瘀血。血分有瘀，气失其耦。此气短于前，浮肿于后之根也。当仿气虚不能敛血之例治，但恐不能应手。

吴门曹氏医案

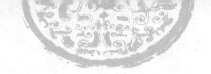

归芍 冬术 茯神 陈皮 党参 牛膝

杨 平望

食已乃吐，吐必得汤而来，亦必泛以出。阳明胃经，定有瘀热在里，所以脉数口干。

制大黄六两 苏子二两 莱菔子二两 白芥子一两
为末，以青盐橄榄十个，泡汤泛丸，每服二钱。

◎ 痼病

江 皋桥

真寒假热，阳气下陷，浊阴上升。

附子理中 川连 厚朴 丁香 陈皮 牛黄 木香 肉桂 砂仁

二诊 诸恙皆适，惟头目少清，前方加味可也。

前方加半夏 天麻

三诊 病情减半，余邪必须温化。

附子理中 厚朴 丁香 木香 陈皮 牛膝 西牛黄 肉桂 砂仁
沉香 半夏 天麻 旋覆花

四诊 温通屡投，下中两焦，原属向安。惟形寒烦热，少寐节疼，脉迟带紧。不独内伤，且兼外感。

桂枝汤 附子理中 厚朴 丁香 木香 旋覆 天麻 牛膝 秦艽
半夏 陈皮 砂仁

五诊 节疼已愈，头蒙亦清。风寒一化，烦热自解。本病究须温化。

附子理中 桂枝汤 当归 川朴 丁香 姜半夏 茯苓 木香
砂仁

六诊 温补真阳，以化浊阴为治。

附子理中 当归 陈皮 茯苓 丁香 木香 沉香 肉桂 厚朴
半夏

七诊 浊阴见证已愈，惟有温补真阳。

附子理中 二陈 当归 肉桂 厚朴 丁香 木香 甘杞子

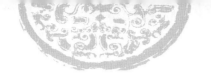

丸方：

左、右归饮　丁、木、沉三香　蔻、砂二仁　川连　牛黄　厚朴

於术　半夏　党参　干姜

陈 _{江村桥}

平人呼吸适中，前时已见呼多吸少。动则气喘，痰亦因之而出。金水两虚，不言而喻。三日前痰喘陡然加剧，且肤热自汗。吐水黄绿，泻出热黑溏粪，又胶痰随气上逆。右脉虚滑，左部无神。显系弱体受寒，真阳内动。身中素有痰饮，水浆尽从上涌。阳气不守，最为危候。

制川附　茯苓　生冬术　白芍　炮姜　大熟地　归身　炙甘草

川连　麦冬

二诊

左牡蛎　人参　五味子　川贝母

三诊　病势稍缓，右脉略起，尚嫌未盛，左部与昨日相同。唇口烁干，皮肤发热，肝阳外旺。寒郁之热，亦从以和，未有宁宇也。安内攘外，仍所必需。

贞元　生脉　冬术　炮姜　牡蛎　玉竹　茯苓　青铅_{四两}　川贝

童便　川连

四诊　述身热不退，胸闷恶心，唇口干燥，见于元气初守之时。寒化之热，失守之阳，皆能变观也。危甚险甚，悬拟方。

六味　理中　厚朴　丁香　肉桂　川连　橘红　川贝

五诊　阳回于前，和于后，诸恙退矣。但脉犹弦滑少神，饮食不思。咳嗽黄痰，气息短促，小溲不长，都属虚象。虚则宜补，外更有真寒假热之症，亦须兼理。

六味　理中　牛膝　杞子　厚朴　丁香　肉桂　川贝　橘红　竹沥

六诊　口腹失慎。

参苓白术散

七诊　久病之体，元气大亏，全凭后天脾胃之气，以生以长。今乃大便溏泄，饮食不多，肢体无力。脉息弦硬少神，反见有余之象。守定中宫，纳气归元为要。

贞元　理中　龙骨　牡蛎　蛤蚧　诃子肉　丁香　川连　橘红　白芍

另：金匮肾气丸。

八诊　背为阳，腹为阴。阴盛阳衰，背部作胀，腹部亦然。然见于新伤风后，必须兼理。

苓桂术甘　陈皮　厚朴　杏仁　砂仁　蔻仁　沉香

九诊　背阳渐愈，腹阴未和。咳嗽气急，溺黄苔白。风邪湿气，未免郁而为热。

四苓　川贝　杏仁　牛膝　陈皮　桑皮　苏子　枇杷叶

唐 嘉善

清气在下，则生飧泄，久则变为肠澼。起居不时，饮食失节所致。幸无满、闭、塞见症。然脉形细小而涩，见于真寒假热之体，大非所宜。

理中　陈皮　半夏　川贝　厚朴　丁香　牛黄　木香　归身　白芍
肉桂　川连

复诊　肠澼见症稍平，小溲不利，舌苔色黑。每易满闭塞，慎之。

照前方去半夏　加秋石　茯苓　车前

徐 盘门

胁部作疼，移及中脘，有如刮状。大便时溏，口干不饮，经水适止。右脉涩小，左部弦数。体质真寒假热，木顺乘土，土中积滞，壅塞不通。

金铃子散　青皮　川连　肉桂　砂仁　厚朴　木香　川贝　半夏
丁香

周 无锡

真寒假热之体，而来寒热分争，一日三四度发。舌苔满白，脉数无神。咳吐黄痰，肌肉瘦削。形神萎顿，大便溏薄。有不克支持之象，奈何。

附子理中　六君　桂枝　川贝　丁香　木香　川连　西黄　川朴
沉香　白蔻仁

◎ 诸痛

武 关上

脐下作痛，脉沉见迟弦，苔白不渴。得食则剧，呕吐绿水，寒凝气滞使然。

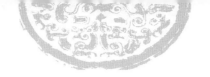

  吴仙 良附 延胡 苏梗 半夏 橘红

  复诊 脐下痛已愈，寒之凝者解矣。气机尚滞，腰部易疼。脉弦苔白，阳分之虚。

  川芎 当归 香附 茯苓 冬术 炙草 半夏 白蔻仁 橘红

陈 _{黄埭}

  胁痛久而不止，寒热时作，不作即为盗汗。此伏邪也，防厥。

  加味逍遥 小柴胡_{去芩} 枳壳 片姜黄

鲍 _{海盐}

  脘中痞胀在前，寒热分争在后。左胁下渐形癖块，时时作痛，延及两旁。舌苔黄浊，脉息隐弦。风邪痰食，胶结不解。而气郁不舒之体，更难宣化，向愈殊艰。

  吴仙 神曲 炒楂 麦芽 延胡 牛膝 香附 苏梗

丁 _{上海}

  乳旁腋下作痛，延及脘中，且至脐旁。脉弦左盛，肝胆之气，郁而为火，顺乘中土。久久如此，当从络治。

  旋覆花汤 金铃子散 雪羹

张 _{南浔}

  当脐作痛，大腹硬满。脉小而迟，便溏溺短。风寒外感，阳虚不化，不宜久淹。

  五苓 木香 陈皮 吴萸 制朴

吕 _{东墉}

  寒热一月有余，变为脘中胀痛，动则更剧。午后发热，便溏溺黄。口干苔白，脉息浮弦。风邪郁热，挟胃家湿食之积滞而为患。

  逍遥散_{术用枳实拌炒} 金铃子散 丹皮 青皮 木瓜

  复诊 脘中胀痛已平，似乎移及两胁。身热便溏，溺黄口干，脉息弦数。尚有寒食风邪，交阻于中。

  小柴胡汤_{去参} 左金丸 当归 白芍

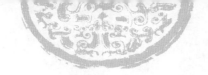

华 宝应

当脐作痛，移及胁左，时作时止。舌苔满白，右脉濡小，左部浮弦。风邪袭湿，走注肝经也，吐亦由之。

逍遥合二陈　桂枝　防风

二诊　痛吐皆减，方已有效，再守其法。

逍遥合二陈　防风　谷芽　旋覆花汤 煎汤代水

三诊　左脉浮弦渐和，右部濡小。仍然舒肝健脾，而治宜兼。

香砂六君　逍遥　谷芽　防风　旋覆花汤 煎汤代水

四诊　议用壮元阳、疏滞气之品，参入逍遥方中，以冀再和。

逍遥散　乌龙丸 去车前、杜仲　半夏　谷芽　香附　砂仁
肝着汤 煎汤代水

五诊　气郁之病，自云日和一日，而胃纳甚少，中阳虚也。虚则痰涎上逆，为咳为吐。且兼脉细带紧，必有新寒外感。

归芍　六君　生香附　砂仁　公丁香　紫苏

六诊　吐逆已止，嗳气不舒。脉虽不紧，形则细小。少纳神倦，阳虚不运。饮食生痰，气分易阻。将通镇之品，参入前方。

香砂六君　旋覆代赭　四七

七诊　中下阳虚，不能运化饮食，容易生痰阻气。纳少形痞，脉形小弱，当从温养。

六君　旋覆代赭汤　香砂　归身　苁蓉　杞子

倪 海宁

绕脐痛必有风冷，久而时发益勤。脉来弦紧不和，建中为主。

当归建中　陈皮　砂仁

顾 齐门

痛升有形，解则无迹，推气与泄肝同治，本属相宜。

推气散　金铃子散

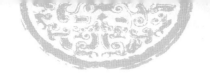

姜 昆山

胁下作痛，前后牵掣。脉小弦紧，苔白溺黄。寒邪阻气，痰饮从而和之。

推气　金铃子散　半夏　橘红　青皮　旋覆花

王

当脐作痛，延及少腹，偏于右胁部分。吐泻于前，内热在后，喜甜。三阴不足，风、寒、湿三气久聚于中。

大建中汤　乌梅丸同煎　青皮　川楝子　白芍

复诊　痛势虽减，病根未拔。

照前方加青盐　橘叶

张 虹桥

右睾偏坠，少腹不和，乃属疝气。近日新寒外感，腹之上下皆疼，甚则中间耕起一条。苔白脉紧，少寐神疲，温化为主。

四七　吴仙　青囊　荔香　槟榔　当归　橘红

复诊　耕起一条之痛已经减半，前法可守。

照前方

沈 溧阳

胁痛大作，偏之于右。今虽稍缓，寸关脉息弦滑尚在。舌苔满白，气机未利使然。

旋覆花汤　推气去桂　橘络　白芥子　竹沥　陈皮

复诊　弦脉属肝，滑则为痰。肝气挟胃痰，升多降少。

指迷茯苓　推气　芥子　陈皮　阿胶

丸方：

六君　指迷茯苓　归芍　阿胶　白芥子　控涎丹　竹沥

谢 上海

脘中胀痛，甚则呕吐痉厥。咽中如有脔肉，痞闷不开。日来稍缓，而吐逆酸水，肢节不舒。舌苔薄白，脉息沉弦，干欲热饮。肝经气火，冲激胃水使然，正须急治。

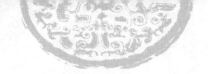

　　枳砂二陈[1]　　左金丸　　乌梅　　生姜

孙 　王江泾

胸胁作痛，左延及右，前及于后，得食则剧。脉数弦涩，血虚而痹。气分难通，往往成膈，勿以缓而忽之。

　　旋覆花汤　　四物　　薤白　　橘络　　桃仁　　红花　　竹沥

王 　浒溪仓

脐下作痛，大便秘结。上攻于胃，则吐甜水，四肢厥冷。舌苔满白，脉形弦涩。寒热错杂之邪，郁于肝经，顺乘中土。

　　当归三钱，小茴香三钱拌炒　　白芍三钱，肉桂三钱拌炒　　木通
乌梅丸三钱，打碎同煎　　香附　　吴仙　　陈皮　　半夏

二诊　前方不效，想邪郁乘犯，亦必气滞则疼，气逆斯吐。拟再顺其气，然恐厥闭。

　　旋覆花汤　　三子养亲汤　　吴仙　　四七　　香附

三诊　寒邪减半，痛势自衰，然须化尽乃妥。

　　旋覆花汤　　四七　　三子养亲去白芥子　　香附　　紫苏　　麻仁

四诊　痛止而肤色发黄，寒热夹湿之邪，自内达外。

　　越鞠丸　　四七汤　　半夏

五诊　黄色已退，脘部易疼，且有烦热之形。土虚不能升木，木郁于中为患。

　　逍遥散去姜、薄　　二陈　　延胡　　旋覆花

◎ 肺痈　肺痿

王 　嘉善

肺痈日久，臭痰带血不少，恐其气喘音哑。

　　紫菀　　犀角　　白及　　党参　　麦冬　　川贝　　银花　　桔梗　　泻白

朱 　通关坊

阴亏痰湿之体，外感风邪，即被甜味所敛。初时寒热，现在咳呛络痛，咽干

---

〔1〕枳砂二陈：枳砂二陈汤，方出《丹溪心法》，由二陈汤加枳实、砂仁组方。

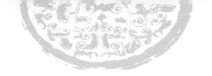

气结，脉数。不作肺痈，即防溢血。

苇茎　米仁　杏仁　冬瓜子　丝瓜络　莱菔子　桑皮　川芎　枳壳
骨皮　通草　苏子

沈 常熟

寒热咳嗽，胸闷气喘，半载有余，从未出汗。属风痰交阻，解散为宜。然脉
虽小紧，而按其至数，数且见促。形色萎悴，阴分已受邪伤，痰涎间带臭腥，已
成肺痿。

紫菀茸　麦冬　生地　川贝　沙参　苏子　冬瓜子　桑皮　地骨皮
炙草　枇杷叶露

陆 江阴

肺咳已久，寒热间作，嗌干咽痛。右寸脉小，左大弦数。肺痿垂成，有金破
无声之虞。

紫菀　阿胶　北沙参　甘草　生地　花粉　麦冬　川贝　骨皮
猪肤　琼玉膏

汪 杨及泾

咳吐腥痰，脉来有力，肺痈之候也。酒客肺胃久伤，每易归入痿门。

苇茎汤　泻白　二母　粉黛　丝瓜络　忍冬藤

杨 陆墓

脉数实者为肺痈，虚者为肺痿。咳嗽臭痰，而脉之见于寸口者，数而且小。
痿症无疑。

泻白　苇茎　粉黛　丝瓜络　北沙参

刘 徐州

失血后咳嗽不已，痰涎不少，甚至寒热分争。左脉细软，右寸关部数大而
滑。饮食少纳，胸脘不畅。系伏热伤胃，延及肺金。金受热伤，水源亦绝。肝肾
未尝不虚，然补之碍于上焦之伏势。若非清养肺胃，徒补肝肾何益？

苇茎汤　秦艽　鳖甲　紫菀　蛤壳　浮石　干姜　茯苓

傅 建平

热在上焦者，因咳为肺痿。肺病传心，往来寒热。调其营卫，首推复脉一
方。即独治肺痿，《千金》亦曾采及。后变为紫菀茸汤，亦未妨碍。然不应者何

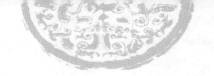

也？幸饮食如常，大便尚结，尚无损过于中之弊，可以相安。现在头痛涕流，畏风之邪，外感先治新邪。

党参　紫菀　炙草　陈皮　桔梗　枳壳　川贝　葱白

复诊　新邪已彻，惟咳嗽寒热。夜寐不安，声音作哑。脉形细小而数，心营肺卫两伤。益气调营，第一要着。

炙甘草_{枣仁易麻仁}　紫菀茸　杏仁　白薇

张 _{震泽}

肺痿痰带粉红，音烁不扬。神疲气短，少纳脉弱。夏至阴生，不增喘热为幸。

紫菀茸　大生地　麦冬　泻白　二母　阿胶　枇杷叶霜

复诊　前方服后，夜来咳嗽稍缓，自然得寐，清养固宜。无如食入于阴，长气于阳，热气更蒸。必需淡泊食味，方中兼理为妥。

紫菀茸　泻白　二母　麦冬　麦仁　大生地　阿胶　琼玉霜

杨 _{海门}

咳嗽一起，阳络更伤。痰血既多，肺阴日耗。音烁嗌干，咽痛等症，接踵而来。脉形细小而数，右寸为甚。金病日久，水绝生源，必有气喘一症，继之于后。必凝神静养，使火不动，庶有生机。

紫菀　大生地　阿胶　麦冬　川贝　知母　炙甘草　猪肤　花粉
白蜜

蔡 _{嘉兴}

盗汗大出，咳嗽涎沫。音烁咽疼，头痛时眩。步履蹇涩，二便失调。苔浊口干而渴，症名肺痿。

苇茎　冬瓜子　米仁　丝瓜络　紫菀茸　麦冬　陈皮　煨天麻
甘草　怀牛膝　大生地

曹 _{谢家桥}

咳嗽日久，曾见粉红臭痰，尚未了了。口不燥，胸不疼，脉数能食。热在上焦，延成肺痿，防音哑。

泻白　淡芩　紫菀　冬瓜子　丝瓜络　杏仁　苡仁　芦根

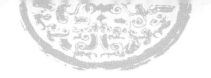

马 直街

肺气日痿一日，咳嗽尚且不利。咽痛音烁，必然之事。

　　大生地　麦冬　川贝　知母　北沙参　元参　甜杏仁　花粉

琼玉膏

王

肺为久咳所伤，交深秋脏气未旺。十月纯阴，反增音烁。脉小，右寸为甚。痰出带沫，症为肺痿。

　　紫菀茸　麦冬　大生地　炙草　西党参　阿胶　云苓　陈皮

须 常熟

肺咳久，音嘶咽痛嗌干。视其喉间，淡而不红。右脉少神，左太弦急。已经归入虚门，理之棘手。

　　六味　元参　川贝　杏仁　橘红　百合　紫菀茸

朱 嘉定

肺痿

　　紫菀茸　大生地　麦冬　人参须一钱　川贝　款冬花三钱

白花百合一两　炙甘草五分

复诊　服药后饮食稍加，土能生金，最为幸事。

　　紫菀茸　大熟地　大生地　人参须　麦冬　天冬　炙草　阿胶

川贝母　百花膏

王 南汇

风热夹瘀，咳嗽痰血。其气腥秽，口燥胸疼。脉形数实，肺已成痈。

　　苇茎汤　泻白　桔梗　丝瓜络

复诊　前方不足以除脓血，风热之伤肺已甚，宗热过于营之训立方。

　　紫菀茸　犀角　贝母　甘草　桔梗　地骨皮　桑皮　白皮　银花

洋参

◎ 消渴

范 太仓

湿热挟风，能食发渴。水液浑，脉形数，是消症也。

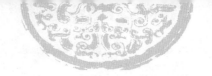

　　黄连解毒_{去柏}　竹叶　草薢　花粉　川斛　陈皮

二诊　上、中、下三消皆见，即使药能对症，亦费周旋。且恐后来腹满。

　　黄连解毒　竹叶　花粉　草薢　陈皮　知母　生地

三诊　消热在中宫者，已从上吐下泻而出。然脉之数象未改，尚虞反复。

　　小生地　丹皮　泽泻　赤苓　花粉　陈皮　甘草　草薢

四诊　拟清养法。

　　六味_{用生地去萸}　草薢　川斛　忍冬藤　甘露饮

五诊　湿热余邪，尚袭于胃，胃属中焦。中焦清，则上下两焦自清矣。

　　忍冬　藿香　川斛　淡芩　六味_{去萸}

六诊　瘅成为消中，中消之症，往往累及上下。必拔去其根为妥。

　　黄连　黄芩　制大黄　生地　川斛　花粉　麦冬

七诊　消谷善饥，生痰作嗽，未有不因乎胃热阴虚。

　　甘露饮_{去枳壳、茵陈}　二母

丸方：

　　沙参固本　二母　川连　麦仁　陈风米　枇杷叶

某

胃中热则消谷善饥，名曰中消。

　　黄连解毒汤

　　另：猪肚丸料，加粟米为丸。

金　洞庭山

消症。

　　黄连解毒　六味_{去萸}

复诊　中上两消，日愈一日，而其在下焦者，尚与前日相同。

　　固本　六味_{去萸}　川连　川柏　山栀　知母

钱　洞庭山

善食而瘦，寐少寤多，中消之根。舌苔厚浊，齿疼龈肿，脉象弦数。胃中湿

热太甚，宜戒厚味。

> 川连　黑栀　淡芩　香附　秫米　藿香　半夏　省头草

金 洞庭山

下消已愈，阴茎皮肤有燥裂之象。脉形沉数。阴分亏也。

> 固本　知柏八味　西洋参　金石斛

瞿 上海

三阳邪结不化，症为清渴。善食而瘦之势稍平，饮一溲二之形未罢。脉象弦数，清化为主，养阴次之。风邪外感为咳，兼理而已。

> 黄连解毒　二母　四物_{去芎}　枇杷叶　杏仁

杨 嘉善

消症未有不因乎火，火甚则消甚，宜先治火。

> 甘露饮

二诊　阴分极亏，阳明极热，热则三焦皆被其伤。责重补阴，所以无益。

> 竹叶黄芪汤_{去芎、芩、夏}　神效散[1]

三诊　前方症已减半，仍用原方。

秦 洞庭山

中消症成，自春及冬，水令已旺，而消渴仍甚。阴亏已极，不第胃虚有热而已，防胀满。

> 竹叶黄芪汤　粳米　生蛤壳_{三两，煎汤代水}

◎ 感冒

王 平望

咳嗽痰多，喉痒苔白，自汗溺黄。右脉弦滑，左部浮紧。风邪外感，挟湿挟痰而作。

> 前胡　紫苏　杏仁　赤苓　橘红　半夏

---

〔1〕神效散：《三因极一病证方论》方，药用杏仁、甘草、旋覆花、白术、莲肉、射干、百合、白扁豆、川芎、人参、白茯苓、神曲、桑白皮、干葛、桔梗。

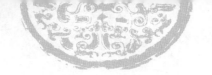

施 修仙巷

伤风引动痰涎，为咳为嗽。已经两月，养化为宜。

党参　紫苏　茯苓　陈皮　半夏　川贝　蒌皮　桑皮　枇杷叶*實*

范 平望

湿热熏蒸，更值风寒外感。

香苏散　荆芥　牛蒡　通草　杏仁　连翘

陈 皋桥

脉形浮弦，目疾后咳嗽喉痒。脉尚浮弦，非辛散不可。

荆芥　防风　前胡　杏仁　芎枳　桑皮　象贝　蔓荆

复诊　风邪咳嗽，最易反复，加以背部伤络。

旋覆花汤　杏仁　橘红　象贝　当归　川断

包 广济坊桥

咳嗽经年，音烁未亮。责在阴虚，本宜用补。乃风邪内郁，补则反增咽痛。幸寒热一透，咽痛如失。奈寒热一候未清，咳嗽不爽，必须解散。

荆芥　杏仁　甘草　桔梗　前胡　通草　紫菀　川贝*母*

复诊　身热第九日矣，不随微汗而解。口干带苦，苔白带腻。咳嗽不爽，溺黄脉弦。风邪袭入湿中，不易化解。阴虚音烁之体，最虑淹缠加重。

小柴胡汤*去参*　前胡　杏仁　通草　赤苓　紫菀　枇杷叶

周 吴江

发热无汗，痞胀不纳，苔浊干苦。已经一候，必须和解。

小柴胡汤*去参*　枳实栀豉汤　葱白　生姜

何 南濠

风邪外感，引动伏痰，为咳为嗽。加以胁部气升之旧病，从而和之。

香苏饮*去草*　旋覆花　桑叶　半夏　前胡　建曲

蒯 吴江

劳伤元气，外感风寒，咳嗽不已，小有寒热，神情困倦。舌苔满白，小溲色赤，容易动怒。左脉弦紧，右部小沉。气息短促，防其加喘。

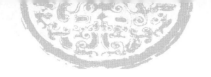

参苏饮_{去葛、木、草}　川芎　杏仁　茯苓

祝 齐门

金沸草散，寒包火之药也，不独化寒而已。然寒邪易化，火气难消，所以咳嗽不松。咳中反见红色，即以前方加减。

　　金沸草　前胡　荆芥　橘红　淡芩　冬瓜子　苡仁　茯苓

复诊　火气一清，咳嗽大减。偶咳之时，腰反引痛。此金绝水源，肾水亦虚之证。母病及子，法当清养肺经。

　　麦冬　北沙参　甘草　川贝　粳米　枇杷叶露

寇 江淮

风邪外感，引动湿痰。咳嗽口干，阴下湿汗。脉缓苔白，当以解散。

　　前胡　杏仁　桑叶　蔞皮　旋覆花　通草　橘红　赤苓　苡仁
枇杷叶露

闵 湖州

肺热则毛窍常开，风邪易感。肩部着寒，鼻流清涕，喷嚏频频。

　　泻白散　玉屏风散

彭 通州

肺热容易招风，风因肺热而招。虽重散风，更宜泻白。

　　泻白散　淡芩　川贝　知母　麦冬　薄荷　枇杷叶露

◎ 鼻渊

徐 梅堰

鼻渊传衄，瘿瘤结核。皆少阳见证，理之非易。

　　苍耳子　薄荷　辛夷　藿香_{猪胆汁炒}　连翘　桑皮　洋参　夏枯草
淡芩　昆布　川楝子

朱 常熟

胆移热于脑，则辛頞鼻渊。胆腑既有热邪，不独上移于脑，抑且内走于脏。脏者，肝也。肝属木，得热邪则其性更强，顺乘胃土以动痰，反侮肺金以伤气。所以咳嗽与鼻渊，及耳鸣头晕之症，相并而至矣。

　　竹茹　甘草　陈皮　川贝　白芍　麦冬　黑栀　桑皮　骨皮

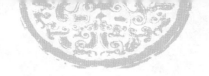

曹存心医案全集

藿香_{猪胆汁炒}　石决明

张 黄土桥

胃家湿热，渗入胆经，鼻渊久而不愈。苔白便溏，溺黄纳少，脉形细小带数。

辛夷散[1]_{去防、细辛}　荷叶　茯苓

◎ 飧泄

巫 普安桥

风湿之邪，互相交结。大便溏泄，小便白浊。舌苔湿白，脉形缓弱。

胃苓汤_{去桂}　防风

胡 洞庭山

飧泄不因乎胃风，必因乎阳弱，此乃兼而有之。饮食少纳，完谷不化，脉息迟弦。至于脘中又痛，噫腐作酸，更易发作，亦不外是。

平胃　理中　附子　吴萸　粳米　半夏

周 洞庭山

下利变为水泻，症属从轻。然久久小水甚少，腹笥胀。肢体无力，脉形细小，舌苔满白。风湿之邪气，虚不能宣化。

春泽汤　胃苓汤　青皮　防风

荣 仓街

痛泻之治，不外健脾理湿、和血祛风四治。此症痛泻，每因得食而作，是名飧泄，亦曰胃风。胃家积湿，既被饮食所动而作，痛泻治宜从之。

生冬术　防风　建曲　半夏　赤苓　青皮　炙草

复诊　前方飧泄已愈，所余两耳常鸣。内风未熄，阴分早亏。

於术　防风　黄芪　牡蛎　茯苓　甘菊　白芍　半夏曲

◎ 风症

264

白癜风，此风从外来，入于气分，则为白也。风性善行，急须化之搜之，以

---

〔1〕辛夷散：《重订严氏济生方》方，药用辛夷仁、细辛、藁本、升麻、川芎、木通、防风、羌活、甘草、白芷。

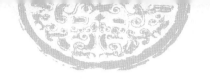

冀不再漫延。

　　白藓皮　白蒺藜　防风　归芍　茯苓　麻仁　桑叶

　面肿曰风，然风有大小。小风之肿，皮肤光滑，大风之肿，皮肤甲错。症已见甲错，其色亦红，是大风兆也。

　　荆芥　防风　归身　赤芍　白藓皮　桑皮　赤苓　枳壳　桔梗

僧　海宁

风毒与湿热交结，寒热之时，便生红点，又变紫皮，欲成风症也。

　　四物汤　白藓皮　防风　荆芥　炒楂　赤苓　桦果　白蒺藜丸

　　　　咸丰七年冬十月廿三日，从嫪城姜秋农借本写毕，潘道根记。

曹乐山先生医案

先生讳字仁伯。此卷余于咸丰壬子（1852）从其高足嵺城姜秋农问岐借录，徐村老农潘道根识。

符

肥人多湿，湿郁为痰，贮之于肺。一招风邪，咳嗽时作，作则呀呻有声，卧难着枕，是名上喘。喘病本当独化其痰，而不知脾气虚者，一遇寒气，大便容易溏泄。补中兼化，在所必需。

六君　六安（六安煎：陈皮、半夏、茯苓、甘草、杏仁、白芥子、生姜）　　苏子

潘道根按　言所以用六君之故，且脾气实则痰不生、风不畏。此从"肥"字着眼。

余

痰气交阻，咽中如有炙脔。徐氏注云：男子亦同省之是也。

半夏厚朴汤半夏、厚朴、茯苓、生姜、苏叶　　陈皮　　白蔻仁

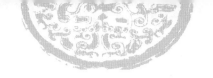

张

和解之后，身热已轻，便利得止。小溲尚赤，咳嗽未爽。脉弦数小，神气觉倦。半表半里之邪，虽能向外而达，元气暗虚，恐起虚波。

　　小柴胡汤　蒌皮　杏仁　苡仁　通草　赤苓　泽泻

姚 右

经停三月，右手脉滑，内兼头痛。肝胆之火、外来之风交煽于上。

　　荆芥　防风　白芷　甘草　羌活　甘菊　天麻　细子芩　苏梗
苦丁茶

蔡

病经四日，身热下利。头痛体酸，汗少腹痛，舌苔满布。风邪外感，不从阳达，反陷于阴也。当以古法逆流挽舟之托。

　　败毒散　保和丸　人参、茯苓、枳壳、桔梗、柴胡、前胡、羌活、独活、川芎、甘草、
生姜、山楂、神曲、茯苓、半夏、陈皮、莱子、连翘

李

湿热伤中，生痰阻气。得食则噎，腻痰上吐。隔之萌也。

　　七圣散　陈皮　杵头糠　薤白

某

卫行日疾，血脱于上。所吐者似肉似肺，宛如烂鱼肠者，胃家津液，都被从前之邪火所烁，凝结而成。本在不治之条，后人于不治之中，求出一望治之法。正在大吐之时，其气上升，未便即投所治之药，不得已以消瘀下气为主。

　　芦根　苡仁　杏仁　冬瓜子　丝瓜络　降香　花蕊石散[1] 调下一钱

潘

口之干痛，苔之浊腻，俱属向安。而体倦神疲，咳嗽浓痰，脉形弦数，梦中易泄等证，不一而足。必须按部就班。

　　中生地　羚羊角　麦冬　北沙参　知母　贝母　枇杷叶　茅根

　　潘道根按　言先清理中上，且梦泄亦有因于痰者，故不涉下焦。

---

　　〔1〕花蕊石散：《普济方》引《产经》方，药用花蕊石、上赤硫黄。

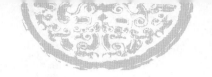

程

咳嗽胸疼，似有减意，然须日减乃妥。

六味　芎　枳　杏仁　羚角　甘菊　橘红　前胡　紫苏　当归
赤芍

叶

咳嗽日久，时盛时衰，时作时止。近来正在作时，又患诸节疼酸，屈伸不利。白苔满布，脉息细弦。是金水同病，招之以风也。幸无气喘耳。

金水六君煎_{六君加熟地、麦冬}　六安煎　防风　木瓜　苏子

孙　右

肝脾湿热，溢满奇经，经水淋漓，且兼紫色，加以带下绵绵，口苦苔腻，久之如此，非旦夕所能取效。

北沙参　生冬术　赤苓　白薇　生草　川贝　浮石　橘红　制香附
生蛤壳　凤眼草_{一钱五分}　贝齿_{三钱}

蔡

丸方

大生地　酒炒归身　酒炒白芍　酒炒川芎　粉丹皮　建泽泻　怀山药
黑山栀　冬桑叶　黑芝麻　白藓皮　山萸肉　青防风　火麻仁　肥知母

陈

阴虚则小便难，难之为日已久，变而为淋。管中隐痛，海底亦痛。虽非血淋，亦须慎摄。

瓜蒌根　瞿麦　怀山药　大生地　木通　牛膝　淡竹叶　茯苓
甘草梢

潘道根按　瓜蒌瞿麦丸合导赤，以海底亦痛，故去附子。

张

阳络频伤，咳无虚日。黏痰不少，胸闷不开。当以四阴煎法加减为妥。

四阴煎　粉黛散　泻白　川贝　枇杷叶露　苡仁
另：十大功劳叶露，常常服之

范

腹之胀，身之热，未见其再和。体虽渐旺，不足恃也。

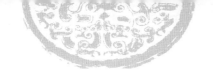

生冬术　云苓　炙草　陈皮　炮姜　党参　青皮　制半夏　鸡内金

苏梗　神曲　砂仁　雪羹

另：金蟾丸一钱。

邹

四肢酸疼，先形于外。右肢偏痹，陡然而来。舌苔满白，脉象小弦。口眼不正，湿痰内胜，加以招风。

茯苓　制半夏　橘红　桂枝　炙草　白芍　苁蓉　生冬术　麻仁

制僵蚕　乌药　川断

潘道根按　以陡然而来，故知为招风所致，风气劲疾故也。又脉象弦，故用桂枝汤加僵蚕。

陈

补火生土，使气机内旺，所积不留。

党参　当归　於术　黄芪　炙草　升麻　鹿角霜　白芍　柴胡

木香　肉果

煎送驻车丸。

朱

寒热后余邪内恋，浮肿虽除，咳伤阳络，清化为宜。

桑皮　骨皮　杏仁　枇杷叶　茅根　川贝　赤苓　苡仁　橘红

朱

溺病有前后之分。痛在前者，湿热为多。痛在后者，阴虚为甚。湿热渐化，溺前之痛自衰。阴分仍虚，溺后之痛不罢。

三才封髓　天冬、熟地、人参、黄柏、砂仁、甘草

朱

咳嗽苔腻恶心，风邪引动湿痰所致。形瘦之人，未便即补。

六安煎

潘道根按　着眼在"形瘦"二字，与前符。案异以形瘦属木火，故未便即补。

赵

多病之体，未经复元。反多劳碌，头晕乃作。从此两目无光，干涩难开。牙

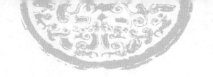

疼面赤，神倦体麻。腹中少运，皮则畏寒。阳事虽举，阴精不足。是水亏木旺，顺乘中土。土中饮食所化精血，不足以供肝肾之吸取，故症如此。

六味丸　马料豆　黑芝麻　桑叶　首乌　柏子仁

另：资生丸。

孔

痫病之因，由于肾气内虚，龙雷之火不能潜伏于下。挟痰上升，其发日骤。诊舌苔薄白，脉息细弦，治须两顾。

六味去黄肉　半夏　橘红　牛膝　白芍　槟榔　白金丸

顾

咽喉偏作红肿腐痛，声音先烁。饮食噎哽。颈旁核结。口中苔干，脉作弦数。此系风温外感，热毒内胜。互相胶结，渐为喉闭，不可不虑。

黄连解毒汤　山豆根　射干　荆芥　牛蒡　连翘　马勃　土贝
甘草　桔梗

调入碧雪丹一钱五分。

朱

脊痛少减，肩背未和。咳嗽痰浓，小溲常黄。风湿尚恋，前方加减用之。

秦艽　香附　白蒺藜　豆卷　茯苓　冬术　桂枝　甘草　旋覆花
苡仁　杏仁　冬瓜子

叶

失血后咳嗽不已，咽中哽痛，喉紧似小。日暮体热，寝则盗汗。脉细带数，气短少纳，一派虚火刑金之象。宜绝欲念，清心自保为嘱。

四阴煎去百合　六味黄易芍　元武甲　川贝　元参　十大功劳叶露

王

一阴一阳结，谓之喉痹。病经两月，喉中腐痛，纳食不利。脉象细弦，咳嗽黏痰。肺胃壅崇之火与下焦龙相，相比为患，慎防其闭。

射干　牛蒡　元参　甘草　桔梗　马勃　荆芥　前胡　连翘　杏仁
桑皮　象贝　猪肤汤

尤

热伏营中，血从上溢。脉形左右皆数，胸前苦闷。

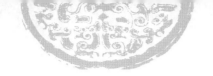

细生地　侧柏叶　藕节炭　羚羊角　枇杷叶　茅根　川贝　旱莲草　参三七三分　川郁金三分

王

得食膈间梗痛，三旬有余。近来不食之时，胸部痛亦隐隐。清阳渐堵，痰自凝焉。膈病之根已露，放开怀抱为先。

瓜蒌　薤白　归芍　蜜　芦根　旋覆花　沉香　陈皮　藕汁　水梨

徐

通阳镇逆，而痰因食下而升者不减。拟脾胃并治。

六君　苁蓉　杞子　菟丝饼　旋覆花　牛膝　当归　白芍　公丁香　代赭石末七分　竹沥　饴糖炙，二两　生姜五分　食盐一字　甘草五分

黄

痞硬已软，腹胀亦松。宜守前法，不使成臌。

枳实消痞方　赤芍　白芥子　制蚕　白马尿　荸荠

王

前方既适，加减用之可也。

二至　二母　泻白　忍冬藤　枇杷叶　茅根　十大功劳叶露

又　丸方：

六味　二至　二母　阿胶　牡蛎　陈皮　枇杷叶　甘草

张

咳渐减，痰渐少。动则气急，肢软苔白，脾、肺、肾三阴交虚。

贞元　六君　麦冬　苡仁　杏仁　竹沥　牛膝　白果

殷

去秋失血，入春咳嗽。咳已三月，甚于夜间，痰多气急，卧不得下。舌色光红，形瘦脉数。阴气大虚，涉夏防喘。

四阴去百合　丹皮　怀山药　玉竹　川贝　阿胶

王　右，二十四岁

经期落后，血分本虚，久久阴阳二维交病。有寒热，心痛之疴甚，则火从内

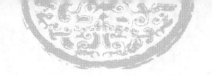

起。上烁肺金，干咳无痰，招风更甚。现在音烁不扬，脉形细数，右寸独见浮大。权泻其白，后从奇经调治。

  泻白 荆胡 杏仁 桔梗 象贝 防风 枇杷叶

又 接服方：

  炙甘草汤 泻白 二母 白薇

殷

颧属少阳、阳明部分，颧骨之上，生有痰核，日以益大，并不痛痒，惟觉作胀。近来胀及牙龈，甚至开合不利。苔干舌干。少阳风热之邪，与阳明之痰，互结于经络所致。

  荆芥 牛蒡 土贝 连翘 黑栀 丹皮 制蚕 小生地

王

蒸热寝汗，溺赤口干，脉小色萎。脾肾两虚所致。

  六味 骨皮 陈皮 淮麦 水泛六味丸 资生丸

沈

太阳行身之背，背部经筋一有违和，则两臂为之不举。久而时发，痰多鼻塞。此太阳经气不行，风湿袭之也。

  羌活 黄芪 防风 茯苓 冬术 桂枝 炙草 陈皮 半夏 生姜
白芍

蒋

热伏营中，阴阳两络俱伤。伤则阴气从此益虚，肢体无力。脾失升精统领，血渗于下者，漫无愈期矣。

  大生地 白芍 地榆炭 槐花炭 丹皮 黑栀 归脾丸 柿饼
银花

韩

先天之气，肠间之邪为病，前案已悉。天枢之内，小肠主之，小肠之气全被湿热所壅。内自觉疼，外则烙手。口中干燥，小溲短赤。大便易溏，脉形小数。肌肉暗削，饮食不多。窃恐邪无出路，元气不克支持。

  连理 导赤 牛膝 冬瓜子 丝瓜子 苡仁

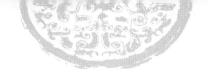

陆

风邪郁热，久恋肺金。咳延两月，阳络受伤。现在血上咯出，其色带紫，胸前微闷，嗌干内热。脉形数大。急须清化，否则血必上冒。

细生地　侧柏叶　藕节炭　羚角片　川贝　苡仁　茅根　桑皮
地骨皮　生甘草　知母

王

哮喘痰血旧恙，发似较稀，肺之伏痰，尚不能消。胸中郁，不时呕痰，胃气亦失其和。

指迷茯苓　陈皮　蒌皮　砂仁　枇杷叶　紫菀茸　金水六君丸

王

白浊血淋起因，近来变作消症，久而不愈。苔白质淡，口干欲饮。气血两伤，湿热未净。《金匮》法加减。

瓜蒌瞿麦丸（栝楼根、茯苓、山药、附子、瞿麦）去附　三才汤　炙草　黄柏
砂仁

孙

先天虚者，不耐烦劳，劳则似有寒热。小溲必黄，或者嗽痰。脉形细小，右关反弦。形瘦色萎，言微体倦。培补为宜。

六味　六君　麦冬　白芍

孙

湿邪从阴而亲下，下焦既被湿侵，足胫逆冷。冷汗虽出，足胫仍热，湿化为宜。

生於术　赤苓　木瓜　防风　防己　秦艽　半夏　橘红　川朴
牛膝　萆薢

施

温通颇合，从此着鞭。

乌龙丸　制半夏　党参　干姜　厚朴　茯苓　紫苏　生姜
另：金匮肾气丸八两。

严

颈傍耳后瘰疬，曾经溃脓，内热口干。肝肾阴虚，生火生痰。再以前法。

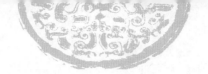

六味黄易芍　消瘰丸元参、牡蛎、贝母　橘红　海藻　夏枯草煎汤代水

廖

痎疟仍属雌雄而作，苔白不渴，腹部又有肿意。邪盛正虚，舍温化无法。

清脾饮去柴、芩、甘草　制附　桂枝　牡蛎　炒楂　木瓜　香橼　鸡内金

周

腹中之气，上下左右无不攻逆。是气也，多疑多虑者，更有痰邪内夹。

青囊　槟榔　茯苓　橘红　半夏　沉香　炙草　牛膝

严

中虚不能化湿，上升则口腻，下注则肿痒，中梗则腹傍隐痛，归之于肠则大便自溏。无怪乎中气益虚，气息短促也。

藿香　砂仁　六君　青皮

朱

煎方：

制首乌　归身　白芍　川草薢　茯苓　於术　制半夏　陈皮　麦冬　砂仁　木香

又　丸方：

六味　归身　六君　草薢　忍冬藤　藿香　砂仁

顾

前方小效，加味用之。

熟地　橘红　羚羊角　茯苓　枳壳　归身　炙草　半夏　枣仁　辛夷　白芷　苍耳子　桑皮　藿香猪胆汁浸炒　竹茹　洋参

又　丸方：

大熟地　藿香猪胆汁浸炒　洋参　苍耳散白芷、薄荷、辛夷、苍耳　二陈　枣仁　枳壳　竹茹　当归身　桑皮

方

上下之胀疼虽减，胸前之痞闷不开。舌苔转黄，口中带腻。湿邪郁而为热，亦能阻气。撤去前方气药，即与化湿品中，佐以泄热。

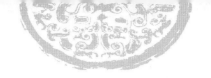

二陈　枳实　竹茹

唐

咳嗽日久，继以寒热络伤。口干苔白，脉息细弦，胸闷不畅。此风邪郁热，暗伤阴血也。现虽血止两日，而止血一法犹不可少。

细生地　侧柏叶　藕节炭　川贝　枇杷叶　茅根　桑皮　骨皮

麦冬

朱

肺俞伏痰，更招风邪，则发哮喘，呀呷有声。舌苔满白，脉息弦滑。现在发时较前稍轻，仍以标治。

六安煎　三子养亲　枳壳　金沸草

李

咳嗽络伤之体，阴分必虚，虚则邪难化达。是以寒热日作，口干苔腻，脉细而数。进前剂夜间之寒热不作，而日间尚有寒热往来。阴分之邪，似有化意，卫分未能即解。

柴胡　生地　归身　花粉　知母　川贝　炙草　淡芩　紫菀

徐

湿热不攘，大筋软短，小筋弛长。软短为拘，弛长为痿，此乃不痿而拘。拘之为病，湿热之邪气独在于大筋。症虽属湿热，然脉弦濡小带数，舌苔满白带黄。溺不变，口不渴，肢体酸软，经筋酸疼。种种皆湿胜于热，羌活胜湿汤方治。

羌活　茅术　茯苓　防风　橘红　金毛脊　半夏　木瓜　藿香

秦艽　香附　白蒺藜　炙甘草　归身

李

寒热往来，口中干苦。舌苔薄白，脉细弦数。少阳见症也，当用和解。但络伤之体，血分本亏，往往有营虚不能作汗之弊，用合方。

小柴胡汤去姜、枣　当归　泻白

胡

大失血后，继以身热，咳嗽口渴喜饮。近日大腹时时痛发则便泄。此肺热于上，阴虚于下，湿感于中之候，理之棘手。

甘露饮去天冬(生地、麦冬、石斛、茵陈、黄芩、枇杷叶、生甘草)　　枳壳　熟地
苡仁　建曲　丹皮

浦

足胫肿曰水，水乃湿所聚也。故经云：湿胜则肿。然则肿有钟聚之意。今年水土不及，湿邪无路可消，始而为肿。欲消其肿，务崇其土。

制茅术　厚朴　藿香　肉桂　青皮　茯苓　半夏　防己　炮姜
木瓜

王

喉痹日久，近饮食不利，是地气欲闭塞也。闭塞则危，不可忽视。

泻白　麦冬　羚羊角七分　射干一钱五分　元参　杏仁　花粉
猪肤一两　白蜜五茶匙同煎
另：碧雪一两，每服一钱，开水朝服。

张

痢之白者属气，赤者属血，血痢转而为白，所在之痢，独在气分无疑。迟之又久，气必降而不升。升举一法，无非为此等症而设。

补中益气汤　炮姜　煨肉果
煎送驻车丸二钱。

俞

上断属胃，下断属大肠，皆属阳明。阳明之经虽有手足之别，而其所属，皆为六腑。六腑以通为补。

清胃散生地、当归、川连、升麻、丹皮　　制大黄　羚羊角　甘中黄

张

咳嗽子后为甚，久久头晕易作。脉形弦细，水亏木旺。饮食生痰，恐其多喘。

十味温胆远志易归身(陈皮、半夏、茯苓、甘草、枳实、竹茹、人参、枣仁、熟地)
牛膝盐水炒　紫菀茸

丁

前病已愈，而中焦湿热未清。鼻流清涕，肺气暗虚。虚，则所行之经络易被湿痰流注。右臑之痛，延及左臑，势所必至。

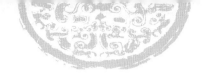

生地　竹茹　橘红　当归　淡芩　川贝　甘草　茯苓　风化硝
枳壳　茅花

又丸方：

固本用党参　茵陈　茯苓　枳壳　枇杷叶蜜炙　甘草　霞天曲
川石斛合甘露饮、十味温胆汤用　风化硝　茯苓　竹茹　归身炭　枣仁　橘红

丁

丸方：

生地　麦冬　阿胶　黄芪　苦桔梗　二母　沙参　泻白　石决明
玉竹　合补肺阿胶散真阿胶、牛蒡、兜铃、炙草、杏仁、糯米

炼蜜丸，每服一钱五分。

陆

前后共进六方，惟化肝煎最合。然此方不能化肝经之风火。风火既不全消，挟身中所有之湿热，莫不熏蒸上盛。所以咳嗽不甚，寒热复作，胸背肩部脘腹等处，胀闷仍然。咽喉红肿腐疼，声音不扬。饮食少利，脉象弦数。势成喉痹，闭塞则危。

杏仁　桑皮　骨皮　牛蒡　甘草　连翘　黑栀　射干　元参　淡芩
荆芥　马勃　前胡

董

去秋咳嗽，血络频伤后，咳嗽不除。气息短促，已欲成损。前月陡然寒热，经旬以外，咳不肯爽。胁左闪痛，脘中痞胀。口干苦腻，舌苔满白。肢体酸软，溺黄热涩，脉弦而数。新风夹温，与本有之痰互相胶结。是谓体虚挟邪，恐不胜任。

小柴胡去参、草　前胡　杏仁　旋覆花汤　青皮　厚朴
竹沥冲，五钱　茅根一两

赵

阴虚喉癣结核之体，劳伤受热。阳络暗伤，血从上逆。咳则乳旁隐痛，苔白溺黄身热。只宜化热，未便投补。

金沸草散（旋覆花、麻黄、前胡、荆芥、半夏、炙草、茯苓、生姜）去半夏、草、苓
桑皮　通草　蒌皮　杏仁　枇杷叶　茅根

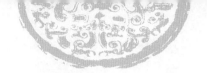

唐

疟疾后寒热失血，胸闷苔白，口渴脉弦。必系风邪新感。

荷叶　侧柏叶　生地　郁金磨　枇杷叶　茅根　茜根炭　丹皮
桑皮　骨皮　川贝母

胡

阳络频伤，血渴身热，咳嗽腹痛。阴分虚也，殊为棘手。

大生地　川斛　淡芩　茵陈　甘草　麦冬　大熟地　天冬　枳壳
丹皮　泽泻　怀山药　枇杷叶　茯苓

蒋

劳伤感邪咳嗽，嗽止肩背酸胀，腰部亦然。苔白口腻，便溏溲黄。脉息濡弦，夜来盗汗。动则气逆，畏风神倦。风寒挟湿久恋，脾虚无力以化。用东垣方意。

生冬术　猪苓　茯苓　泽泻　羌活　防风　归芍　姜黄　木瓜
青皮　炙草

陈

肺为痰阻，清肃失行。水少生源，动武气急。咳嗽痰薄，苔白，脉细带滑。标本同治为妥。

大熟地　归身　炙草　半夏　茯苓　白芥子　杏仁　橘红　紫菀
白果四枚

邹

神识似蒙，心中憺憺，耳鸣头震。舌苔白腻，脉息不舒。必系痰湿，阻于气分，而清窍亦为所蔽。

香附　茯神　半夏　橘红　菖蒲　南星　枳壳　远志　厚朴　川贝
蒌皮　石决明　前胡　杏仁

包

阴虚内热，咳嗽胸前隐痛。大便不畅，小溲短赤。脉弦细而数，苔白畏风。必有风邪留恋，治须兼理。

桑皮　骨皮　川贝　杏仁　麻仁　丝瓜络　冬瓜子　赤苓　紫菀

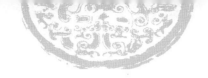

步

水湿钟聚，其肿自下而上。男子得之，其病为逆，自腹延及支末。小便不利，大便作泄。湿无出路，恐其喘满。宗仲景腰以下肿当利小便之治。

茅术　赤苓　猪苓　泽泻　肉桂　滑石　甘草　木香　苡仁　陈皮

五加皮　荆芥　防风

李

胆怯多疑，阴虚夹痰所致。

十味温胆汤　煅龙齿三钱　石决明

潘

右脉稍和，左部尚形弦数，养化为宜。

大生地　丹皮　龙胆草五分　石决明　川贝　沙参　茅根　麦冬

黄芩　黑栀　知母　青黛三分　枇杷叶

钱

感风咳嗽，延及一载，交春络血溢出。动则气急，脉弦数细。风邪郁而为火，阴气已虚，恐深于损。

麦冬　党参　半夏　炙草　苡仁　川贝　泻白　知母　橘红

枇杷叶露

陈

中宫之阳稍苏，肠间之津液未润。

首乌　归芍　炙草　干姜　苁蓉　杞子　沙苑　蒺藜　党参

川贝　秋石　茯苓　厚朴　牛膝　半夏　牛黄三厘　沉香五厘

蒋

风、湿、痰三者，艮其背。

桂枝　茯苓　炙草　橘红　冬术　半夏

包

去年咳嗽音烁，未经向愈。阴虚投补，亦是至理。奈中挟风邪，得补则郁为咽痛。辛发寒热，咽痛乃已。今寒热未罢，咳嗽不爽，必须解散。

荆芥　杏仁　甘草　桔梗　前胡　通草　川贝　紫菀

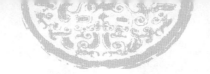

王

脾经湿热下注，则阴头作肿，上升则头目昏眩。舌苔满白，脉弦带数。

> 茅术　柴胡　茯苓　当归　白芍　小生地　灯芯　淡芩　黑栀
> 白芷　香附　甘草　竹叶

杨

肝脉贯膈入胃抵少腹。少腹气升，则胃脘作痛，痛甚呕酸。此肝木犯胃，中挟痰饮也。失治大腹胀满，便溏溺赤，脾土更伤。土中湿热，乘虚作梗。恐脐突筋青，上则增喘，理之不易。

> 治中 六君加青皮、陈皮　连理　四苓　川朴　木香

叶

进景岳法，诸恙向安。惟白苔尚满，温化为宜。

> 金水六君　六安　防风　苡仁　木瓜　苏子　藿香

又丸方：

> 贞元饮　香砂六君　白芥子　杞子　菟丝子

陈

淋浊已除，口干亦愈。惟小便难，阴虚已甚。

> 人参固本(人参、天冬、麦冬、生地、熟地)用党参　六味去萸肉　龟甲
> 牛膝

俞

湿热痰气，交阻于中，饮食精微不能运化，脏腑无所受气。神倦形疲，势所必至。然非先理湿热，徒曰建中，焉是至理？

> 六君　胡黄连　川连　生地　藿香　厚朴　风化硝　牛膝　枳壳
> 雪羹

又煎方：

> 指迷茯苓丸　川朴

曹

红积不肯净尽，腹中仍鸣，肛痛。四肢无力，喉中隐痛。小溲淋涩，究属湿热未清。

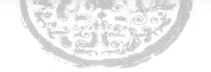

驻车（黄连、阿胶、干姜、当归）用炮姜　三奇　荆芥　地榆　槐花　白芍

吾

劳力受寒之后，身常发热。四肢无力，脉弦而小。溺色带黄，腰以下作痛。当以和化。

当归　白芍　冬术　党参　茯苓　灸草　秦艽　香附　羌活

蒋

痛之在肩者已和，在腰背者未除，且引胁下。劳伤筋骨，风湿之邪未尽。

秦艽　香附　川断　乌药　旋覆花　冬术　茯苓　白蒺藜　苡仁
杜仲　丹皮　黑栀　豆卷

屈

寒热后四肢少力，胸闷妨纳，苔白溺黄。湿火未楚，胃气未和。

枳　斛　砂　二陈　六君　藿香
水泛资生丸，每服三钱。

吕

咳嗽见红强止，血从内痹，痹则不通。胸常窒塞，脉息细弦带涩，动则气急。拟瘀热汤法。

瘀热汤　桑皮　骨皮　杏仁　麦冬

赵

风温化火伤阴，咳嗽致嗌干咽痛音烁。饮食少纳，肌肉渐削，其喉为痹。

补肺阿胶　川贝母　知母

周

中宫有湿，更受外寒。胸中不舒，漾漾欲呕，兼之腰部亦疼。不独气分失宣，筋脉亦失其和。

生香附　紫苏　半夏　橘红　川朴　茅术　防风　赤苓　生姜

卜

头目眩晕，呕吐酸苦。肝火挟痰上升，有筋惕之候，恐其跌仆。

温胆　天麻　甘菊　石决明　钩藤　苡仁

徐

进河间法，舌之强硬渐和，语言蹇涩亦利。但脉形虚数，手指常震，内风习习欲动。前方加味宜之。

地黄饮子 去菖蒲（熟地、巴戟、山萸、苁蓉、附子、官桂、石斛、茯苓、远志、麦冬、五味）

羚羊角　归身　钩藤　竹沥　天麻

胡

胸痹作疼，噫气不除。口中干苦，脉息沉弦。痰气交郁，郁能生火。舒怀怡抱，当在药饵之先。

四七汤　青皮　陈皮　旋覆花　黑栀　淡芩

董

进小柴胡汤加减，汗出虽微，口中之苦腻，胁部之作疼，寒热之往来，皆云减轻。但脘中微痞，按则觉痛。苔白液干，二便不调，脉仍弦数。尚宜和化。

川连　瓜蒌　半夏　青皮　柴胡　竹沥　黄芩　杏仁　厚朴　茅根

枇杷叶

邱

咽痛渐减，腻涎渐少，喉间似觉清利。然咳呛不除，呛甚作呕。音未全扬，少纳肉削。肺胃不清，阴虚难复，入夏可虞。

四阴煎　补肺阿胶 去兜铃　玉竹　陈皮　生蛤壳

沈

两太阳穴筋跳动，引及额上则痛。痛则呕吐时作，吐出酸苦。舌苔黄腻，口干溺赤。系风邪犯胃，挟痰为患。素有鼻渊，略为兼理。

川芎　荆芥　防风　白芷　薄荷　半夏　藿香　青皮　黑栀

金铃子散　松萝茶叶

孙

胀痛之势，得海藏方而衰，守之为妥。

四君　旋覆花　陈皮　川朴　半夏　猪苓　泽泻　白芥子　肉桂

枳壳　炒楂肉　牛膝　左金丸 五分　雪羹

又丸方：

归芍六君　川朴　四苓　白芥子　川连　牛膝　藿香　砂仁

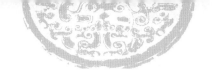

雪羹汤代水泛丸，大腹皮亦煎汤同用。

陆

痎疟由于三阴寒热往来，止而复作。口不渴，苔黄浊，脉弦而小。四肢微浮，扶正近邪，是谓正治。

桂枝汤　首乌　陈皮　半夏　茯苓　当归　青皮

疟来日预二时服。附桂八味丸三钱，疟止后淡盐汤朝服。

邹

胃脘当心而痛，食则更剧，动气攻逆。此六郁之邪，交阻于中，肝木顺乘之候。

越鞠　延胡　橘红　炒楂　莱菔子　雪羹海蜇、荸荠

赵

进金沸草散法，咳嗽递减，隐痛自衰。然必杜根，方为良治。

金沸草　前胡　杏仁　苡仁　荆芥　枇杷叶　通草　橘红　蒌皮

桑皮　石决明　茅根

熊

阴虚体质，挟有湿热。咳频伤络，动则气促。寐则胸前盗汗，晨起畏寒。饮食渐减，肌肉潜削。左脉细小，右部弦滑，俱兼数象。延成虚损，不能不虑。

麦冬　党参　炙草　茯苓　麋衔草三钱　冬术　泽泻　葛花包

绿豆　桑皮蜜炙　鸡距子三钱　骨皮　枇杷叶露

朱

短气有微饮，饮为阴，所以气息之促，甚于夜间。胸前苦闷，痰吐则松，脉形弦细。仿仲景以温药和之。

金水六君熟地炒炭　白芥子　苏子　紫菀　苓桂术甘

胡

风、寒、湿三气，杂合而至为痹。痹痛彻上彻下，或重或轻。所谓风气胜者为行痹是也。

当归　赤芍　羌活五分　姜黄五分　黄芪　炙草　苡仁

桑枝酒炒，一两

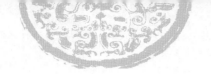

又方：

川乌十枚，火酒浸片时，湿面包裹，炭火中煨透，存性。取出去面并皮，研为细末。每用一分，清晨调入白米粥上，乘热服之，百日为度。

又方：

白蒺藜_{去刺,鸡子黄炒,一斤}　　大豆卷_{酒炒,八两}　黑山栀_{四两}
羚角_{炙炭,二两}　苡仁_{四两}　桑枝_{盐酒炒,四两}

为末，炼蜜丸，桐子大，每服三钱，傍晚开水送。

吕

病后痞结不开，咳嗽频作，阳络暗伤。明是余邪为患，久延防损。

川连　制半夏　淡芩　甘草　郁金　茅根　赤苓　枇杷叶　牛膝

沈

头痛吐逆，肝胃为病。

羚角　甘菊　橘红　半夏　竹茹　枳壳　煨天麻　牛膝　川芎
蔓荆子　松萝茶

顾

咳嗽寒热，病于春间。从前痰疟之根，因此而发，恐成疟痨。

秦艽鳖甲散　枇杷叶露_{漱口}

朱

阳络频伤，血从外溢。血来必见咳嗽，其色鲜红，今已三日。脉象细数。当以止血法先治，防其溢甚而冒。

细生地　侧柏叶　荷叶　川贝　茜根炭　茅根　枇杷叶　桑皮
旱莲草　苡仁

徐

遗泄之体，阴气本虚。虚则内热骨蒸，五心烦热。口渴舌红，脉息细数。肝肾乙癸同源，肾精失守，肝气反郁，乃为少腹胀闷之候。此精虚不能敛气耳。

三才封髓丹

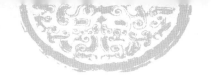

龚

脘中作痛，嗳腐吐酸，夜来为甚。脉象弦数，乃六郁之症。

　　越鞠　左金　金铃子散　赤苓　雪羹

程

伏邪从少阳以泄，咳嗽由白转黄。左耳肿疼，且流脓水，尚费调治。

　　四物　紫苏　羚角片　柴胡　前胡　枳壳　淡芩　杏仁　牛蒡
连翘

周

大腹作胀，胸前痞闷。饮食不思，大便秘结，脉形沉细。此食气交结于中宫，中宫气弱，无以发陈所致。

　　枳术　治中

徐

肾者主蛰，封藏之本，精之处也。无梦而遗，是失封藏之本，法宜用蛰以潜藏之。然病已三年，阴虚热炽。在卫则肌肤灼热，在营则热甚五心。口渴多饮，脉象细数。甚至气不宣通，背脊酸痛。少腹不和，肢体无力，痛势浸淫日甚。夏至一阴来复，恐真精已亏，不能与天机同转。炎蒸方炽，何以御之？拟先清营阴之热，后投补阴封髓之方。

　　四物　二连　清骨散去青蒿（银柴胡、胡连、秦艽、鳖甲、骨皮、知母、甘草）
韭子　藕汁

包

进解散法，今晨得汗。寒热稍减，内热未净，脉象弦数。阴虚久咳音烁之体，郁邪外泄不尽，最为累事。

　　荆芥　杏仁　甘草　桔梗　桑叶　川贝　通草　紫菀　牛蒡　知母
花粉

蒋

先血后便，是名近血，日久不瘥。脉右小左大。阴分已伤，未便独清其血热。

　　赤豆　当归　淡芩　白芍　灵草　刺猬皮　槐花　槐角　地榆
荆芥　枳壳　血余炭

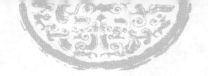

朱

用温化法，脐下之痛，痛而不已，大便仍前紫色。舌淡苔白，腹鸣脘胀，脉紧带涩。寒邪未化，阳气内虚，气血两不宣通，仍宜温下。

　　吴仙　当归生姜羊肉汤　白芍　九香虫　陈皮　木通　艾叶　木香
炒楂

周

发热无汗，痞胀不纳，苔浊口干苦。症经五日，必须和解。

　　小柴胡汤去参　枳实　厚朴　栀　豉　葱头

张

右脉芤，左脉数。久患唾血，近变为吐。吐因肝火上冲，不仅胃热使然。

　　旱莲草　女贞子　大生地　侧柏叶炭　藕节炭　干荷叶
羚羊角炙灰　川贝母　枇杷叶

浦

阴分久亏，入暮则剧，口干恶心，脉形弦细数。温邪久恋，清化为宜。

　　青蒿　淡芩　秦艽　骨皮　桑皮　川贝　竹茹　生地　鳖甲　桑叶
丹皮　芦根

张

咳嗽内热虽减，食下少运，脉细而数。脾肺同病，前方增减。

　　紫菀茸　沙参　麦冬　白薇　桑皮　骨皮　六味　资生丸　琼玉膏

蒋

温补得效，仍宗前治。

　　附子理中　治中合方
　　另：金匮肾气丸。

张

晨起溏泄，本属脾病。近咳嗽吐痰，行动气喘，又属肾病。脾肾同治，本不为误。奈右脉小数，左关弦急。鼻衄易流，口味作咸。舌苔白腻，自汗常出。面反红润，饮食不减。是肝胃湿火，上下充斥也。阴液暗伤，非阳药所能调治者。

　　生脉人参、麦冬、五味子　异功四君、陈皮　戊己(黄连、吴萸、白芍)去吴萸
左牡蛎

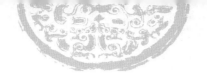

李

连进和解，今早得汗寒轻。少阳留邪，渐从外出。但口中干苦而腻，胸闷未除，旧恙咳嗽不能见轻。咳甚则呕，脉仍弦数。肺胃不清，元气暗虚，久之延为虚损。

> 小柴胡　温胆　归身　桑皮　杏仁　秦艽　鳖甲

黄

叠进消痞方，坚处似软，而脘中之胀逆未除。纳减少力，舌苔薄白。湿热之积于中者，因脾气虚而不运也。

> 枳实　治中　连理　蓬术　三棱　制蚕　马尿

吴

阳络重伤，咳无虚日。卧难着枕，咽中作痛。小溲清长，肌削少力。湿热伤营，不能从疮以泄。阴火刑金，虚者益虚，山林静养，庶有生机。

> 四阴煎　大生地　阿胶　兜铃　牛蒡　花粉　杏仁　粳米
>
> 猪肤_{刮，一两}　白蜜_{五茶匙}

张

咳嗽日久，劳力则甚。痰浓口干，鼻中时衄。肺有痰火，阴分已虚。

> 麦冬　党参　川贝　陈皮　风化硝　茯苓　半曲　苡仁　桑皮
>
> 骨皮　五味子

邹

咽喉红肿黏腻，饮食作疼，日重一日。右脉浮数，左部细弦。阴虚伏热，热更烁阴。症名喉痹，最虑闭塞致危。

> 猪肤　花粉　甘草　元参　桔梗　山豆根　马勃　淡芩　牛蒡
>
> 白蜜

薄

脾气内虚，湿邪内胜，肢体少力。脉形濡小，纳减苔白。健脾之中，寓以化湿。

> 香砂六君　黄芪　当归　升麻　柴胡　资生丸_{三钱，朝服}

徐

久咳阳络重伤，血从上溢。现于寒热之后，苔浊口燥溺赤，脉数左弦。此湿

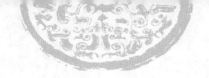

邪深入营中，肝火亦冲于肺，防其血冒。

四生_{生地、柏叶、荷叶、艾叶} 去艾 羚羊角 旱莲草 贝母 茅根
知母 枇杷叶 木通 淡竹叶 淡芩

俞

血络曾伤，咳嗽痰多，久而不愈。面色㿠白，肌肉暗削，脉小数。气营皆虚，虚火刑金之候，防损。

黄芪 党参 灵草 麦冬 归身 玉竹 蛤壳 川贝 阿胶 牡蛎

张

冬月之奉藏者少，木失水涵。心阳易动，春夏觉病。

六味_{去萸换芍} 生脉散

张

回肠曲折之间，积尚不少，气血皆可内侵。此痢之所以红白间作，不能向愈。

补中益气_{去芪} 荠菜花_{三钱} 红曲 滑石
煎送驻车丸。

钱

风邪郁热伤阴，咳嗽痰浓，甚则恶心，胸前常闷。肺胃失降，虚损之根，不可忽视。

玉竹 旋覆花 云苓 桔梗 川贝 泻白去草 麦冬 沙参 知母
枇杷叶 郁金

沈 右

头晕耳鸣，脘嘈心悸，腰腿酸痛。三焦皆病，其实阴虚，湿火内多。

十味温胆_{去枳、远、参三味} 归身 杜仲 甘菊 牡蛎

高

大便溏泄，继以黏腻。红白积滞，久而不愈。腹中不痛，脉息濡软。脾阳内虚，湿郁之热，两伤气血也，延为休息痢。

理中 地榆 防风 木香 炒熟地 五味子 驻车丸

曹存心医案全集

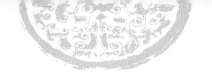

陈

火土不能合德，易降难升。此休息痢之所以独盛于日间也。

补中益气汤　鹿角霜　白芍　醋炒青皮　木香

煎送脾肾双补丸。

杨

气升脘痛呕酸皆和，惟大腹仍然胀满。脐平溺短，便溏苔白。中阳已虚，湿热不能运化。臌病将成，理之不易。

附子理中　治中　肉桂　当归　赤苓　泽泻　川朴

董

脘痞胀痛向愈，咳嗽气短，旧恙仍在。最易成损。

桑皮　骨皮　杏仁　蒌皮　半夏　川贝　赤苓　黄柏　牛膝　苏子

竹沥　枇杷叶

又接服方：

麦冬　北沙参　甘草　茯苓　橘红　川贝　苡仁　牛膝　桑皮

骨皮　枇杷叶露

金

三消症具，上中稍可，而下焦仍前。亟与滋肝肾之阴，去其阴火。

大生地　大熟地　淡天冬　麦冬　怀山药　云苓　泽泻　丹皮

川柏　川连　黑山栀　知母

柏

病将一候，形寒虽止，身热未除。头胀口渴，舌苔白腻。诸节酸疼，胸闷溺赤。此风邪渐欲化热也，防昏变。

羌活　防风　小柴胡_{去芩}　二陈_{去草}　杏仁　枳壳

胡

似哮非哮，系肝肾下虚，气不归元所致。亟亟静养，防其喘脱。

金水六君　牛膝　牡蛎　生脉　胡桃肉_{一枚}　甜杏仁_{研，三钱}

又：金匮肾气丸、金水六君丸，和匀，每服四钱，清晨入青铅一两，煎汤送。

吴门曹氏医案

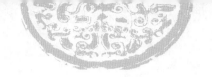

金

脾胃湿热，传入大肠。大便溏泄，日五六行。舌色糙黄，恶心溺赤干苦，胸前督闷，转以胃苓加味。

胃苓_{去桂}　黄鹤丹_{香附、川连}　竹茹

柏

风温被湿所遏，形寒虽去，汗出不爽，而身热蒸蒸。口中干苦，舌苔白浊。胸痞气粗，咳嗽薄痰。肢节酸痛，已经八日不解，小心传变。

小柴胡_{去参}　前胡　杏仁　防风　枳壳　桔梗　川朴　藿香　豆卷

张

病虽向安，元虚未复。

贞元　生脉　六君　芪　桑皮　紫菀　牛膝　胡桃肉　沉香

吕

胸前稍利，咳嗽略缓。上焦留邪，暗有化意。无如动则气急，脉形弦数，究恐成损。

六安　牛膝　淡芩　枇杷叶　郁金

许

大便不实，食厚味更甚。腹膨脐突，面黄脉弦小。脾土内虚，稚年必须崇土。

治中　茯苓　木香　肉果　山药　莲肉　香橼　砂仁

孙

腰脊少腹，沉重不仁，胃脘亦不舒畅。舌苔薄白，脉息濡弦。肥人湿痰内胜，阳气虚也。

苓桂术甘　萆薢　苁蓉　杜仲　菟丝饼　白蒺藜　川断　乌药
半夏

沈

左胁癖块已藏，但中气不足，湿犹内着。大腹不和，纳食不舒。溲短舌白，脉象带弦。湿无出路，恐其成胀。

胃苓（苍术、朴、陈皮、甘草合四苓）去草、桂　香附　腹皮　干姜　川楝子

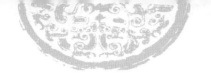

吕

咳嗽减半，胸痞略觉。浊邪尚逆，恐痞再结。

旋覆代赭　苏子　牛膝　枇杷叶　橘红　赤苓

周

身热五日，形冷畏风。头胀痛，口干苦。舌苔满白，脉息虚弦。劳倦而受湿邪，最虑淹缠。

香苏饮_{去草}　小柴胡_{去参}　葛根　羌活　赤苓　枳桔

道根按　此人既系劳倦受邪，而方仍三阳并发，不如去羌、葛为妥。

金

脾胃湿热内聚，纳食不和，下注便泄。

茅术　朴　陈皮　赤苓　猪苓　泽泻　藿香　川连

孙　右

湿热之邪，下从膀胱而泄，小溲自多满溢。奇经者稍化，淋漓今净，带下亦少。惟少腹气坠，口苦苔腻等症不减，仍守前法。

四君_{用沙参}　制香附　白薇　贝齿_{三钱}　凤眼草_{一钱半}　川贝　紫石英
归身　橘红　蛤壳　浮石

廖

雌雄疝疟两轻，两脐下傍有形内结，按之则硬，动则隐痛。苔白且滑，脉弦而小。阳虚阴结所致。

川附_{一钱}　苁蓉_{三钱}　桂枝_{五分}　於术_{一钱五分}　陈皮_{一钱}　木瓜_{五分}
制半夏_{一钱五分}　制蚕_{三钱}　牛膝_{酒炒，一钱五分}　当归_{小茴香拌炒}
白芍_{肉桂二分，末，酒炒，一钱五分}
又：附桂八味丸六两，每服四钱，早晨橘红汤下。

周

气之攻逆已平，而胸前未畅。有似气痞，饮食尚少。白苔满布，脉象细沉。通镇法合入七气汤中。

旋覆花　代赭石　茯苓　半夏　朴　牛膝　党参　橘红　乌药
槟榔　紫苏　炙草

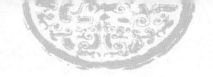

杨

肤热渐缓，头胀仍然，盗汗。苔黄口干，脉形细数。阴虚风恋，难以速化。

六味_{黄易芍}　玉屏风　白薇　黄柏　知母　花粉　茅根

龚

胃病吐酸不作，大便溏泄，此脘中郁邪下降之征。嗳腐未清，口苦舌干。津液为痛所伤，何怪头眩腰楚。

黄芩汤　左金丸_{同煎}　神曲　延胡　甘菊　青皮　雪羹

朱

脘中之痛，初自右胁而来。近更上延胸部，按之漉漉有声。嗳出腐气，脉息沉弦。此气食相并，成饮成积也。

四磨(乌药、沉香、枳实、人参)用枳壳　四七　香附

徐

阴虚生内热，热则津液内涸，口干渴饮，肌肤与五心皆热。前进养阴退热不应，此阴虚极之故。然舍此更无别法。

甘露饮_{去枇杷叶、天冬}　黑栀

何

咳嗽稍轻，痰出渐少。舌红苔黄，脉息尚冲。风热化而阴已虚，当补其阴。

大生地　北沙参　炙草　桑皮　骨皮　川贝　玉竹　杏仁　茅根
知母

秦

拟甘露饮加减。

大生地　麦冬　川斛　淡芩　枳壳　甘草　知母　桑皮　茯苓
川贝　苡仁　白芍　枇杷叶露

又　丸方：

党参　固本　北沙参　六味_{黄易芍}　竹茹　川贝　橘红　牡蛎
蛤壳　粉黛散

徐

咳延一月，痰出不爽。近来小有寒热，口干带苦，苔腻脉弦。必有风邪

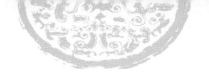

内恋。

柴胡　前胡　淡芩　半夏　枳壳　桔梗　杏仁　橘红　桑叶　通草

沈

咳本于痰饮，痰饮之聚，由于脾肾之虚。阴液内虚，咳而艰出。

金水六君　党参　枳壳　枣仁　麦冬　竹沥

胡

胸间之痞痛渐和，噫气未舒。口仍干苦，脉息沉弦且数。痰气肝火未平。

化肝煎去芍　牛膝　槟榔　赤苓　半夏　旋覆花　雪羹

李 花桥巷

前方得畅汗，而咳不少减。口苦咽痛，脉仍弦数。寒热往来，阴虚邪恋，易于涉损。

秦艽鳖甲散（鳖甲、柴胡、地骨皮、秦艽、知母、当归）去柴胡　乌梅　桑皮
川贝　元参　甘草　枇杷叶露

陈 太仓

咳嗽三年，每甚于冬寒，而衰于春暖。此肺有伏痰，不耐寒风外束也。近觉内热，齿或出血，阴分亦虚。

指迷茯苓　桑皮　骨皮　小生地　丹皮　花粉　二母

徐 太湖

进前方，脊背酸痛已彻，而内热蒸蒸，仍前不罢。势必津液重伤，早以甘露饮参用，亦始非防微杜渐也。

熟地　归身　白芍　生地　川连　胡连　石斛　天冬　淡芩　骨皮
麦冬　藕汁　枇杷叶露

陈 平湖

嗜酒湿热生痰，贮之于肺，下为肝火所冲。咳逆恶心，黄昏为甚。久久如此，清化为宜。

温胆　葛花　鸡距子　苏子　蛤壳　冬术

陈 平湖

肠间已润，而粪至肛门未能畅达，是传送无力。

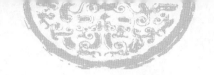

鲜首乌　归芍　党参　灸草　干姜　苁蓉　甘枸杞　川贝　厚朴

牛膝　秋石　沙蒺　陈皮　菟丝饼　半夏　柏子仁　牛黄二厘

沉香五厘

孙 杭州

腑热还之于脏，痢后症变肺痈。痈虽渐愈，肺则伤矣。金不生水，颈穿结核日多，复为痰疬之症，皆由水绝生源。所以炎炎日长，补水为本，消痰为末。至背部蒸热，独在于日间，又为劳倦伤阳之候，兼理为宜。

六味　消瘰　黄芪　防风

王 无锡

噫气不舒，心中愦愦无奈。欲作恶心，舌苔满白。此系阳失空旷，湿痰内阻之故。

干姜　灸草　半夏　旋覆花　薤白　党参　乌药　槟榔　牛膝

赭石　橘红　风化硝　竹沥

闵

咳嗽不爽，头颅少清，鼻窍时通时塞。舌苔糙色，脉形弦细。此外感风邪，上袭肺位，挟痰为患，宜辛散辛通。

桑皮　骨皮　甘草　通草　杏仁　橘红　枳壳　天麻

史 上海

食不得入，是无火也。然右脉涩小，左细弦急，皆兼数象。时有虚火上升，显然营血亦枯。膈症垂成，药难应手。

大熟地浮石拌炒　归芍　蜜芦　橘红　杵头糠　水梨一两

顾 吴塔

进《金匮》法，气火不逆，咳呕得缓。第动则气急，脉息小弦，苔黄口腻。酒客湿热必多，中气虚而不化也。

加味六君去半　枳壳　葛花　鸡距子　茅根

萧

下利红积，暮则发热，延及月余。今痢虽止，便未结硬。食入艰化，寒热暮作。苔白不渴。中土不运，余邪未净，不宜久延。

理中　白芍　茯苓　木香　陈皮　楂炭　神曲

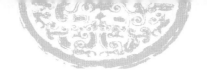

蒋 吴塔

病后热留肺胃，鼻衄齿血。悬雍上抵，脉象弦数。下虚上实，治宜兼理。

　　小生地　归身　阿胶　白芍　赤苓　淡芩　川斛　苡仁　茅花

费

伤风咳嗽，经月不瘳。咳则喉痒，音声欲烁。干不多饮，胸间脘痛，妨纳溺赤。邪痹肺经，而中宫素有湿热，即此又阻气机。

　　旋覆花　半夏　前胡　荆芥　赤苓　杏仁　桑皮　枳壳　橘红
鸡距子

包

咳痰渐润，口苦亦淡。惟身热尚甚于下午，甚则胸部不舒。脉仍弦数，苔白渐黄而腻。风邪挟湿，郁而不宣。久虚之体，恐音闪增剧。

　　小柴胡汤_{去草}　紫菀　前胡　杏仁　赤苓　知母　通草　枇杷叶

周 绰墩桥

病逾两旬，身热夜甚，天明汗出热缓。舌苔白腻，头胀口苦，咳嗽脉弦。风邪为湿所持，淹缠防变。

　　达原(槟榔、草果、朴、芍药、甘草、黄芩、知母)去草　柴胡　淡芩　半夏
藿香　枳壳　桔梗　杏仁　前胡　陈皮

庄 震泽

失血后营虚生热，热甚五心，口中秽臭。经所谓胃气热，热气熏胸中是也。胃热则消谷，所进饮食，不为肌肤，而悉化为痰。胸脘为之痞硬，逆传于肺，步武气喘。从此胃纳日减，稍觉劳顿，左胁下宿癖突痛。中土既虚，肝木顺乘，大腹日渐胀满。脐虽未突，小溲时黄，四末浮肿。舌苔薄腻，脉弦数小。阴阳两虚，势将日增，勉从中治。

　　治中　牛膝　冬术_{一钱五分,枳实拌炒}　朴　炒楂炭

俞 黄埭

病经八日，身热无汗。头痛苔白，脉浮而弦。风邪夹湿，表未解也，防昏。

　　羌活　防风　藿香　紫苏　葛根　半夏　陈皮　赤苓　枳壳　葱白

邱 湖州

咳嗽得于寒热之余，久而不已。动则气喘，脉形细小。精自下遗，衄从外

脱。因病致虚，久亦成损。

> 玉竹　桔梗　茯苓　炙草　麦冬　川贝　三仙粥　陈皮　生姜
> 沉香　牡蛎　都气丸
>
> 取青铅煎汤。

王　吴江

肝经气火郁结，顺乘于胃，阴血又亏，尚须清养。

> 化肝煎去泽泻　大生地　川连　白薇　藕汁

又　丸方：

> 大生地　归身　芍　连　丹皮　白薇　石决明　牡蛎　制香附
> 茯神　淡芩　砂仁　陈皮　北沙参　旱莲草　椿皮

杨　南浔

助阳祛湿，腹满稍松，小溲略多。中土郁邪，似有化意，仍之。

> 附子治中　五苓　朴　归　雪羹

陈　王江泾

填补之中，寓以守而且镇。

> 九龙丹去萸　炒楂　五倍子　牡蛎　於术　炙草　制半夏　橘红
> 西党参

另：

> 戚喜丸白蜡、茯苓　四两　磁朱丸磁石、朱砂　二两　归脾丸二两

张　南浔

阳明之脉，挟脐而居，所结之疬，适在其界，通泄乃宜。

> 鸡金散鸡内金、沉香、砂仁、陈香橼　六君　归芍　炒楂　麦芽　朴
> 干姜　枳实

张　南浔

痰饮膨胀，首重温通。无如阳络重伤，鼻衄大作，头震眩晕。常易伤风咳
呛，温通不可，偏恃治中为宜。

> 枳实　於术　茯苓　炙草　麦芽　青皮　陈皮　炮姜　牡蛎　白芍

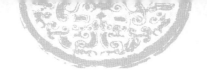

川连　苍术　雪羹

吴 松江

养阴则咳嗽稍利，而咽中作痛，饮食不喜。脾肾俱不足，两顾为合。

大生地　麦冬　北沙参　茯苓　甘草　花粉　扁豆壳　川斛　莲肉
橘白　怀山药　猪肤

钟 海宁

思伤脾气，汗伤心液，行伤肝筋。三者同病一身，心悸筋惕，颈旁结肿。脉右小软，左弦数。情志间病，理之非易。

淮小麦四钱　大枣一枚　甘草四分　茯神三钱　香附一钱五分
川连二分　川贝一钱五分　白芍一钱五分
另：磁朱丸二两，每服二钱。

包

湿郁之热，为浮肿为胀，自下延上，日甚一日。苔白口腻，呕逆恶心，溺短便艰，加以耳中鸣响，脉小左关独弦。显有风邪上引，最易增喘加剧。

防己　茯苓　桂枝　猪苓　泽泻　冬术　防风　陈皮　半夏
取桑皮、腹皮、五加皮、陈皮、赤苓皮煎汤。

徐

治理新风，兼顾喉痹。

桑皮　骨皮　川贝　知母　元参　甘草　花粉　芦根　橘红

蒋 吴塔

病后遗邪，鼻衄悬雍不正，恐生喉痹。

小生地　归身　白芍　赤苓　黄芪　麦冬　茅花　淡芩　川贝
知母　元参

华 新安

时病后身热不退，咳于五更为甚。脉形促数，舌苔糙黄。口中干腻，动则气急，形神两倦，阴气与元气并虚。而身中素有之湿热，相持为患，防其增喘致剧。

大熟地　大生地　茵陈　淡芩　川斛　淡天冬　麦冬　甘草　黑栀
青蒿露　枇杷叶露

虞 阊门

咳嗽后失血，血止咳不肯已，黄昏为甚。恶心纳减，神倦少力，动则气促。大便渐溏，盗汗易出，脉形细数。脾、肺、肾三阴皆虚。刻下痔漏频发，亦宜顾及。

　　四阴煎去百合　怀山药　归身　刺猬皮　地榆

周 胥江

咳嗽而致脘腹痞满，便溏溺黄。苔腻，口中干苦，肩酸。湿阻三焦，仍挟风邪外感。

　　冬术　朴　赤苓　猪苓　泽泻　腹皮　杏仁　陈皮　紫苏　桑皮
延胡

张 横泾

咳嗽日久，又增寒热不退，盗汗多。苔黄溺赤，脉息细弦。风邪久恋，营卫失谐。就汗多而论，责在营中。

　　秦艽　鳖甲　骨皮　当归　青蒿　党参　柴胡　桑皮　紫菀　川贝
赤苓

华 新安

胃脘当心而痛，少腹与背部有收引之形，胁下疟母亦因而胀逆。肌肤寒热，诸节酸疼，甚至气短自汗。右脉涩小，左部弦数。肝阴不足，其气内部，反乘中土。

　　逍遥散　金铃子散　青皮　香附　雪羹

马 胥口

无梦而遗，劳则为甚，兼形寒膝酸。此脾胃两亏，封藏不固，卫阳失护，不耐烦劳。

　　首乌　黄芪　陈皮　党参　冬术　升麻　当归　灵草　柴胡　黄柏
牡蛎　韭子　砂仁

华 新安

时病得汗而衰，微微身热，又经一月有余。舌苔糙黄，口中干腻，小溲短赤。加以咳嗽一症，相继并作。五更为甚，口吐薄痰。甚至脉数而促，气息短急，神形困倦。留邪不化，阴气暗伤，恐不克支。

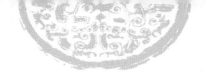

大生地　麦冬　天冬　淡芩　川斛　枇杷叶　青蒿　川贝　滑石

桑叶　橘红　丹皮

屈 葑门

气火上逆，久咳不已，阳络频伤，伤则阴分益虚。金受火刑，咳自加剧。胃气不清，恶心时作。宜以薄味静养。

四阴煎_{去芍}　川贝　款冬花　陈皮　阿胶　石决明　骨皮

卢 右光福

痛经呕逆起，继以发热。昼静夜剧，时作靡常。口干带苦，月事停期。少腹时痛，脉形弦数。营虚气滞生热，和养为宜。

大生地　归身　白芍　茯苓　炙草　香附　乌药　柴胡　薄荷

冬术　丹皮　黑栀

姜 右齐门

脉弦不涩，月事超前。腹形渐满，饮食易胀。口间干苦，舌苔满白。血中蕴热，气分多痰，致阻脾胃之运。

水泛资生丸八两，每服二钱，朝饭后开水送下，晚饭后亦一服。

张 嘉兴

右耳暴聋，久而重听，左耳亦渐失聪，嘈嘈如风雨之声。肩酸，足趾违和，亦在右边。脉形细弦带数。此必先感外风，久久阴分暗亏所致。宗耳聋治肺立法，然非旦夕所能奏效者。

杏仁　紫菀　通草　石菖蒲　桑皮　骨皮　甘菊　石决明　淡芩

牛膝　黑栀

俞 海宁

阳络重伤，咳嗽晨起为甚。痰白而浓，脉弦细数。阴虚肺胃不清，宜以薄味静养。

麦冬　北沙参　川贝　茯苓　甘草　桑皮　骨皮　知母　枇杷叶露

张 嘉兴

产后血虚，每易发热。然脉必虚数，乃为纯虚无邪。今脉浮弦兼数疾，背脊热甚。自汗不解，已经百日。舌白满布，喜饮寒冷，心悸耳鸣，头额常痛。必有风温之邪，陷入气血之中。恐不解，为蓐劳之�。

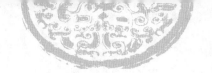

秦艽鳖甲散　金毛狗脊　猪脊髓　藕汁

顾 横泾

腹鸣便泻，左胁下隐癖不和。大腹欲满，小溲色赤。土受木乘，易成臌胀。

痛泻要方　青皮　炮姜　鸡金散　川朴

沈 嘉兴

下痢日久，由白而红。大腹时满，腹痛更加胸闷，少纳神疲，脉弱。虚不化邪。

连理　治中

陆 同里

紫血已化，胸闷自开。惟内热不除，脉尚数大。热未清楚，阴分暗亏。

中生地　丹皮　茯苓　白芍　桑皮　骨皮　苡仁　忍冬藤　麦冬
川贝　知母　怀山药　泽泻

金

肺经郁热。

桑皮　辛夷　通草　杏仁　橘红　蒌皮　赤苓　炙草　知母　象贝
枇杷叶露

钱 无锡

胸部已舒，咳嗽尚有浓痰，脉弦数细。阴虚肺胃未和，仍以清养。

麦冬　知母　北沙参　川贝　白芍　骨皮　桑皮　茯苓　石决明
炙草　蛤壳　陈皮　枇杷叶露

高

寒湿内阻，形寒汗泄。胸脘之间，有如束缚。头晕眼黑，舌苔满白，脉形弦细。宜转于清阳。

苓桂术甘　旋覆花　朴　橘红　半夏　苏子

王

咳则有痰有声，气短蒸热，胸痞少纳，脉细而带数。症实元虚，何以随夏至之阴生，恐增喘加剧，奈何！

麦冬　北沙参　茯苓　炙草　知母　大生地　橘红　阿胶　骨皮

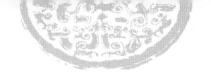

丹皮　川贝母　藕汁

吴 海宁

吐血盈盆，幸不热咳。然脉细而左关带弦，心、肝、脾三脏，皆失所养。形寒面向，非所宜也。就三脏而论，生心血为最要。

归脾_{去木香、芪、桂圆肉}　白芍

苏 太仓

痰气交阻，胸前痹痛。脉息小弦，苔黄口不渴。《金匮》法主之。

瓜蒌　薤白　半夏　枳壳　橘红　赤苓　旋覆花　蔻仁　川贝
苏子　竹沥　白酒

周

湿痰郁火交阻，咳嗽胸痞噫逆。甚至骨节酸痛，纳食作胀，必须兼理。

藿香　砂仁　六君　麦芽　防风　炒楂　杏仁　木瓜　桑枝　雪羹

虞

胸脘不舒，肩背隐疼，脉弦苔白。风温犯于肺胃，先理新病。

紫苏　半夏　厚朴　茯苓

金 洞庭

嗜酒中气必虚，进谷不能运化，悉化为痰。时为头眩，胸痞噫逆，悉痰为患。脉息弦小，舌苔薄白，补化为宜。

六君　推气（枳壳、桂心、姜黄、甘草）去肉桂　牛膝　天麻　代赭石

张

肺俞久有伏痰，遇寒咳因加剧。昨进《金匮》方合指迷茯苓意，咳减痰少。脉尚小弦，苔黄口干。中气既虚，湿热必胜。宜以丸药缓调。

水泛资生丸　指迷茯苓丸
二丸同服。

姚 常熟

去秋咳嗽，继以白痢，至今未已。二月间又增寒热，色萎神倦，饮食大减。气短盗汗，脉象弦数，苔腻。必有暑邪久恋脾肺，营卫亦随以病，用东垣法。

清暑益气_{去茅术}　茯苓　杏仁

吴门曹氏医案

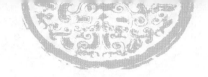

刘

伤风起因，咳嗽痰浓，咳甚作呕。近血从络溢，舌苔薄白，脉息弦数。风邪郁热所致。

荷叶　侧柏叶　藕节　桑皮　骨皮　杏仁　川贝　茜根炭　枇杷叶　细生地　苡仁　茅根

孙 平望

阳络频伤，血曾大吐。脉数，右关独大、独弦。舌苔浊腻，口中干苦。阳明胃经，必有湿热之邪，熏蒸于肺。所谓五脏六腑，皆令人咳，不独在肺是也。

芦根　杏仁　苡仁　冬瓜子　丝瓜络　忍冬藤　桑皮　骨皮　川贝　知母　川连　绿豆

钱

风邪痹肺，咳嗽痰薄，甚则作恶。舌苔薄白，口中不渴，脉象浮弦。解散为是。

旋覆花　前胡　荆芥　杏仁　象贝　橘红　丝瓜络　苏子　甘草　莱菔子

费 南濠

上焦伤风，中土有郁，咳嗽音烁，脘痛支胁后彻于背。前方加减。

越鞠　金铃子散　桑皮　杏仁　青皮

熊

盗汗虽收，咳息仍甚。饮食递减，肌肉暗削。口干无液，脉形细数。阴分日虚，夏至阴生，亟培脾肾以助阴。

六味　生脉　竹沥

陈

阳络重伤之下，咳已三月。脉细弦数，痰白而浓。内热妨纳，肺胃阴虚。

麦冬　北沙参　川贝　知母　茯苓　炙草　陈皮　苡仁　蛤壳　川斛　枇杷叶露

高

能食运迟，噫嗳腐气。胃虽为市，脾不为使，主以运中。

香砂六君　炒楂　麦芽　神曲　炮姜

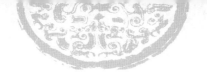

包

浮脉已和，独形弦象。呕逆虽止，浮肿不消。必得小便清长，上甚之湿，庶能下趋。

五苓　陈皮　半夏　牛膝　五皮煎汤代水

顾 湖州

四肢节骱，酸痛已久。动则汗出，有时肢麻，头晕耳鸣。脉形弦细。气血俱虚，经络失和，肝阳独旺，当戒厚味助痰。

首乌　当归　白芍　党参　冬术　茯苓　炙甘草　半夏　陈皮

续断　桂枝　甘菊　苡仁　天麻

杨 凤凰桥

瘀血败精交阻，小便淋沥，少腹不和。脉沉，按之弦涩。近日口中干苦，渐有郁热之兆。

两头尖八十一粒　韭白四十九寸　怀牛膝

陈

湿热不攘，左膝屈而不伸，腿骱枯细如鹤膝风状。不但阳明失职，不能束骨而利机关，肝经且有伏风，以致血不营养。症虽鹤膝，有似乎痿，且动则头汗独多。目红流泪，亦肝胃两经现症，拟东垣清燥汤法加减。

清燥汤去升麻、茅术（苍白术、芪、苓、连、骨皮、归地、参、川柏、甘草、麦冬、曲、泽、柴胡、五味）　猪苓　牛膝　木瓜　白蒺　独活　桑寄生

缪 庐州

左脉细小，右部弦滑。弦滑为痰，细小为虚，虚而夹痰，现于稚年之体，当病痫厥。加以眼睛少慧，呼吸有声，更属虚痰见症。煎、丸并进为妥。

橘红　茯苓　半夏　杏仁　风化硝　枳壳　竹沥　水泛六味丸

白金丸

金 太湖

中宫湿热下注，生痰上泛。少腹胀痛，小便短黄。喉间痰黏不清，苔腻少纳。为日经久，脾气暗虚，肢体自然无力矣。

生冬术　赤苓　泽泻　半夏　陈皮　青皮　萆薢　车前　黑栀

丹皮　竹茹

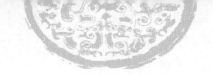

另：水泛资生丸八两，早服三钱。

李

阴分日虚，未便以邪轻为慰。祈在夏至阴生，安常为幸。

六味_{黄易芍}　四阴煎_{去百合}　枇杷叶露

沈

无痰不成疟，疟后痰入肺俞，变为喘哮。现在平善而咳嗽不已，舌黄浊腻，更有湿热附之为患。

二陈_{去草}　茯苓丸　淡芩　杏仁　旋覆花　竹茹

王　南浔

从前浊，今患尿血，小便已阴疼。脉细弦数，口干舌红。湿热下注，阴分已虚，本当投补，无如近日伤风咳嗽，必须先化新邪。

桑皮　骨皮　象贝　前胡　杏仁　冬瓜子　苡仁　通草　荆芥

接服方：

大补阴丸_{黄柏、知母、熟地、龟板}　导赤散　戎盐_{五分}
琥珀屑_{五分，研如尘调入}

闵

风痰诸恙俱平，舌糙未化，鼻中气息未和，脉带浮弦。

桑皮　骨皮　二母　花粉　甘草　蛤壳_{打，五钱}　天麻　牛膝

闵　师古桥

湿痰内胜之体，风湿外感，头易胀疼，胸易疼痛。口舌常干，舌苔多黄。脉数，左关浮弦。清化为妥，用温恐碍水亏之体。

桑叶　杏仁　橘红　蒌皮　赤苓　通草　甘草　天麻

闵

咳嗽一症，由内有伏痰，外招风邪之故。近日痧瘰正发，日轻夜重，血中更有伏热伏风。

生地　当归　赤芍　紫苏　荆芥　白蒺藜　杏仁　黑栀　豆卷
桑枝　橘红

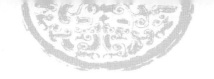

又方：

　　豨莶草四两　细生地四两　防风七钱　荆芥一两　通草一钱五分
炒楂二两　牛蒡子二两　连翘四钱
　　煎汤揩。

孙 杭州

前方补中寓消，似乎相投。近饮食生痰，五更嗽甚，兼顾理之。

　　六味　川贝　元参　牡蛎　防风　黄芪　陈皮　保和丸　猪脊髓

邱

白浊后右睾丸胀坠。舌苔黄腻，口中干苦，下体作酸，脉息濡弦。系脾多湿热，肝木内旺。

　　茅术　当归　白芍　柴胡　赤苓　甘草　黑栀　丹皮　小茴
荔枝核

邱 北城脚下

阴头下始起肿块如粟，继而渐大如核。睾丸胀痛，腿骱酸疼。似有轻重之形，寒热往来靡定。左脉沉弦，右关弦大。脾经湿热，累及肝经，劳倦加剧。

　　柴胡　淡芩　半夏　甘草　当归　赤芍　川楝子　延胡　茅术
赤苓　木通　青皮

张

项强酸痛起因，继而两肩、腰背、腿骱、膝间皆疼，手不任持，足不胜步。舌苔白腻，脉息濡小。此风、寒、湿杂至为痹，风胜者为行痹也。

　　蠲痹汤（黄芪、防风、归身、羌活、姜黄、甘草）去芪　秦艽　川断　白蒺藜
旋覆花　茅术　桑枝

徐 西山

手足心热，上及于额，烦劳则甚。舌苔黄腻，口苦嗽痰。此湿热因中虚为病，治从脾胃。

　　茅术　西党参　炙甘草　陈皮　半夏　赤苓　香附　川连　丹皮

周

脘痛复作，痛甚则呕吐酸水，苔浊妨纳。土中湿热，又被气郁，恐痛极致厥。

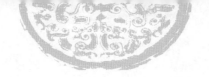

茅术　香附　川芎　神曲　黑栀　川楝子　延胡　莱菔子　青皮

乌梅丸

李 西山

阳络频伤，今春时病之后，胸前痞闷，已带隐疼。舌苔糙黄，口中干苦，脉息弦数。此湿热为患，先以泻法。

半夏泻心去参、姜　二母　二至　茅根　郁金　苡仁

苏 太仓

痰随气逆而升，气被痰阻，胸膈不舒，似乎胸痹。得食时噎，膈症之萌。前方小效，再以加减。

薤白　蒌皮　二陈去草　旋覆　朴　川贝　苏子　杵头糠　竹沥

郭

络伤血溢之后，痰中脘中者陆续而来，是气不降也。不独火升，血亦随之不降矣。

四生去艾,荷易藕　降香　苡仁　苏子　赤苓　川贝　枇杷叶露

王

外感风邪，内伤湿热，诸恙见轻，惟腰以下肿，神倦气短。邪虽渐化，元阳内虚，湿向下趋，恐其腹大喘急。

桂枝汤　茯苓　冬术　防己　桑皮　苡仁　五加皮

龚 南汇

痛呕既止，嗳腐亦衰，便溏渐实，胃纳未多，口干苔黄，头晕腰楚。郁邪渐化，肝胃未和。

逍遥散去姜、薄　左金　甘菊　建曲　雪羹

朱 长安

小溲浑浊，三焦决渎失职。纳食不消，脉形弦数。是湿热之邪，弥漫中下也。

萆薢分清饮萆薢、石菖蒲、乌药、益智仁、甘草梢、食盐、茯苓　黑栀　建曲
藿香　川黄连

唐 嘉善

清气在下，则生飧泄，久之变为肠澼。此起居不时，饮食失节之故。虽未胀

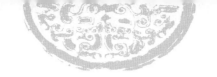

满闭塞，然脉形细小而涩。见于真寒假热之体，大非所宜。

理中　陈皮　半夏　川贝　厚朴　丁香　西牛黄二厘,研调　木香

归身　白芍　肉桂二分　川连二分

张

咳嗽失血，疮疡寒热，阴虚湿热使然。

生地　当归　白芍　鳖甲　秦艽　柴胡　灵草　淡芩　川贝

枇杷叶露

朱 青浦

偏中向愈，前此在左，今春忽中于右，渐及于左，左肢难举。内断外类，肿
亦在左。牙关少利，言语謇涩，苔白脉数。肝血内亏，痰、火、风煽动营中，毓
阴利痰，祛风息热，缺一不可。

大熟地　归身　白芍　天麻　羚羊角　川贝　橘红　竹沥　党参

於术　茯苓　制蚕　川断　乌药　半夏　牛蒡子研

朱

左胁作痛后，寒热少汗，咳嗽喉痒，舌苔白腻，脉弦胸闷。风邪夹湿交并，
不宣防厥。

藿香正气去腹皮、甘草、苓、术、半夏　神曲　白芷　杏仁　象贝　赤苓

沈 嘉兴

久痢红积，其色或鲜或紫。脘腹皆痛下重，肛门时痛。腹膨妨食，四肢少
力。脾肾两伤，肠胃之积，因虚不化。

黄芪　防风　枳壳　川附　川连　炮姜　党参　冬术　茯苓　新会

木香　乌梅肉　青皮

张

右耳不聪，声如风雨，得于外感风邪之后，已及三载。诊脉细弦兼数，颐间
开合不舒。舌腻口干，右肩足趾违和。更有湿火内阻，阴分暗亏之象，从养
化法。

熟地　归身　灵草　半夏　陈皮　赤苓　枳壳　竹茹　石决明

甘菊　淡芩　生地　川斛　天麻

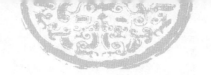

蒋 南濠

胸痹起因后，得食则噎。胸前梗痛，久而不愈，舌苔满布，大便坚结。痰气交阻，胸阳不旷，格之根也。

瓜蒌　薤白　旋覆花　代赭石　党参　干姜　当归　半夏　茯苓
牛膝　杵头糠　沉香

张 嘉兴

营虚则内热，必须大补营阴。

大生地　大熟地　当归　白芍　胡黄连　牡蛎　知母　金毛脊
青蒿　丹皮　忍冬藤　川斛　麦冬　鹿角胶_{蛤粉炒七分}
龟甲胶_{蛤粉炒七分}　猪脊筋　藕汁

吴 蒲林巷

风、寒、湿三气杂至为痹，右股酸疼，延及髀枢臀部。理之非易。

白蒺藜丸　归　赤芍　秦艽　片姜黄　羌活　茅术　木瓜　牛膝
苡仁

王 嘉定

耳鸣渐次失聪，内热，脉细弦数，食时咽中自觉介介如梗状。阴虚于下，湿火阻气于上。

制首乌　归身　白芍　竹茹　半夏　陈皮　石决明　甘菊　茯苓
女贞子　白蜜　芦根

王 太仓

一身肢节酸疼，时发时止。黑粪曾行，脉形弦涩。劳倦伤脾，郁怒伤肝所致。

归身　白芍　六君　柏仁　远志　橘叶　川断　乌药　藿香　砂仁

张

寒热之后，骨节疼痛，胸痞头晕，耳鸣失聪，齿烂苔黄，口中干苦，脉弦带数。湿热内阻，熏蒸于上。

黄连温胆_{去草}　天麻　牛膝　野蔷薇露

徐 太仓

湿邪稍化，舌上苔黄多于白。此为热胜于湿，一导一泄，为湿热两治。

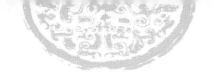

羌活　防风　淡芩　茅术　茯苓　白蒺藜　黑栀　豆卷　当归

木瓜　香附　半夏　桑皮

舒

右脉软弱，左脉带浮。寒热日作，肢体脱力。劳倦招风，病于湿胜之时所致。

补中益气　防风

陈 新市

阳气上升则脾气少降，痢形似减。然必火土合德，升降方始有权。

补中益气　治中　木香　鹿角霜　白芍

另：脾肾双补丸淡盐汤下。

蒋 关上

脉形细软，阴中之阳不能生长。夏至阴生，又当急顾其阴。

党参　於术　炙草　炮姜　附子　青皮　陈皮　归身　白芍

怀山药　菟丝饼　建莲肉

另：金匮肾气丸三钱。

汤 太湖

咳嗽日久，血络曾伤后，咳出黄痰。身中寒热未除，脉形细数，嗌干形瘦。阴虚大著，岂宜盗汗复多？

四阴去百合　六味去泽泻　白薇　川贝　牡蛎　十大功劳露

王 狮子口

服养阴方，而痛不为加损，非方之不合，乃元气不为运化也。清化参之。

麦冬　北沙参　炙草　茯苓　大生地　丹皮　泽泻　川贝母　知母

骨皮　芦根　茅根　花粉　大竹叶　藕汁

绣山先生 四十岁

精血人身之大宝，精血内亏，则虽年富而力不强，是以面黄火升，齿䘌眼花，耳鸣少寐，足冷便浊，盗汗神疲，无一而非虚象。大补特补，使其不衰为要。

归脾方

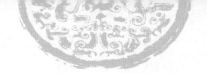

陈 枫桥

脾为中土，中土有权，则脘部先和，何有痰气升阻之病？是宜治脾。

香砂六君_{用木香} 麦冬 木瓜 竹沥 枇杷叶露_{一两}

丸方：

贞元_{用生地} 六味 生脉 六君 川朴_{四钱} 木香_{五钱} 砂仁_{二钱}
蔻仁_{四钱} 沉香_{二钱，另研，莫犯火} 川连_{二钱} 川附_{一两} 炮姜_{一两}
肉桂_{五钱}

吴 阊门

胃虽颇纳，脾不能运，脘中痞胀，脉息濡弦，二便如经。得于触秽之后，主以调和脾胃，兼去秽邪。

香砂平胃_{去朴} 二陈 神曲 麦芽 炒楂 党参 青皮

沈 八坼

咳经三载，时盛时衰，烦劳奔走乃剧，动则气急，脉形缓弱。脾肺两虚，气火上逆。

麦门冬汤_{去米} 冬瓜子 苡仁 苏子 橘红 桑皮

赵

进猪苓方，腹痛向和，留积渐化，而红色不除。尾闾作痛，腹中鸣响。痢经日久，阴虚难复，肝木不平。

猪苓汤 红曲 白芍 灵草 防风 黄芪

赵 平望

进猪苓汤，小溲已长，腹痛自止。红积之在小肠者，原有化意。其在直肠者，注为脏毒，日夜作疼，下如脓血。又须通泄为宜。

脏连丸_{一两}
每服二钱，橘红汤送下。

倪 海宁

绕脐痛，必有风冷乘之。久而时发，发日益勤，脉来弦紧。建中为主。

小建中汤 当归 陈皮 砂仁

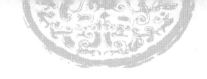

倪 _{海宁}

胁下作痛，自左移右，有时上下皆痛，食后每每如是。脾虚夹积，木郁于中，中焦先治。

　　治中　枳实　茯苓

俞 _{常熟}

咳嗽得缓，痰尚多，面无旗色，仍宗血脱、益气例治。

　　黄芪　党参　灵草　归身　麦冬　阿胶　牡蛎　淮麦　龙骨

吴 _{海宁}

进生心血方颇合，今守其法。

　　黑归脾_{去芪}　白芍　陈皮

潘 _{乌镇}

弦数之脉未和，未便以舌苔渐清为慰。

　　六味_{黄易芍，去泽}　羚羊角　青黛　沙参　麦冬　二母　蛤壳
天花粉　茅根　枇杷叶露　十大功劳叶露_{代茶}

周

呕酸已止，脘痛未除，心悸腰楚，苔粗干苦。气有余便是火，肝胃未和。

　　化肝煎　金铃子散　交感丹_{香附、茯神}　谷芽

包

小溲不长，膀胱气化失职。既上之湿难以下趋，徒蒸为热，口干齿痛，脉亦弦数。

　　桂苓甘露饮　车前　牛膝　防风　陈皮　赤豆
　　取桑皮、腹皮、冬瓜子、姜皮、五加皮煎汤代水。

包 _{无锡}

咳经三月，曾伤血络。咳则晨起为甚，剧则恶心纳减。脉细数。阴虚肺胃不清。

　　麦门冬汤_{麦冬、半夏、人参、甘草、粳米、大枣}　川贝　桑皮　竹茹　陈皮
冬术_{枳实拌炒}　神曲

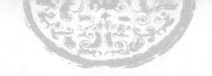

王

湿热郁于土中，疥疮变为脘腹痞满，二便失调。主以发越。

越鞠　四苓　厚朴　大腹皮

唐 嘉善

肠澼稍平，小水不利，舌苔色黑，每易腹满。

理中用人参　陈皮　川贝　茯苓　白芍　肉桂一分　川连五分
朴二分　归身　木香　丁香三只　秋石二分　车前炒

徐 采莲坊桥

身目俱黄，头胀胸闷，脉息弦数，腹痛得便即减。湿热内胜招风，夹食
不化。

五苓用桂枝　越鞠去川芎　防风　荆芥

马

梦泄形寒膝酸，阳气更虚于下，用九龙丹法。

张 南濠

阳明吐血，血色始红后淡。舌苔白厚，口中作甜。脉息细数，溺赤便坚。湿
郁为热，阴络暗伤，夏至宜慎。

大生地　侧柏叶　荷叶　川贝　桑叶　杏仁　茯苓　知母　忍冬藤
旱莲草　苡仁　茅根　枇杷叶

张

咳嗽渐安，而呼吸未调。犹是肝肾不主摄纳，肺气易浮。宗《内经》上者
下治，使气纳归元。

贞元　生脉　六君去术　牛膝　紫石英　杏仁　胡桃肉　沉香
黄芪　冬术

张

进蠲痹方，纳食稍增，痛处未和。舌苔白腻，脉仍濡。水邪未肯化。

蠲痹汤去芪　秦艽　川断　茅术　白蒺　川芎　独活　桑寄生
川牛膝　木瓜

张 海门

痎疟久而不止，午后寒欲热饮，后反不渴，脉濡见弦。阴阳并弱，无力达

邪。通补阴阳，兼以提化，俾其从枢而出。

柴胡桂枝汤_{去参、芩}　二陈　丹参　草果仁　当归

另：附桂八味丸，疟歇日服。

陆　乍浦

复诊寒热咽痛皆减，饮食渐利。咳嗽咽肿，音烁喉痹，见证轻而不罢。脉象弦数，左关更甚。舌红液干。尚宜清泄。

杏仁　桑皮　骨皮　甘草　牛蒡　连翘　荆芥　羚羊角　元参
淡芩　马勃　桔梗　前胡　黑栀　赤芍　山豆根

王

咳嗽时作时衰，近增蒸热胸痞。少纳盗汗，嗽后加剧。痰出绿色，气急形瘦，肤发红瘰，搔痒异常。脉弦数促。阴气已虚，营中尚有余邪，不能透达，往往延成劳瘵。养阴法中，仍寓清化。

麦冬　北沙参　茯苓　秦艽　鳖甲散_{去梅}　桑叶　枇杷叶　防风
生藕

方

三才以固少阴，甘桔以泄少阳。喉痹已平，其半不能全复，乃由脾胃湿热所累。

二地　二冬　党参　甘桔　葛花　鸡距子　绿豆　甜杏仁　苡仁

刘

血止咳缓，时或欲吐，肺胃尚有余邪。

泻白_{(桑白皮、地骨皮、甘草、粳米)去米、草}　杏仁　苡仁　冬瓜子　橘红
风化硝　浮石　前胡　枇杷叶露

汤

痰疟止后，肢体无力，腰背时疼，小溲乍黄，大便努力则精从前阴窍出，筋骨不和。都由元气之虚。

归芍　异功　杜仲　黄柏　制首乌　蛤粉　熟地　天冬

吴　浦东

大股酸痛，左移于右，引及髀枢，痛处喜温恶寒。此三气之中，寒湿为甚。

虎胫骨　川附　苁蓉　牛膝　木瓜　汉防己　苡仁　天麻　茅术

绵芪　独活

蔡 _{海门}
痰气交阻。

　　旋覆代赭方_{去姜、枣}　砂仁　朴　藿香　冬术　陈皮
又　丸方：

　　六君　制川朴　归芍　首乌　麦芽　炒楂　神曲　竹茹　藿香
砂仁

王
咳嗽日久，近来又作寒热。虽云向愈，必有余邪。

　　苓桂术甘　二陈　六安

徐
类中之体，而患咳嗽鼻涕，是阳虚而受风也。即于风门求治。

　　桂枝汤　杏仁

孙
咳嗽几止，病痰亦有平意，前方加减。

　　六味　消瘰　玉屏风　陈皮　猪脊髓　竹沥

丸方：

　　六味　海藻　防风　黄芪　於术　党参　炙草　广皮　川贝　牡蛎
脊筋　元参

沈 _{崇明}
右颈结核，已历四载，日渐长大，劳碌则甚。晨起吐痰，舌苔白腻，二便如
故。右关濡软，左部弦细。脾胃湿痰，肾虚火旺，熏蒸上结。

　　六君　川贝　元参　牡蛎

袁 _{崇明}
右肩髃独酸，左足亦然。舌苔白腻，脉息濡弦。风湿袭虚使然。

　　苓桂术甘　归　赤芍　白蒺　川断　乌药　杏仁　苡仁

王 _{崇明}
嗜饮留积，伤阳明胃络，瘀积日渐枯槁，加以忧思气结，三焦有升无降，纳

食梗痛，大便艰涩。脉细而涩，舌色光红，膈萌新现。调养营卫，兼理其瘀。

　　　生地　当归　白芍　麦冬　麻仁　柏仁　川贝　芦根　白蜜

鲜佛手露　枇杷叶露　郁金　丹参

周 <small>长安</small>

胁部作痛之后，咳吐浓痰，气息短促，肉削形羸。左脉细数，右部滑大。久积痰饮，欲出身中。肝肾日虚，虚不能支，最防喘脱。

　　　金水六君　白芥　竹沥

钟

腹筋不惕，心悸犹然。颈两旁结肿，吐出黏痰，小有寒热。脉形小弦，又带滑象。本经自病，饮食仅能生痰。多升少降，宜从肝胆设想。

　　　甘麦大枣　交感　黄鹤　橘红　川贝　白芍　竹沥

崔 <small>刘河</small>

瘀痰交阻，胸阳不旷。饮食难下，胸背易痛。脉弦涩，苔白腻。当以化法。

　　　抑痰　当归　薤白　炒楂　瓦楞子　陈皮　川贝

汪

阳络失血虽轻，夏至一阴宜养。小心调摄。

　　　二至　干剪草　忍冬藤　石决明　茅根　川贝　十大功劳

虞

胸脘渐舒，肩背亦和。风湿之邪阻于肺胃者，化其大半。然舌苔浊厚，口腻痰黏，尚须依前调治。

　　　四七　抑痰　生姜

冯 <small>江阴</small>

暴腹胀大，据述因气而来。明是肝木乘土，所以左脉弦急。误投攻下，中气不立，可治之症，反成棘手矣。

　　　附子理中　肉果　车前　制朴

金

善食而瘦，寐少寤多，中消已兆。脉形弦数，舌苔厚浊，齿痛龈肿。湿热留于阳明。

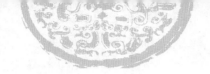

川连　黑栀　淡芩　香附　秫米　半夏　藿香　省头草

沈

少阳、阳明，郁痰结颈，久不肯愈。主以开法。

川贝　橘红　海藻　於术　茯苓　灵草　归　芍　昆布　柴胡

范

大腹脐旁，属太、少两阴之界。绕脐腹痛，必有风冷之邪。袭入阴经，阳不宣通，所以时作。标本同治为要。

苓桂术甘　党参　香附　防风

庄　震泽

肾水不足，肝阳有余。禀质木火，火侮所胜。失血多年，去岁频发，发后咳出咸痰。脉息细弦，细为阴亏，弦为肝旺，下体痔疮。法当乙癸同源，以培夏至生阴。

六味　麦冬　沙参　牛膝　杏仁

金

湿痰素胜，近又招风。咳嗽头晕，耳痒出水，中宫痞满，足跗易肿，食胀苔糙。前后相因而见，法当分理。

四七　杏仁　陈皮　金沸草　枳桔　冬术　枳实拌炒

沈　右

前年失血，阴分已亏，亏则热自内生。消谷渴饮，盗汗心悸，带下腰楚，脉细而数。壮水之主，以制阳光，宜用其意。

甘露饮　花粉　川连

程

提出之邪，既为脓耳，又增外眦红丝，皆属少阳见症，是邪从外泄矣。而咳嗽后作，显然金为火烁，又非所宜。

四物汤　紫苏　羚角　连翘　桑叶　杏仁　橘红　牛蒡

倪

绕脐腹痛稍平，仍宜建中立法。

当归建中加陈皮　砂仁

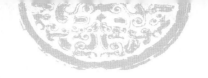

丸方：

　　归芍六君　杜仲　车前　九香虫　防风　香附　砂仁　延胡

吕

寒热之余，下利红积，日四五行。痛随利减，咳嗽时作，脉弦带数。气分之湿热，袭入营中所致。

　　清六_{滑石、甘草、红曲}　木香　川连　槟榔　赤芍　当归　桑皮

金

脾胃为湿热所阻，运化失职，纳则脘胀，漾漾欲吐。苔灰口苦，溲为短赤。恐延成臌。

　　枳实　冬术　川朴　陈皮　青皮　藿香　半夏　赤苓　川连　神曲
省头草

金　洞庭

症势向安，下消根柢未拔。

　　固本　六味_{去萸}　黄连解毒

吴　南浔

痎疟伤中，中虚则运化艰难，食因作胀。肢体无力，口干舌红，脉形弦小。培补之中，兼寓化邪。

　　九味资生　花粉　丹皮

秦

久痢肾伤跗肿，腹满而痢犹未止，症势已重。右脉少神，左部弦涩。少纳神疲，且加哕逆，土败已极。

　　附子理中　连理　治中　当归　肉果

王　蓟门

脘腹稍和，用丹溪法调理。

　　半夏　赤苓　陈皮　朴　茅术　香附　神曲　泽泻　防风　大腹皮

何　海盐

痎疟止后，肢体无力，头时胀痛。脉弦而小，舌苔黄腻。肝火未平，元阴已虚。

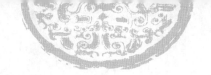

首乌　归芍六君_{去草}　甘菊　天麻

另：附桂八味丸。

戴

去秋失血后，咳嗽至今，早起其咳尤剧。内热音闪，行动气促，妨纳肉削，脉数而促。炎蒸可虑。

四阴_{用熟地，去百合}　阿胶　川贝　五味子　紫菀　枇杷叶露

胡

左偏腹皮，肿起一块，不痛不痒。此痰结于皮里膜外也。

白芥子　二陈　枳壳　川贝　瓜蒌皮　香橼　大腹皮

邱

服前方后，阴头之肿块得消，腿骱之酸痛亦愈。惟口中干苦，寒热小发。恶心时有，吐痰多薄，饮食不思，舌红苔黄。脾经下注之湿热渐化，肝经之气火未平。

柴胡　淡芩　半夏　甘草　当归　赤芍　谷芽　赤苓　茅术　延胡

川楝子　竹茹　橘红　藿香　丁香

张　通州

阳明吐血，多从郁热而来。右脉数大，左脉细弦。胃腑尚有余热，勿以血止而懈。

二至　剪草　忍冬藤　茅根　苡仁　川贝　秋石

又　膏方：

剪草　二至　大生地　洋参　童真　天冬　沙参　苡仁　枇杷叶

包　无锡

清养颇安，然咳犹甚于天明，午后微热，得汗可衰。脉细浮数。肝胃留邪未清。

桑叶　白薇　杏仁　川贝　麦冬　於术_{枳实拌炒}　神曲　苡仁

竹茹　橘红　焦麦芽

李

胃下不行，恶闻食气，呕吐恶心，少寐少味。舌红。主以和胃。

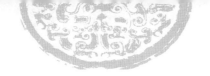

厚朴　枇杷叶　茅根　麦冬　党参　半夏　赤苓　槟榔

王 震泽

肝胆湿火，乘乎胃土。挟痰上升，头眩耳鸣。饥不欲食，口淡，左胁隐痛。

十味温胆_{去枣仁、远志}　天麻　归身　金沸草

林

咽膈。

归芍　蜜芦　牛蒡　杏仁　蒌皮　桑皮　橘红　川贝　竹沥

王

胸脘渐舒，咳嗽时作，头胀肤热。必须标本同治。

苓桂术甘　防己　杏仁　桑皮　苡仁　苏子　枇杷叶露　白薇
牛膝

葛 陆墓

酒热留踞阳明，胃失冲和。得食则吐，经月未愈。舌苔糙腻，脉数带弦。用许氏法加减。

枇杷叶散（庞老方：枇杷叶、人参、茯苓、茅根、半夏、生姜、香薷、麦冬、木瓜）去香薷、麦冬、木瓜　竹茹　藿香　茯苓　半夏　党参

潘道根按　此云去香薷、木瓜当是。《局方》枇杷叶散：香薷、朴、甘草、麦冬、木瓜、茅根、陈皮、枇杷叶、丁香。

谢

胆移热于脑，则为鼻渊。今浊涕结块从口出，其气臭秽，脉弦带数。不独胆热上移，即肺经亦有伏热。阴虚之人，往往有之。

泻白　通草　竹茹　辛夷仁　蒌皮　洋参　二母

金 嘉定

九年痹症，久乃成痿。痿症无寒，所以喉间之痹，亦形热象，惟阴虚故如此。

四物_{去芎}　泻白　桔梗　羚羊角　元参　射干　川贝　忍冬藤
天冬　洋参　杏仁

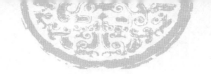

陆 芦墟

腹满而至筋青脐突，小溲短少，大便溏泄。舌苔腻黄，脉弦而小。湿热郁于土中，元虚不化，增喘便剧。

连理　治中　川朴

徐

风门求治，新感已化，而类中之根未拔。二便有不禁之意。想阳气内虚，肾失其职之故。

大熟地　归芍异功去苓　萸肉　桑皮　桑螵蛸

沈 崇明

颈傍结核，正在耳下。晨起吐痰，久而不愈。肝经气火，挟痰上结也。

逍遥　消瘰　海藻

沈

咳嗽虽减，舌苔尚腻。湿热化而未尽。

温胆　风化硝　苏子　苡仁　旋覆花　生姜

程

鼻塞不通，浊涕流衄，久而不痊，加头昏耳痒，脉弦带数。肺经郁热，与身中素有之湿互相胶结。恐传入胆经，成为鼻渊。

赤苓　甘草　橘红　半夏　桔梗　桑皮　骨皮　黑栀　竹茹　茅花
辛夷仁

华 右，二十五岁，新安

产仅弥月，感风作咳，已越三旬有余。痰出不利，咳甚则气易上塞。胸前痞闷，喉痒脉数。邪郁太阴，延久非宜。

桑叶　前胡　枳壳　桔梗　象贝　杏仁　半夏　赤苓　橘红　旋覆
苏子　蒌皮

华

五更嗽近更[1]，午后舌苔渐化，口干不腻。邪虽似化，阴气已伤。

固本　川斛　炙草　丹皮　青蒿　淡芩　川贝　苡仁

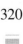

---

〔1〕近更：似有遗漏，近更而发？近更渐平？需辨之。

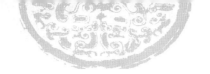

徐 _右

真寒假热之体，胁部作疼，移及中脘，有如刮状。大便或溏，渴不能饮，经水适至。右脉涩小，左部弦数。木乘土位，中之积滞不通。

　　金铃子　延胡　青皮　川连_{吴萸炒}　肉桂　朴　木香　川贝　半夏
丁香　砂仁

华

肝家诸症，服逍遥散而平。现独腰部作痛，脉小带数，舌红口干。尚少养肝之体。

　　逍遥_{去柴}　四物　丹皮　香附　雪羹

周

进金水六君方，气息短者转舒。补而兼化，正合病机。

　　金水六君　六安　胡桃肉　麦冬　竹沥

张 _{通州}

胃为多血之府，热则沸腾。烦劳气逆，更易上升。血色先红后紫，脉形大而兼数。清胃滋阴是急。

　　犀角地黄汤　四生_{去艾}　参三七_{磨冲，一二分}

龚 _{南汇}

胃痛已止，右胁隐隐常疼，腰楚头晕，舌绛口干。是肝阴之虚。

　　黑逍遥_{用大生地}　香附　甘菊

朱

进景岳法，决渎有权，水道有如常之意。再拟前法。

　　萆薢　石菖蒲　甘草梢　益智仁　藿香　黑栀　赤苓　食盐

王 _{吴江}

郁怒伤肝，气血交滞。胸前膹郁，语声不彻。营卫失谐，寒热不已。口中作甜，不纳不寐，舌红苔剥。宜宣通去瘀，主以调达肝郁。

　　旋覆花　新绛　川芎　柴胡　白芍　归　川贝　蒌皮　茯苓　杏仁

朱 _{青浦}

肿形似消，余症仍然。前方加减。

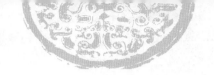

大熟地　归　白芍　羚角　天麻　马勃　党参　橘红　於术　制蚕

云苓　半夏　川贝　牛蒡　牛膝　竹沥

四剂后去制蚕、牛蒡，加甘菊、钩藤。

范

绕脐痛已三年，今春发作，至夏不已，痛甚伛偻，或延腰部。脉息细弦。风冷之邪，不能速化。

逍遥 归用小茴香拌,芍用肉桂拌烘　　乌龙丸 去车前　　艾叶

孙 洞庭

瘀热痰火，交结阳明，上逆于肺。吐血鲜紫，时常咳嗽，脉弦涩数，其治在里。现在身热胸闷，舌苔薄白，宜从表治。

生香附　紫苏　陈皮　甘草　桔梗　枳壳　川通

接服方：

麦冬　川贝　甘草　北沙参　葛花　枳椇子　桑皮　骨皮

王 吴江

素有痰邪，因怒挟以上菀，与血俱瘀。胸前窒塞，语音不彻，舌红苔剥，少寐妨食，脉数涩小。宜通络导瘀。

旋覆花汤　枇杷叶　茅根　瓦楞子　郁金

汤

胃脘当心而痛，得食则呕苦水，舌红苔白，脉息细弦，腹中鸣响，肝胃不和。饮邪内阻使然。

吴仙 川连三分拌炒　　二陈 去草　丁香　木香　金铃子　青皮

苏 常熟

阳明为秽浊所侵，中挟湿邪，以致呕吐酸水，得食愈剧，呕尽乃舒。今呕已止，而舌苔薄白，口中带腻，脉濡弦。尚须调理。

香砂　二陈 去草　冬术　青皮　苡仁　丁香　木瓜

郁

劳伤脱力，心下结癖如旋盘，按之则坚。大便不实，脉象弦小，纳减肉削。水饮痰食，乘中土无权，因而交结，防成臌。

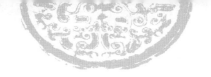

　　枳术　治中　朴　三棱　蓬术　鸡内金

蒋

泻后吐酸，中脘作胀，脉弦而迟，白苔满布。系饮食先伤脾胃，湿热从而依附，阳虚不化所为。

　　吴茱萸汤　茅术　藿香　丁香　青皮　橘皮　半夏　茯苓　建曲
　　另：越鞠丸。

王 _{崇明}

内积之瘀，得滋养消瘀之品渐能活动。是以大便稍润，得食稍舒，佳象也。仍守前法。

　　熟地　归芍　白蜜　芦根　橘红　丹参　麦冬　郁金　苁蓉

汤 _{枫桥}

补养得效，诸恙俱和，仍守前法。

　　三才　归芍　异功　封髓　蛤粉　芪　香附

汪

吐痰觉热，胃热阴虚。涉夏炎蒸，必须静养。

　　中生地　女贞子　旱莲子　剪草　石决明　忍冬藤　川贝　秋石
　　十大功劳叶露

膏方：

　　六味_{芪易芍}　二至　剪草　忍冬藤　川贝　知母　十大功劳

蒋

脾虚则血无统领，下血已经三载。四肢无力，面色萎黄，肤痒起块。必得便血一止，其块自已。脉息细弦，血中又有伏风。

　　归脾_{去草、龙眼}　荆芥　地榆

蒋 _{松江，十八岁}

左脉弦滑，滑则为痰，弦为木邪。痰随木火上蒙，包络发为癫痫。

　　涤痰（南星、半夏、枳实、茯苓、橘红、菖蒲、人参、竹茹、生姜）去参　石决明
　　羚羊角

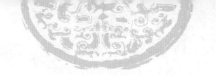

周

咳喘似平，行动仍作，卧下亦然。乃虚而不复。

　　金水六君_{去半夏}　六味　麦冬　五味　甜杏仁　胡桃　竹沥

倪

左胁下隐癖，渐僭中宫。大腹不和，食下艰运。内热尿黄，脉形弦小。中气不足，肝木顺乘，癖散成臌。

　　归芍　鳖甲　牡蛎　鸡金散　赤苓　金铃子散　青皮

蒋

肠风便血，风疹搔痒，乃风陷营中。

　　荆芥　槐花　槐角　地榆　灵草　枳壳　刺猬皮_炙　血余炭_{三钱}
白蒺藜_{鸡子黄拌炒}　豆卷　黑栀

金

舌苔渐化，痞满稍松。咳嗽薄痰，头颗渐蒙。湿痰似化，风则未楚。

　　半夏　紫苏　云苓　陈皮　荆胡　杏仁　枳壳　竹茹　桔梗　甘菊
冬术　天麻

　　　　咸丰壬子仲冬二十八日，灯下写毕，徐村老农记，时年六十又五。

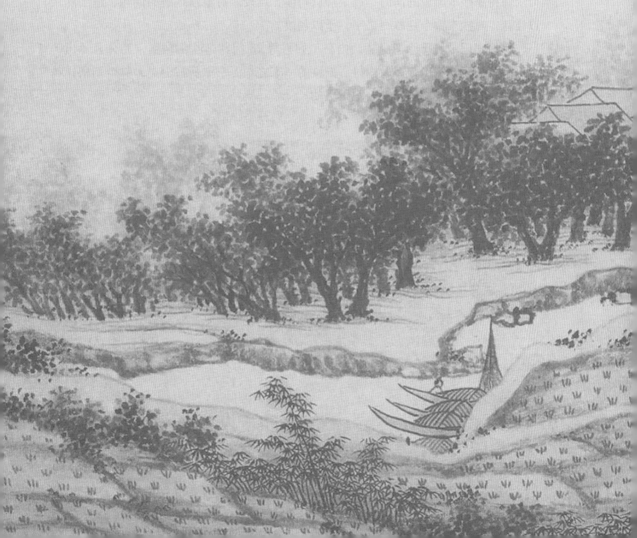

曹仁伯医案

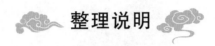

整理说明

《曹仁伯医案》，医案类著作，一卷，系民国初年无锡名医严康甫手抄本，1994年印于中国中医药出版社出版的《吴中珍本医籍四种》中，2006年学苑出版社出版的《曹存心医学全书》中刊出了由褚玄仁校按、李顺保审订的该书。

本次校注以民初年间无锡名医严康甫手抄本为底本，并参校了《柳选继志堂医案》本。凡抄本中所载汤、丸方，在《汤头歌诀》一书中未收录者，酌予补注，以便读者阅览。原书为竖排、繁体，今作整理为横排、简体，以方便阅读。力求保持原抄本原貌的同时，逐一加以句读、点校。对难以理解的词句，适当加以注释。对抄本中个别抄写错字，予以径改。

此医案记录曹氏诊视温病、内科、妇科等28门共254例病案，充分显示出曹氏治疗温病的特点，以及内科、妇科的一家之长。书中病症分类，除个别稍作调整外，其余悉遵原书排列，不予更动。

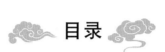

目录

◎ 风温

蒋 西城桥

病经六日，身热不随汗解，头犹痛，风犹畏，口已干苦，苔已黄色，便溏溺赤，更见昏昏不爽，胸闷恶心，疹点夹斑似出。风温郁热，欲达而不能畅达也。乘此昏变，不能不早以虑之。

　　　　葛根解肌汤加前胡　木通　淡芩

又　辛凉解散后，大汗遍身，斑疹齐出，头痛畏风随之而愈。在表之邪，从表而出，表气和矣，未始不美。无如在里热邪，布于三焦，聚于阳明，正属不少，肌肤蒸热，舌苔干黄，胸前痞闷，便泄溺黄，脉形弦数。尚恐反复。

　　　　黄连解毒汤加淡豉　花粉　芦根　连翘　牛蒡　茅根

又　热邪深入营中，虽解其毒，未杀其势，须防液涸而昏。

　　犀角一钱　鲜生地一两　丹皮三钱　川连七分　赤芍一钱五分
淡芩一钱五分　黑栀一钱五分　川柏五分　连翘一钱五分　竹叶三钱
芦根一两

文 塘市

头痛太阳伤风之症，半月有余。不能使其寻路而出，其邪郁矣。郁则不但病于本经，往往传入阳明之界，变为身热无汗畏风，苔白，是已传入阳明，未离太阳之候，窃恐再传。

　　　　选奇汤[1]加葛根　枳壳　桔梗　陈皮

牛 关上

病经六日，述已经大汗而身热不退，头痛节酸，舌苔尚白，口已干苦，痞闷按痛，耳聋溺赤，脉紧而数。此系温邪夹湿，招风以起，夹食难消，其势正在张皇，每多传变。慎之。

　　葛根　黑栀　豆卷　橘红　薄荷　葱白　淡豉　生草　川朴　枳实
滑石

又　进前剂，热退身凉，邪已解矣。然散而留者，舌上白苔，变作嫩黄之色，口鼻干燥，神倦妨食，溺黄脉数。清化为宜。

----

〔1〕选奇汤：李东垣《兰室秘藏》方，药用羌活、黄芩、防风、甘草、生姜。

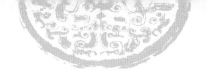

温胆汤加花粉　谷芽

许 渡僧桥

病经七日，头体皆痛，蒸热少汗，不食恶心，胸闷烦逆，口中干苦，白苔满布。温邪内伏，从此昏昏不爽而变，不能不早以虑之。

达原饮加葛根　羌活　柴胡

又　达原之后，病从战汗而解，此方之灵，于郡中者鲜矣。然白苔转黄，黄者里有伏邪未尽，所以脉静身凉，口干咽痛，容易发作，不能不虑。栝贝养营法主之。

栝贝养营汤[1]去苏子　加甘草

又　栝贝养营汤后，自云无病矣。然脉虽虚，口尚干燥，津液未润之候。养营一法，在所必需。

瓜蒌皮　白芍　知母　花粉　川斛　麦仁[2]　甘草

又　募原余邪，复瘀到胃，舌苔薄白，漾漾恶心，肤热形寒，头胀节疼，乘其势而开泄之。

葱豉汤加枳实　栀子　厚朴　二陈去甘草　加蒌仁

又　肤热不能得汗而退，舌苔白腻，口中干苦，腰痛头痛。募原伏邪，又属张皇之候。防变。

小柴胡汤去参　加草果　赤苓　陈皮　瓜蒌仁　枳实　桔梗

又　病情如昨，舌上之白苔化作嫩黄，脉来不浮不沉而数，身热少汗，口仍干苦，烦热不寐。提化为主，如不战汗，必变端。

柴胡　黄芩　花粉　赤芍　知母　陈皮　川连　黑山栀　赤苓
甘草　葛根　竹茹

又　昨日病情又从战汗而解，舌上之苔，仍未化清。口干溺短，神倦。清理余邪为要。

花粉　归身　白芍　陈皮　甘草　谷芽　茯苓　川斛

329

---

〔1〕栝贝养营汤：吴又可《瘟疫论》方，药用知母、花粉、贝母、瓜蒌实、橘红、当归、白芍、紫苏子、生姜。

〔2〕麦仁：据脉案及方意，用"麦冬"为胜。

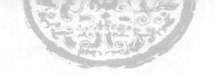

又　白苔已化，眼易花，头易胀，口易干。余火未清，清之为要。

川斛　花粉　陈皮　甘草　茯苓　丹皮　白芍　麦冬　谷芽

另：水泛六味丸、资生丸。

◎ 温毒

谢 琢诊[1]，北码头

咳伤血络，继以寒热自汗，月余不解。昨日齿衄火出，肤布紫斑，口中干苦，小溲短赤，胸痞。胃本有热，又受温毒，两阳相搏，血自沸腾，非清不可。防昏。

黄连解毒汤合犀角地黄汤　加玳瑁三钱　青黛五分

又师转　已进解毒法，青紫之斑更多于昨，紫黑之血仍盛于今。身之热，口之臭，便之黑，种种见症，毫无向愈之期。温毒之伏于中者，正不知其多少。然元气旺者，未始不可徐图。而今脉息虽数，按之少神，深恐不克支持，猝然昏喘而败。

犀角地黄汤加制军一钱五分　归身炭一钱五分　玳瑁三钱

人中黄一钱五分　芥茶[2]五分

又琢转　青紫之斑，布出更多，紫黑之血，尚涌于齿，口舌糜烂，口气秽臭。温毒之极重极多，不可言喻。大清大化，本非难事，无如脉之无神者，更见数促，神气更疲，面青唇淡，一派"无阴则阳无以化"之恶候。古云：青斑为胃烂，此等证是也。勉拟方。

鳖甲　归身　甘草　雄黄　天冬　生地　洋参　元参　青黛

师加碧雪五分调入。

◎ 暑温

姚 常熟

恶寒无汗之下，身热不除，甫经三日，神气渐昏，不知人事，面垢遗尿，谵语时甚致肢动头摇，气急痰声，口干苔剥，脉弦滑数，左右无神。暑先入心，亦必伤气，都被冷风外遏，袭入手足厥阴，有进无退。骤变之形已露，奈何奈何！

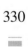

----

[1] 琢诊：门人所诊。

[2] 芥茶：茶名，产于浙江长兴县，为茶之佳者。

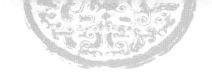

勉拟方以尽医力。

薄荷七分　滑石三钱　生草四分　羚羊角一钱五分　当归一钱五分

赤芍一钱五分　细生地四钱　川芎五分　防风二钱　茯神三钱

远志一钱五分　竹沥一两　石菖蒲汁一钱　杏仁三钱　川贝三钱

　　另：藿香正气四钱入煎、安宫牛黄丸八分。

又　头之摇、肢之动、言之乱、神之昏，患在手足厥阴者，皆有和意。且面垢时笑、循衣摸床等象，亦能递减，似属佳兆。然十分病仅衰一二，而身有微热微汗，胸次不舒，得汤如噎，舌苔灰腻，口中干燥，自云心内干热，大便旁流，矢气下转，脉弦滑数。暑风湿热痰食交阻之邪，布于三焦者，正属不少。必须凉膈清心以分其势，再论吉否。

桔梗一钱五分　连翘一钱五分　制军二钱　生草五分　薄荷五分

黑栀一钱五分　归身一钱五分　羚羊角七分　远志一钱，去心　茯神三钱

竹沥一两，入姜汁二匙，冲　白蜜五茶匙，同煎　石菖蒲一钱五分

又　汗收加热，舌尖光红，脉来弦数，尺部软弱，痉象略重，此暑伏营中，暗伤津液，似疟而作也。尚恐热极变端，必须天明以前微汗而解为正。

犀角四分　丹皮一钱五分　川贝三钱　茅根一两　鲜石斛一两

鲜生地一两　花粉一钱五分　桑皮钱半

又　左脉稍和，右仍数滑，风之动者虽轻大半，而心包部分尚属若明若昧。身热微汗，黄昏则剧，小溲频数，肢体易痉，舌苔灰浊，胸脘不舒。显系手足厥阴之邪，欲归阳明中土，土中之暑邪湿热，结秘不开，气皆受病也。病在险途，未便小安为慰。

川连七分，酒炒　淡芩一钱五分　川黄柏七分　茯神三钱　枳实五分

桑叶二钱　丹皮一钱五分　木通四分　黑栀二钱　全瓜蒌六钱　川贝三钱

竹叶一钱　荸荠四枚　海蜇一两　万氏牛黄清心丸四分　西瓜汁

又　今日神气又清于昨，呼吸之气亦和于前，似属佳兆。然身热似疟，小便频数等症，不一而足，且舌尖深红。邪虽渐化，阴液大伤，非所宜也。

川连五分　黑栀一钱五分　中生地五钱　麦冬一钱五分　车前三钱

桑叶一钱五分　竹叶三钱　淡芩一钱五分　丹皮一钱五分　瓜蒌三钱

元精石二钱　茯神三钱　牛黄丸四分，茅根汤下

又　小便频数等症，霍然而愈，毋庸论矣。就脉数，左小右大，舌尖稍红，

口中干燥，夜频少寐，神亦少慧。阴虚邪恋之时，又值立秋大节，小心反复。清化余邪之法，参入养阴之中。

中生地　枣仁　茯神　知母　丹皮　杭菊　石决明　花粉　淡芩　青蒿　元参　珍珠粉

又　神明已出，肢体更疲，言语亦觉无力，脉平而带小数，少寐妨食，舌色尖红，口时干燥。病渐退，正益虚。仿七虚三实例，拟甘寒除热法，仍不出暑邪调治之范围。

参叶五分　甘草三分　麦冬一钱五分　元生地五钱　川斛三钱　石决明七钱　花粉二钱　茯神三钱　羚羊角一钱五分　谷芽三钱　茅根一两　灯芯十根

张 长兴

失血之体宜补，前病之后，元虚不复亦宜补，正在虚则补之之候。小有寒热，虚更甚矣，尤宜大补。然脉形细小而按其至数则数，察其形象则滞，加以寒热分争，争于午后，胸前痞闷，舌苔满白，口中干腻，小溲色黄，大便或溏，咳嗽时作，头痛体酸，一派暑邪内伏，出入于少阳、阳明之界，又须提化时也。斟酌为宜。

小柴胡汤合温胆汤　加旋覆花　杏仁

◎ 怪病

朱 太湖上

怪病。

礞石滚痰丸一钱五分

又　痰从滚法滚之，则随气升降，据述轻矣。然其所以不能速愈之故，或因气郁不宣，痰虽欲滚而不能全滚，也未可知。

半夏厚朴汤

煎服，送礞石滚痰丸一钱。

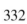

◎ 风热

中州宦者席公来书悬拟方

风胜则浮，热胜则肿，浮肿二字俱全，断为风热，非杜撰也。浮肿之势，起

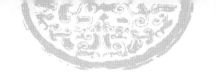

于两颐，延及咽喉，又及牙肉颈项，颜色转红，饮食不便，有如噎膈之形，病情之有加无已，风热之无路以出，不言而喻。惟其如此，病无中道而立之理，势必益造其偏。风热之邪，阳邪也，阳邪从阳而亲上，所以"肺热叶焦，则生痿躄"，手足不能举动。然犹未也，大筋软短，小筋弛张，软短为拘，弛张为痿，且至颈背强几几然矣。其俯仰之常，病之形于外者，可云苦矣，而不知邪已更形于内，俾得喉主天气，咽主地气，出纳之所，勃然加肿，妨碍饮食，几乎闭而不通，欲作喉痹也。喉痹之症急，痿躄之病缓，缓者已得清滋而渐缓，急者亦须清化而不急。盖喉痹痿躄，无一而非风热，亦无一而非风热伏于肺胃两家，累及于三阳经络也。然乎？否乎？姑拟许氏方主之，以备采择。

杵头糠三钱，包　薄荷二分，后入　桑皮一钱　羌活五分　羚羊角七分

牛蒡子三钱，炒研　淡豆豉三钱　大生地三钱　绵黄芪一钱

白蒺藜三钱，去刺

◎ 肺痈

杨 上塘

咳嗽臭痰，口中辟辟燥，胸前隐隐痛，已经半载有余。脉形虽然变小而数疾有力，肺痈之根底不清，不宜再延，延则声音渐烁，反成肺痿，不可救药也。近来气息短促，肺金不能当令而旺，更恐其喘。

芦根　苡仁　杏仁　冬瓜子　地骨皮　青黛　蛤壳　桑皮

川贝去心

◎ 紫云风

孙 常熟

紫云风后，上病于牙关，下病于腿骱，能溃而不敛，元气因虚，余毒又走下，腿骱中强痛不和，脉弱色痿，神倦妨食，自汗嗌干心悸。虚证百出，必须大补。

鹿角胶　黄芪　党参　归身　熟地　肉桂　生於术　白芍　炙草

陈皮　茯神　河车炙，一钱五分

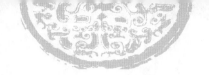

◎ 喉痹

握别以来，瞬更裘箑[1]，每怀雅度，时切神驰。比维道履安和，顺时晋吉以颂慰。弟寄迹栖山，将届一载，公私历碌，无善可陈。大小女入夏以来，喉间常时作痛，近更生有白点，饮食难进，是否应归内治，抑系外用敷药。此间又无名医诊视，殊难测其是何症候。伏乞酌拟方药，交存敝室转寄。素承关爱，定不以琐事见却也。专此布恳，即请时安，合吉不尽。

李鸿钧

所言大令爱入夏以来，喉间时常作痛，近更生有白粒，饮食亦多不便云云，似属喉痹。喉痹之证，自古已然，于今为甚。数年前狂风毒风，日夜交作，霍乱之余，变为此症。浙江安徽三省，处处患之，皆不外阴虚多火之人，一有新风，郁热便起，咽喉梗痛，色兼红白，有如花驳之形，或咳嗽音烁，或腹胀妨食，胸前之闷，或重或轻，始而尚如实证，后来变作阴虚，归入痨病一途，最为扼腕。今大令爱尚在初起之时，不系乎新风，即关乎郁热，宜散宜清，悬而拟之。附方于后，以备采择。

桔梗　连翘　元参　生草　薄荷　川贝　淡芩　牛蒡　马勃

另：碧雪丹。

◎ 舌

侯 上海

舌乃心之苗，其所用事者包络，所主相火，升之于舌，舌自作疼。痛经百日之久，津液暗伤，舌色光绛而不生苔，甚至相火自戕根本。两目昏眩，右关脉息弦数，左寸关部更甚，恐其不愈，将口糜接踵而至。

生地　天冬　生甘草　黑栀　元参　西洋参　淡竹叶　柏子仁
远志肉　羚羊角　木通　川连　赤苓　丹参　当归

又　舌痛已除，苔还不生，水亏火旺，宜养宜清。近日冒风咳嗽音烁，权以化法。

泻白加杏仁　前胡　荆芥　通草　甘草　桔梗

---

〔1〕裘箑：裘，裘衣；箑，音同"霎"，扇子。冬穿裘，夏用扇，喻寒暑交替。

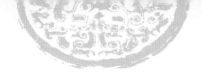

接服方：

三才_{参用洋参}　导赤　元参　丹参　柏子仁　川连　阿胶
茯神　藕

另：天王补心丹、朱砂安神丸。

◎ 咳嗽吐血

倪 府前街

两胁不舒，劳则失血，又兼上升之气，无端而出之于口，或作咳而乘之于肺，甚则气行血亦行，气止血亦止。其为气也，至大至刚。似属古语云：上升之气，自肝而出，中挟相火。然则两胁属肝，初病在肝，而今亦未出乎肝。肝者，将军之官，其性本刚，刚则柔克。"非柔不和"一语，本为治肝而设，不能不宗之，以防其陡然上冒。

大熟地_{五钱}　磁石_{三钱}　青铅_{一两，打}　羚羊角_{一钱五分}　苡仁_{一两}
侧柏叶_{一钱}　川贝_{一钱五分，去心}　秋石_{三分}　藕节炭_{三钱}

又　血之冒势已平，而咳痰之中尚兼血色。气未降，血易升，势所必致，未便以小安为慰。

天冬　熟地　旱莲草　青铅　龟板　秋石　川贝　沙参　侧柏炭
苡仁　磁石　藕节炭

陈 嘉兴

上失血，下漏疡而患咳嗽，未有不从阴虚而得。

六味加沙参　麦冬　川斛　川贝　陈皮

徐 三乡庙

脾为生痰之源，肺为贮痰之器。咳嗽久而未轻，晨起更重，所吐之痰，稠稀不一，舌苔薄白，脉息小弦。欲清贮痰之器，庶必先绝生痰之源。然乎？否乎？

六君加麦冬　苏子

吴 嘉兴

卧不能正偃，正偃则咳甚而息有音。肺胃二经，皆作贮痰之器，然非一朝一夕如此，恐难取效。

苏子降气

严按 此肺咳也，《内经》肺咳之状，咳而喘息有音。

又 痰饮久踞，外易招邪风，内易动阴火，一招一动，咳嗽必剧。然邪风外感，必有外感见症。据述所见之症，毫无外感情形，反有阴火内动之象。盖所见咳嗽，日间本轻，夜亦不为遽重，每至寅时而剧。夫寅时气血注肺之时，肺经贮痰，其气已塞，此时气血一注，其气更塞。塞则咳多嗽少，加之以呕逆恶心，涕唾随之，重之于火升面红，喷嚏而呼吸短促，呀呷有声，岂非火逆上气，咽喉不利，肺咳之状，咳而喘息有音，都被痰饮所动乎？如是者有年，其中寒热温凉、补泻通塞，竟无见长之药，而欲一举两得，收功于朝夕者，断无是理。

苏子降气合麦门冬汤 加竹沥 风化硝 白芍 紫菀

周 濮院

脉数而涩，阳络频伤之后，咳呛少痰，胸膈痞闷，喉痒干渴，少纳便结。酷暑内郁，化火伤阴，肺失清肃也。不宜久延，延则成损。损之所致，有外邪也，与本来劳怯者有间。燥令大行而遇此症，当以西昌法。

清燥救肺汤 去麻仁 加羚羊角 川贝

又 进西昌法，咳呛稍轻，纳食少加，药之的对病情也可知。然咽嗌常干等症，尚未向衰，燥与火邪正甚，加味用之为要。

前方加花粉 鲜生地

丁 福山

肝火上冲于胃，胃家所积之血，从此而出，频发频止，每易归入损门。慎之。

二至加白芍 炙草 忍冬藤 龙胆草 苡仁 枇杷叶 茅根
另：金银花藤、干剪草，二味熬膏。

马 无锡

咳嗽久而已缓，尚易吐血，右关脉数且急，阳明伏热使然。

犀角地黄汤 枇杷露

陈 虎丘

小有寒热之余，咳嗽气喘，痰血，少纳，盗汗，神疲。想是劳倦体质，无力化邪，恐其喘甚汗多。

清燥救肺汤 去麻仁 加炙草 阿胶 川贝 玉竹 茅根

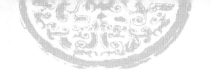

吴 横泾

培养脾肺，兼化火邪，夜来得寐，而其所患咳嗽减矣。然减不足言，尚形咳逆，吐出咸痰，喉痒口干，胸闷脉数，将泻白散加味用之。

　　泻白加二母　桔梗　淡芩　枇杷露

朱 海宁

咳嗽脉数，左关浮大，风邪深入肝经，化火伤肺也。咽痛音烁嗌干，恐其成损。

　　补肺阿胶加泻白　二母　蛤黛　羚羊角

徐 枫泾

去秋失血，其咳尚轻。惟冬间一咳，已交初夏加剧。音烁于上，便溏于下，能食无力，或咽痛，或嗌干。想劳倦伤脾，不能制湿于中，焉得生金于上，防损。

　　诃子肉　通草　桔梗　甘草　茯苓　地骨皮　桑苎仁　川贝　麦冬

奚 湖州

咳嗽失血，一月有余不断。究恐喘冒，勿以缓而急之。

　　四生[1] 去艾　加泻白　二母　枇杷露　茅根　忍冬藤　旱莲草

周 顾山

阳络频伤，血皆红色，此时吐者遽述粉红。粉红之血，营卫虚也。虚则不能摄血，血脱之于外，势所必然。

　　归脾 用丹参　苎仁　枇杷露

又　血有所归，今日止矣。然右脉茫大，尚属气分大虚，不能摄血之象。血脱益气之法，正为此等证而设，当取之。

　　归脾汤

吴 横泾

阳络频伤，咳嗽咽痛，脉形细数，神倦少纳。积损成痨，阴火已冲之象。

　　六味合生脉　加百合

337

---

〔1〕　四生：四生丸。《妇人良方》方，药用生荷叶、生艾叶、生柏叶、生地黄。

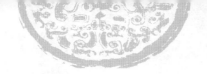

张 乐荣坊巷

咳嗽一爽，经络之精夜润矣。润则所留之瘀血，从此而出，胸前闷痛，从此而轻，岂非美事！但漏疡日久，阴气下泄，阴火上升，肺金仍受其刑。脉形细数，口舌干燥。一损损于下，自下而损及于上之形，未有艾也。欲卜其旋元吉，未许稳成。

　　六味合四阴[1]　加黄明胶　二母　枇杷露

陆 嘉兴

咳嗽未止，胸闷先开，膹郁之属于肺者，已有清肃之机。然虽得其机，尚不能作贮痰之器，亦不能竟为生水之源，此咳嗽嗌干所以不能即愈也。清燥之品已有余，救肺之味还不足。

　　清燥救肺加大生地　花粉　川贝

裘 海门

形寒伤肺，传入大肠，咳嗽于上，外疡于下，久而不愈，咽烁嗌干，脉形弦紧带数。所谓一损损于肺，此症是也。

　　芎　枳　四物　紫苏　紫菀　杏仁

又　得汗则咳嗽自松，然所达之邪，不足以尽其病，前方加减可也。

　　前方加麦冬　甘草

郁 长安

时病中之咳嗽失血，经年未愈，加之以寒热，重之以盗汗，脉弦而数，肌肉暗削。积虚成损，恐至积损成痨。

　　当归六黄[2]合四阴去草、芩　加川贝　生蛤壳

彭 通州

咳嗽已经四载未痊，然亦无大害，惟深秋病剧之余，常难脱体，轻则生痰，重则动血，胸或痛，口多干，脉形涩数，是肺病也。不宜再延，延久恐成一损。

　　清燥救肺去石膏、麻仁　加丝瓜络　川贝　花粉

原注　此元气已虚，又经炎热之蒸灼，复伤其气，所以至秋而发咳也。

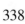

〔1〕　四阴：四阴煎。《景岳全书》方，药用生地、麦冬、白芍药、百合、沙参、生甘草、茯苓。
〔2〕　当归六黄：当归六黄汤。《兰室秘藏》方，药用当归、生地黄、熟地黄、黄连、黄芩、黄柏、黄芪。

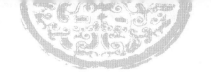

金 嘉兴

脉数，右部中按弦大，左部沉按细急。细急者，阴伤也；弦大者，伏邪也。阴伤则热，伏邪亦然。左右之至数，自然见数。据述去春咯出纯血，或带紫红之液，喉间从此黏痰，面部从此火升，口干津不到咽，亦从此而间作。肺胃两经，毫不介意。孰知二经一病，内热熏蒸于上，毛窍常开于外，或风或温，容易乘虚而入，阳络重叠受伤，秋间犹可，冬令加剧。然则伏邪之化热伤阴见证，而非阴虚不足，自内以生之弱症也。阴既伤矣，不能不养，邪热之伏留阳明，不能化尽，究属此病之根，不能不以清热为主。

　　　忍冬藤　麦冬　川贝　知母　阿胶　地骨皮　石斛　花粉　枇杷露

仲 上津桥

寅时气血注肺，肺受气血之注，相传更属有权，清肃行矣，而反咳嗽喉痒，嗌干气逆，溺微黄，胸微闷，何气使然？曰：风温失血，得清凉而止。而风温之邪，尚恋肺经，一被气血所注，壅塞不通，此咳嗽等症，独甚于斯故也。白为肺色，泻白即所以泻肺，泻肺者泻肺经所恋之温也。

　　　加味泻白散_{去参}　加川贝　花粉　银花露

陈 崇明

咳伤血络，络伤之后，咳久不除，咳之所以不除，都为络伤也显然。然积虚成损，积损成痨，无怪乎脉形细数，内热蒸蒸，神昏言微，不耐炎蒸，已露一斑矣。速速退归林下，扶过三伏再商。

　　　玉竹饮子加麦冬　丹皮　青铅　阿胶

沈 王江泾

咳嗽半载，寒热经月，苔白口腻，干不多饮，痰不畅出，小溲色黄，脉形弦细。此系阴虚受风，久而不化，又患以暑，病情加剧也。伤风成痨，伤暑成瘵。痨瘵之根，最难下手，而况阳络新伤，更难取效。

　　　清燥汤_{去苍术}　加杏仁　旋覆花　紫菀　枇杷露

诸 无锡

脉数右部涩小，左太浮弦。咳嗽两月有余，不独上伤阳络，且兼结肿肛门，便难口燥，显系阴亏之体，不耐燥气加临，肺气自戕，传及于肠，极易成损，速以食色之性慎之。

　　　清燥救肺加大生地　羚羊角　花粉　川贝

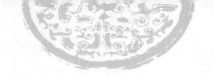

陈 木渎

阳络重伤，咳无虚日，且咳呛连声，痰始一应，往往盛于五更，肝火刑金，水亏所致。近来大便易溏，亦在五更之候，脾阳下陷，不问可知。阳陷者必须温而升之，水亏者又须清而降之，病在用药两难之际，必须斟酌。

　　　　六味合参苓白术散　百花膏

又 温升与清降并行，上下之见症无一不和，各得其所也大妙，所嫌左关一部之脉，弦虽当令，过大过急，肝阳内旺，肾水暗虚，养肝之法，合入前方。

　　　　照前方_{去桔梗}　加牡蛎

◎ 哮喘

何 通州

肺为贮痰之器。痰中有火，毛窍常开，风邪易感，哮喘时作。作则降气为先，盖以肺虽贮痰，而其所主者气也，气降则痰降，气升则痰升。

　　　　苏子降气汤　杏仁
　　　　另：指迷茯苓丸、礞石滚痰丸。

钱 荡口

咳嗽哮喘，正在窍发之际，脘腹胀满，皮肤浮肿，四肢逆冷，脉息细小，舌苔白腻。元阳不足，肺本虚寒，外不耐风邪，内不耐浊气，交相为患也。恐其塞厥而败。

　　　　苏子降气_{去夏、草}　加防己　茯苓　冬术　川附　杏仁

金 猛将衙

咳嗽而兼呀呷有声，哮喘病也。当发之时，宜治其上。

　　　　苏子　橘红　半夏　归身　人参　乳香　白果　杏仁

王 吴江

哮喘本宜辛降，而大便久溏，虽利乎辛，不利乎降。

　　　　二陈　桂枝　桑皮　淡芩　杏仁　白果

蔡 常熟

哮为上喘，喘出于肺也。肺本清肃，何以作喘？而不知肺为贮痰之器，容易招风，亦易阻气，气机不利，则呀呷有声矣。

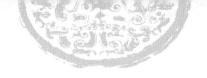

指迷茯苓丸

孙 _{枫泾}

脾为生痰之源，肺为贮痰之器。夫脾属土，健运者也；肺为金，坚刚者也。何以有生痰贮痰之患？而不知两经虚者，各失其体，所进饮食，不能运化气血，徒变为痰，一有风邪外束，呀呷有声，上喘自作，以昭肺病，不独平日之脾虚痞胀而已。然此时哮病不作，从痞立方为要。

> 茯苓丸　冬术　杏仁　橘红　鸡内金

程 _{皋桥}

形寒饮冷则伤肺，所贮之痰，因此而动，动则呀呷有声，卧难着枕，哮喘作焉，愈发愈勤，甚至生痰之源，源源而来，已昭肾气下虚，不独肺病而已。现在右脉滑大，标病为急，宜先治之。

> 三子养亲合苏子降气_{去归、桂}　泻白　冬瓜子　杏仁

金 _{嘉兴}

痰饮内留，最为咳嗽之蒂，老痰内伏，又为哮喘之根。哮喘多年，时发时愈，今岁更勤，即咳嗽之症，亦无全愈之日。痰饮老痰，一在于肺，一在于脾，脾肺两经，比之往时则弱，弱则痰饮老痰之窥踞者，毫无向化之期。培养脾肺，最为此症要药，然独治其本，而未及其标，现在属标病者，痰饮也。咳嗽见于老痰哮喘之余，正须着眼治之，以使苟安，未识是否？

> 茯苓丸加旋覆花　桑皮　紫菀茸　杏仁　白果
> 发哮时服苏子降气汤。

钟 _{湖州}

肺为娇脏，不耐邪侵，一伤于悲哀，二伤于发散。从此相传无权，清肃失司。木寡于畏，怒则为哮，毛窍常开，寒则亦发。当发之时，肺经所贮之痰，脾经所生之痰，无不攸归于窍，呀呷有声，卧难着枕，如是者数数矣。现在不发之时，脉静而细弦，元阳不足，非补不可，非温亦不可。

> 紫菀茸　银杏肉　玉屏风合贞元　两仪　金水六君加五味　桑皮

韩 _{南濠}

肺为娇脏，不耐邪侵，若有热伏于中者，则毛窍常开，风邪易感，感则哮喘发焉。然上病外邪，固能如是，而不知肾气虚者，脾气衰者，一经劳动，亦易喘急，是以喘势有加无已，标本同病也。

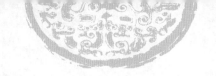

六味　泻白　麦冬　苏子　牛膝　竹沥

胡 奉贤

似哮非哮，而实肝肾下虚，气已早不归元。苟有所伤，则下气上逆，吸不归根而喘矣。速为静养，以免虚脱。

金水六君　生脉　牛膝　牡蛎　胡桃肉　杏仁

金匮肾气丸、金水六君丸二味和匀，清晨青铅一两，煎汤送下。

朱 吴江

愈发愈勤之哮，肺经病也，肾气虚矣。然究其两经所病，未有不因乎脾衰，衰则所进饮食，生痰生饮，内可以动肾气，外可以招肺风。欲断此哮，必须崇土。况现在咳嗽独甚寅时前后，食积生痰，更宜崇土者乎。

六君　神曲　炒楂　麦芽

杨 安徽

哮喘时发，发则胸闷咳逆，卧难着枕，病之常也。惟所出之痰，或带红色，口中之味，亦作气秽，肩背酸痛，脉形小数。肺胃两经，必有伏热在里，蒸开毛窍，容易招风，最为累事。现在哮止二日，吐出之痰，黏而且黄，尚从咳出，不能不以清法。

桑皮　骨皮　杏仁　冬瓜子　丝瓜络　白果　川贝　苏子　芦根
浮石　苡仁

如哮喘发作时加莱菔子、白芥子、紫菀、桔梗。

朱 吴江，复诊

至哉坤元，万物资生，所进饮食，生气生血，不致生痰生饮，咳嗽自除。所谓治病必求其本，诚哉是言也。

六君　九味资生丸

又丸方：

金水六君合参苓白术　加神曲　麦芽　山楂

杨 关上

肺俞伏痰，招风则发哮喘，呀呷有声，卧难着枕，甚至寒热分争。近来平善之事，呼吸短气，痰声不利，脉象弦滑。肺胃两经都被痰所贮也，权以导涤法。

指迷茯苓丸　苏子　橘红　杏仁　灵草　旋覆花

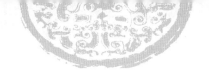

◎ 音烁

卜

肺气本虚之体，不耐风邪外感，音烁不扬。

　　诃子散

又丙转[1]　金实无声，金破亦无声。金声不外扬，两手脉小，责其肺气久虚，元府不闭，风邪得而袭之，是虚为本，实为标矣。

　　诃子散　玉屏风　紫菀　石菖蒲

曹 震泽

土能生金，金声不能嘹亮者，土气必虚。虚则补之，盖补土即所以生金。

　　异功　诃子　通草　桔梗

徐 枫泾

去秋失血，其咳尚轻，惟冬间一咳，已交初夏皆剧。音烁于上，便溏于下，能食无力，或嗌干，或咽痛。想是劳倦伤脾，不能制湿于中，焉能生金于上。防喘。

　　诃子肉　通草　桔梗　甘草　茯苓　骨皮　桑皮　苡仁　川贝
麦冬

张 平望

语声喑喑然不彻者，心膈间病。心膈之间肺也，肺病则次指无力，脉小而滑，滑则为痰，小则为虚，肺既虚矣，自易贮痰。

　　桑叶　枇杷叶　杏仁　炙草　川贝　降香　竹沥　诃子肉

◎ 胸痹

单 海门

胸痹者，胸中阳气不通也。久则难变，必须日就月将，庶转旋吉，否防吐血。

　　瓜蒌　薤白　半夏　旋覆花　丝瓜络　冬瓜子　橘络　延胡
金铃子

曹仁伯医案

---

[1] 丙转：门人所诊。

荣 青浦

心痛彻背，是名胸痹。久而不化，适值燥气加临，咳嗽未了，咽喉干燥，痰内带红，脉形细小，理之不易。

瓜蒌　薤白　橘红　枳壳　杏仁　桑叶　枇杷露

张 齐门

胸痛彻背，呕吐厥逆，脉左弦甚。想是中阳不旷，而肝风载痰上逆也。

瓜蒌薤白半夏汤　金铃子散　苏子　杏仁　旋覆花

任 无锡

胸痛彻背，延及于旁，又兼咳嗽。此阳气不旷，风痰交阻于中，久防动血。

栝蒌薤白半夏汤加白酒　旋覆花　杏仁　枳壳　橘红　茯苓

万 嘉兴

胸痹初愈，脉形弦滑，舌苔糙浊。脾胃阳虚，湿痰内阻。

生冬术_{枳实，拌炒}　半夏　瓜蒌　薤白　茯苓　炙草　益智仁
旋覆花　生姜　橘红　谷芽

金 接驾桥

背痛彻之于胸，胸痛亦彻之于背，其中之阳气安在哉？然脉虚而弦，白苔满布，小溲短赤，气逆为噫，更有湿浊在里，郁而不化也。

治中合连理　越鞠

徐 湖州

胸脘作痛，延及背胁，舌苔满布，脉象细弦。阳虚不旷，湿邪寒气凝结于中，无从化解也。从胸痹例治法。

栝蒌薤白半夏汤　推气　吴仙　六安

谭 侍其巷

动则气逆，从胸膺之间，逆入两肩部分，作胀作酸，舌苔满白，脉息小弦。此系胸阳不旷，湿痰阻气也。

旋覆花汤合栝蒌薤白半夏汤　桂枝　橘红

又　胸为阳位，非温不可。所以温通之下，气之逆者已和其半；半之留落者，尚须加减用之。

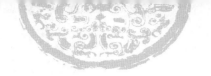

栝蒌薤白半夏汤　二陈　茯苓丸　苏子　旋覆花

◎ 痧痨

顾　平望

痧子后久咳不瘥，所出之痰，或绿或白，肌肤灼热，口舌干燥，乍不得眠，眠则鼻塞气闷。所患风热之邪，留于营分，肺胃日病，阴液暗伤，即名痧痨也，亦宜。

四物_{用生地}　羚羊角　丝瓜络　香苏饮　苇茎汤

又　进前方病衰其半，肺胃两经尚有留落者，不能不以辛凉解散。

四物　香苏饮　苇茎汤　丝瓜络　羚羊角　淡芩

又　脉形小数，小为病退，数为余邪。咳嗽虽轻，尚未了了，补阴之中，寓以消法。

四物　泻白　二母　蛤黛散　淡芩　芦根　枇杷露

另：琼玉膏。

◎ 脾胃劳倦

黄　海宁

物物有阴阳，就脾脏言之，亦有阴阳在焉。脾阴为心力所伤，舌苔剥落，口中干燥，容易生热，势所必然。若脾之阳气，都被劳倦所伤，则健运失常，胃家所受水谷，未免作胀，亦易事也。阴无骤长之理，阳有生阴之义，先理脾阳，最为现在要着。

异功合香砂　加白芍　谷芽　山楂

周　嘉兴

饥饱失时，脘中作痛，见于背膂时疼之体，劳倦伤脾也。近来咳嗽痰白，未免新风外感，兼理乃妥。

六君合治中　加金沸草　前胡　杏仁　紫苏　桑皮　归身

马　海盐

纳食主胃，运化主脾，能纳而不能运，脾弱胃强可知。然脾属土，土之生于火也，火土不合其德，必须补火以生其土。大便干结，少腹有形，刚温本非所宜，主以柔温乃妥。

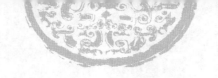

大熟地　归身炭　枸杞子　怀药　苁蓉　沉香　菟丝饼　柏子仁
广陈皮　冬术　党参　九香虫

◎ 自盗汗

胡 松江

头痛之余，夜来盗汗，所谓阳加于阴，此症是也。

桑叶　甘麦大枣[1]　生地　石决明　茯苓　白芍

李

鼻衄作酸，变为自汗盗汗，神倦神昏。

当归六黄汤　玉屏风

沈 枫桥

失血久咳，盗汗气急，阴不敛阳，阳被邪火所蒸而越，所以外反恶寒。

当归六黄合粉黛散　加枇杷露

周 常熟

产后盗汗，口甜，或发寒热。苍黑肥盛之人，是属阴虚之体，患此乃阴虚湿热也，大补其阴，大清湿热。

当归六黄汤

周 下横

盗汗阴虚者多，自汗阳虚者少，二者兼而有之，当取并行不悖之方为治。

当归六黄　防风

周 无锡

温热之邪，从阳而加入于阴，自汗盗汗，皆如雨下，交冬则然，余时惟动则有之。近来心中嘈痛，汗出太多，津液内亏之象，补中寓化为宜。

甘麦大枣　玉屏风　当归六黄　省头草

〔1〕甘麦大枣：甘麦大枣汤，《金匮要略》方，药用甘草、小麦、大枣。

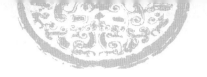

◎ 不寐

俞 西汇

卫气行于阳则寤，行于阴则寐。寐少寤多，卫之气行偏于阳分，不入于阴，阴虚不能恋阳，阳不下潜，舍补阴之法，别无他法。

　　黑归脾　龟板　半夏　秫米

　　另：磁朱丸。

孙 东塘

不寐，阳跷脉满使然。

　　秫米　半夏　天王补心丹去远志、桔梗、五味，加竹沥

　　另：朱砂安神丸三钱，临卧服。

宋 阊门

夜间少寐，口燥而苔腻，晨起略作干呕。胆府失其清净，胃亦不和。

　　温胆　半夏秫米汤　枣仁　知母

施

胃不和则卧不安。然胃本和也，必有所以不和之故。左寸脉沉，心气下郁；右关脉弦，湿气内阻。一阻一郁，无不归之于胃。胃虽欲和而不得和也，理所必然。

　　交感　朱雀　半夏　秫米　枣仁用连拌炒　橘红　夜交藤

陆 吴江

多病者必须药物，前病既多，服药不少，姑置勿论。就夜来不寐言之，是阳跷脉满也，然满则固然不寐，而夜间仍有寐时，即得寐时容易惊惕而醒。又属肝经伏热，不能藏魂所致。且先藏之。

　　真珠母丸真珠母　熟地　当归　人参　枣仁　柏子仁　茯神　犀角　龙齿　沉香

　　又　肝已藏魂，夜能自寐。然肝之火，相火也；心之火，君火也。君火一动，相火无不随之而动，养化肝经固佳，清补心经更妙。

　　真珠母丸　银花　朱砂安神丸米饮汤送下

◎ 胀满痞

祁 昆山

便血日久不痊，腹形渐满，是血虚不能敛气也。当时大补其血，以敛其气，

病情无有不和，既失此着，血反凝而内阻，大腹更满，甚至脐突筋露，妨食气短，变为棘手之候，奈何？

四物合附子理中　加牛膝　车前　桃仁　琥珀屑

陆 孝义坊巷

暴腹胀大，阴故暴，阳即不暴，然则此间之胀大属于暴者，属于阴而不属于阳也显然。足部时疼，窃发之余，厥阴肝邪不病于本经而顺乘中土，良有以也，殊属棘手。

茅术理中加木瓜　香附　赤芍　槟榔　川朴

丁 乌镇

血痢日久，尚患溏泄，大腹胀满，按之如鼓，右脉弦滑而数，饮食递减，神情困倦，脐已平者防突。

厚朴生姜半夏人参汤

煎送小温中丸一钱五分、中满分消丸一钱五分。

又 溏泄稍和，满痛时作，脉形弦滑，左亦太硬，三虫共食一器，且被肝木所乘。

照前方加金铃子散　青皮　炒楂

煎送前丸。

又 肝脉一和，腹痛自止，未始不佳。无如右脉弦滑，腹形硬满，脐突溺短，大便还溏，所患之邪，正属不少。

仍照前方去金铃子散　炒楂　加大腹皮　泽泻　赤苓

包 海盐

酒之湿热，已积二十多年，曾经衄血，又患黄疸，现在单单腹胀，二便违和，口中干苦，脉形弦数，理之棘手，脐虽外突，食尚加餐，下夺之法，可以施行。

小温中丸八两,每服三钱　党参一钱五分　白术一钱　陈皮一钱
葛花一钱五分　鸡距子一钱,煎汤送下

又 土郁夺之，则单腹胀应手而平。然小便已长，尚兼黄色，左脉多弦，鼻衄易流。肝经之湿热未清，尚易传入中土而作反复也。

照前方加茅花一钱　绿豆一两

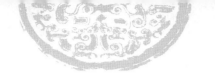

石 横泾

血中有气，血脱气亦从而脱，脱则所主湿邪，不能运化，大腹胀满，日久不痊，脐突筋露，脉小色萎。如其一加喘息，不能下问矣。

附子理中　肉桂　茯苓　橘红　半夏　当归

◎ 浮肿

吴 夹铺桥

面肿曰风。肿退而变为一身胀满，咳嗽气塞，脉小左浮右沉，溲短肢冷。所感之邪风，自肺而传入脾也，恐为喘塞而败。

小青龙汤合麻杏石甘汤

王 吴江

病后移邪于肺，咳嗽不已，继以浮肿，或见小有寒热、溺黄，气升防喘。就病中无汗、卧难着枕而论，当以小青龙法。

小青龙合石膏汤

汪 崇明

一身尽痛，变为浮肿，是风湿为病也。病已向愈，元气未充，所有余邪，容易招暑。季夏腹中作胀，胀极而满，甚至上下均见浮肿，脉形弦细，舌苔满白，小水不长，以昭阳气内亏。法当温化，以冀不喘。

春泽合防己黄芪

陈 吴江

男子以自下肿上为逆，究其所以致此之故，湿邪无路可出，气又自外而来，互相交结，故苔白口干，脉弦不能食也。幸未气喘。

防己　茯苓　陈皮　冬术　泽泻　牡蛎　紫苏　桑皮

李 蔚门

因于气为肿，肿之见症，未有不属于气也明矣。然气有虚实，右脉软弱，左关带弦，脾经不足，湿气有余，或因肝气内逆，风邪外触，皆可作也。

茯苓　防己　黄芪　桂枝　冬术　陈皮　干姜　桑皮　灵草

卢

男子自下肿上为逆，已逆而舌苔不生，逆中之逆也，能不虑其喘乎？

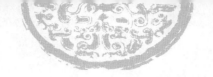

防己　石膏　冬术　茯苓　灵草　五加皮　党参　黄芪

另：济生肾气丸、禹余粮丸。

陆 北壕

因于气为肿，然面肿曰风，足胫肿曰水。想是气虚之体，风水外袭而共成此肿也。

防己黄芪汤　茯苓　桂枝　陈皮　制川附　桑皮

周 松江

咳喘于前，浮肿于后，病经一载，脉息沉弦。肺之清肃不行，脾之健运失常，身中痰湿，犯于上焦，或行于下部，漫无向愈之期，非所宜也。

防己茯苓汤　桑皮　五加皮　橘红　川椒目　杏仁　紫菀　苏子

另：金匮肾气丸。

吴 江村桥

风邪从阳而亲上，湿邪从阴而亲下。下肿而延及于上，上肿而累及于中。上下相移，久而时发时止，未有如今日之发而不肯愈也。现在阴囊既肿，大便既溏，湿甚于风之候。治湿为主，治风次之，然不喘乃妥。

五苓　防己　桑皮　陈皮

蒋 无锡

面部浮肿，延及周身，甚至胀满，又增咳嗽，寒热气逆，不得卧下，二便失调，脉形弦细，此系风邪夹湿，脾肺两伤也。脐已外突，理之棘手。

防己黄芪汤合麻黄汤　羌活　米仁　厚朴　白芍　冬术

又　昨得微汗，卧能得寐，面之浮者稍退，溺之短者稍长，所用之药，似属的对，然余者未便举以为喜。

防己黄芪汤_{去芪}　白芍　冬术　厚朴　腹皮　羌活

又　浮肿日退一日，似属佳兆。然在上者已可，而在下者尚甚。

防己茯苓汤　厚朴　米仁　腹皮　羌活　川椒　白芍　杏仁　冬术

又　邪之浮肿于外，虽见日轻，胀满于中，仍然见重，口干且苦，溺短不长，咳嗽气短，四肢逆冷，脉形细小，一饮一食一汤一药，无一舒者，邪气填满脘中，正虚不克消化也。筋已露，脐已突，何从下手？

冬术　厚朴　陈皮　炙草　大腹皮　苏子　杏仁　当归　白芍
肉桂　茯苓

另：小温中丸。

徐 金山头

恶寒发热，隐癖胀逆，加之以浮肿，溺赤嗌干。暑风外感，引动宿病。

败毒_{去枳壳}　加淡芩　荸荠

又　进败毒散肿胀虽减，寒热未除，尚须加减。

清脾饮_{去术、草果}　加党参　防己

又　风邪脱入湿中，脉来冲急，大便溏泄，浮肿，寒热头痛，势非轻者。

防风　冬术　葛根黄芩黄连汤　茯苓　防己　五加皮

又　寒热已除，头痛已止，大便溏泄，皮肤浮肿，中宫胀满，土变敦阜，削去乃妥。

胃苓_{去桂}　加防己

又　太阴腹满，不惟寒湿有余，而且真阳不足，脉冲，下体不温，干不能饮，妨食气满，其势颇险，未便以寒热余邪为主治。

附子治中　平胃　半夏

石 王家溪

疟疾之风留之于湿，曾经肿胀，今春又发，小有寒热，自汗不渴。右脉濡，左部弦，既无便溺之阳格，又无饮食之违和，其治在表，防脱。

防己　茯苓　桂枝　冬术　黄芪　桑皮　陈皮　腹皮　姜皮

汪 上海

面肿曰风，足胫肿曰水。风邪从阳而亲上，面部先肿，引动湿邪而亲下，足跗亦肿。如是者前后轻重不齐，现在偏之于上，白苔带黄，脉弦带浮，溺黄不多，气短不长，风多于水是也，不喘乃吉。

防己　冬术　五皮　旋覆花　骨皮

又　风水有郁热之形。

防己　石膏　旋覆花　杏仁　苏子　滑石　五皮

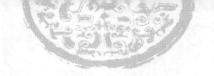

杨 宜兴

气上冲胸之候，颈脉动，时咳，阴股间寒，足胫肿，目下肿，腹乃大，卧不能正偃，小便不利，苔白气短，脉息沉微。脾、肺、肾三经阳气内虚，不能运化湿邪，垂成水肿也。恐其喘甚。

  桂苓五味甘草汤合小青龙汤　加川附子 制

又　昨进小青龙法，已隔三时之久，胸脘又见气冲，大便先通，浊痰吐后则冲象甫平。显系脾经水湿浊痰阻结于中，究恐喘甚而败。

  苏子降气汤

又　大便又通，痰浊又吐，阻结之邪，寻路而出，昨夜之气冲所以免也。然腹满等症尚在，小便不通，肺气不利，脾经不运，故而无向愈之期，不得不虑其喘。

  苏子　莱菔子　杏仁　车前　牛膝　冬术　橘红　五加皮　桑皮
大腹皮　赤苓　泽泻

钱 荆溪

湿邪从阴而侵下，下焦浮肿之时，失于调治，延及中焦，大腹胀满，脐已突，筋渐露，饮食作胀，小水短赤，右脉弦涩，左关独浮过于弦。湿郁为热，阴分已虚，近增咳嗽，防喘。

  理苓　大腹皮　汉防己　陈皮　苏子　杏仁
  另：水泛金匮肾气丸、小温中丸。

周 嘉兴

足胫肿曰水。水湿之气聚于足，消之化之，犹易为也。肿势蔓延于上，大股少腹皆形其状，甚至咳嗽气急，卧难着枕。中上二焦均被邪所侵及，清肃之气已失其常，防喘。

  防己　茯苓　冬术　泽泻　猪苓　五加皮　陈皮　杏仁　桑皮
苏子　骨皮　大腹皮

马 无锡

浮肿咳嗽，继以呕吐恶心，曾经向愈。而肿之痞满，独不能除，后即因此而呕吐又作，浮肿又增，二便失调，脉形细小，苔白不渴，足部硬冷。阴虚寒饮使然，恐其喘甚而败。

 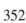

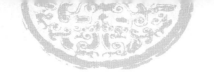

桑皮　腹皮　苓皮　陈皮　五加皮　杏仁　葶苈　芥子　车前子
白附子　禹余粮丸

张　松江

肿者钟也，为水湿所钟聚也。钟聚之肿，每甚于足，所谓湿则下先受之是。然独在于下，邪所当然，而其自下肿上，男子得之，其病为逆。据述此病频发频止，脾虚不能制湿，亦属显然。

四苓　防己　陈皮　厚朴　五加皮　藿香

浦　嘉定

浮肿自上而下，自下而中，中即胀满，咳嗽不爽，无汗气短，胸痞妨食，脉息浮弦，风邪夹湿，由外而之内也。防喘。苔白便溏，溺短，感邪已欲为热，热亦宜清，不能独化风湿。

防己　茯苓　石膏　厚朴　杏仁　泽泻　莱菔子　制半夏　桑皮

又　胸之痞，便之溏，似属渐和，咳嗽不作，更为美事。而中宫之胀满、上下之浮肿、苔白气短、溺少口干、脉息沉弦、妨食恶风等症，正属不轻。

防己　石膏　厚朴　茯苓　泽泻　莱菔子　桑皮子　香附　霞天曲

浦　嘉定

足胫肿曰水，水乃湿所聚也，故曰湿胜乃肿。然则肿者钟也，为水湿所钟聚也。今年岁土不及，湿邪无路可消，结而为肿。欲消其所钟之湿，不能不崇其土。

茅术　厚朴　藿香　肉桂　青皮　茯苓　半夏　防己　炮姜　木瓜

包　史家巷

湿郁之热，为浮为肿为胀，从下而延及上焦，日甚一日。苔白口腻，呕逆恶心，溺短便坚，加以耳鸣，脉小，左关一部独见浮弦，更有风引动于上焦，容易增喘，不能不虑。

五苓　陈皮　防风　防己　半夏　五皮饮_{煎汤代水}

又　脉浮已和，独形弦象，呕逆虽止，浮肿不消。必得小便清长，则上甚之湿热，或者下趋。

五苓　陈皮　半夏　牛膝　五皮饮_{煎汤代水}

又　小便不长，膀胱之气化失其常度也。既上之湿，难以下趋，徒增为热，

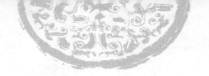

口稍干，龈带疼，脉亦弦中见数也。

桂苓甘露饮_{去石膏} 车前 牛膝 防风 陈皮 五皮饮_{煎汤代水}

吴 卢州

先肿后咳，其治在脾。脾虚不能制湿，反易生痰，不但脾家自肿，而且累及肺金为咳。势已不轻，加之形寒饮冷，肺气更伤，肿满按之作痛，咳逆不爽，惟见薄痰，饮食递减，溺短便溏，脉形郁小，病势有加无已。窃恐清肃不行，健运失常，陡然气喘而败。实必顾虚，泻必先补，昨日行之，毫无动静，想是虚处有益，实处无补。将开鬼门、洁净府两治立方。

五苓合麻黄汤_{用肉桂}

又 昨日两法并行，自云合意，病邪之宜乎分散，不问可知，再以小青龙法合而用之。

照前方加小青龙汤

钟 松江

浮肿经年，漫延于肺，咳喘痰涎，理之棘手。

麻黄 杏仁 石膏 甘草 冬术

吴 山西

面部之肿，延及中下两焦，溺色短赤，舌苔黄浊，口味干甜，脉形弦数。风邪袭入湿热之中，不喘乃吉。

桂苓甘露饮

陆 俞家桥

痧之后红瘰时发，发无定时，亦无定处，俗名其怪，实即痧邪未尽也。夹湿则下焦肿烂，招风则上下浮肿。浮肿之形，未交一候，遍及周身，风性之善行而数变也，不问可知。防喘。

茯苓 防己 茅术 防风 枳壳 五加皮 萆薢 荆芥 通草

刘 朱家角

胸脘痞塞，一身浮肿，咳逆少痰，不能卧下，舌苔薄白，小溲甚少，脉形沉小。此系痰、食、湿交结不解，其易塞咽喉。恐其喘厥而败，且以降气法施之。

苏子 归身 橘红 炙草 前胡 肉桂 川朴 干姜 沉香 杏仁

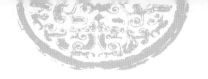

◎ 痹症

何 松江

风寒湿三气杂至,合而为痹。痹久则三气之邪未有不郁而为热,热处湿中,变为大筋软短,小筋弛长,软短为拘,弛长为痿,痿少拘多,湿热之邪,留于大筋为胜。舒筋一法,在所必需。

苡仁　归芍　白蒺藜丸　威灵仙　木瓜　牛膝　桑枝

周 无锡

风寒湿三气杂至,合而为痹。痹从腰部腿骱而下,寒湿为多。

苓桂术甘　苁蓉　牛膝　木瓜　防风　防己　当归　秦艽

李 光福

风寒湿三气杂至,合而为痹。温化为宜。

桂枝汤　二陈　茅术　羌活　萆薢　牛膝　当归　松节

周 吴江

周痹减半,而其所痹之邪,尚留于肩臂胁部。肺肝两经,都被风湿之痰所阻。

指迷茯苓丸　海桐皮　川断　白芥子　蠲痹_{去芪、草}

张 江阴

风寒湿三气杂至,合而为痹,若风气胜者为行痹,若以春遇此为筋痹。此间之痹,四肢游行,发于仲春之候,指臂强而难举,左关脉息弦急,因风而成筋痹,不问可知。

羚羊角散_{去独活、芎、防}　加羌活　片姜黄　甘草　绿豆衣　龟板

顾 光福

右肩臑酸痛,延及臂肩,左脉芤数而浮,血虚招风所致。右属肺,肺气所主,久贮之痰,从而和之为患,兼理为宜。

蠲痹汤_{去防}　加指迷茯苓丸　生姜

秦 东山

疟中之风湿痰邪窜入经络,以致右肢酸痛,筋脉不舒,渐及于左,一手偏热,口中于苦,脉象弦数,肩背亦有不和之象,此名痹症。

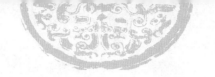

牛蒡子散合蠲痹_{去防}　加茯苓　灸草　羚羊角　桑枝

大师　长兴

肩髃臂痛之经络都在三阳，而其累及阴经者，不过十之一二，本非内病可知。然遗精日久，曾患痎疟，又值心力俱劳之体，阴血大伤，不免有血不养筋之义。经筋为患，漫无愈期，所以六脉细小，而左关一部独形浮大也。汤丸并进乃妥。

蠲痹汤

陈　泉州会馆

痛痹偏之于左，且有痿而不举之形，脉息浮弦。血虚之体，风邪乘此而入也，理之不易。

蠲痹加大生地　木瓜　天麻

张　湖州

肩背酸疼，形寒少纳，咳嗽久而如此。营虚血痹，风痰交阻于中，不能化解也。

蠲痹汤　指迷茯苓丸

沈　青浦

气血两亏，肩髃之痛延及手臂，动则如此，静则尚安，非补不可之候。然风痰之留落于其间者，不能不兼理之。

八珍　蠲痹_{去防}　加指迷茯苓丸

张　上海

大股红肿作痛，延及于膝，且至胫骨亦有所伤，本属风寒湿三气杂至合而为痹也。久而不愈，膝骨日大而重，伸而难屈，脉形沉细而弦，欲成鹤膝风，不可忽视。

独活寄生汤　四物汤_{去芎}　加四妙　苡仁　松节

孙　平望

最虚之体，便是容邪之处。外疡之后，血分暗亏，亏则风湿之邪，乘此而袭，臂肩作痛，自右而移及于左，且兼项背几几，两肢难举，以冬遇此者为骨痹，以春遇此者为筋痹也。亦宜先从筋痹立方。

羚羊角散_{去独、附}　加川断　乌药

孟　常州

膝骨日大，上下渐形细小，是鹤膝风也。鹤膝风乃风寒湿三气杂至合而为痹

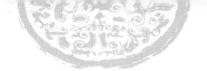

之最重者。三气之邪既可为痹于膝，岂不可以挟肺之痰痹于肘耳？盖肺有邪，其气留于两肘，肘之所以痹于左者，左边属血，血属阴，阴血既亏，无怪乎腰脊之凸出，接踵而来也。

据述腰痛于前，咳嗽于后，肺与肾经先受风寒湿三气之邪，郁蒸为热，所以鼻流清涕，小溲常黄，脉形细小，左关独见弦数，右寸独形滑象，甚至身体偏侧肌肉暗削，行步无力，虚态百出。恐其难以支持，因病致虚而脱。

羚羊角　当归　白芍　桂枝　杏仁　知母　羌活　苡仁　制蚕
秦艽　桑枝　竹沥　茯苓

潘 南汇

一臂不举，此为痹，载在《风门》，即名风痹也亦宜。然此痹起于外疡，阴血早虚，虚则风邪内袭，未免有之。古人之治风先养血，非无意也。

四物　川断　乌梢　白蒺藜　苡仁　橘红

钱 湖州

病后遗邪于筋，筋从转后背作疼，变为下体麻痹，屈而不伸，以致大筋软短，软短为拘也。

羌独活　熟地　灵草　苡仁　茯苓　木瓜　归身　泽泻　桑寄生
牛膝　秦艽　於术　香附　制蚕　锁阳　丹皮　白芍　五加皮

朱 平湖

阳明绕遍一身诸络，风热之邪，曾传阳明，阳明之血，从上而溢。既溢之后，一身诸络有如虫行皮中状，是热去风留也。

白蒺藜丸　防风　桑皮　陈皮　忍冬藤　赤芍　苡仁

徐 太仓

湿热不攘，大筋软短，小筋弛长，软短为拘，弛长为痿。此乃不痿而拘，拘之为病，湿热邪气，独在于大筋，不言而喻。然软短之拘，虽为湿热之不攘，而湿热之中，似乎湿胜乎热，所以脉弦濡小，带有数意，舌苔满布带些黄意，溺不变，口不渴，四肢酸软，经筋酸疼，甚至下病及上，以昭湿则下先受之之义。羌活胜湿汤一法，最为第一要着。

羌活　茅术　茯苓　防风　橘红　金狗脊　半夏　木香　藿香
秦艽　香附　白蒺藜　灵草　当归

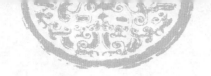

◎疟

周 吴江

三阴大疟，变为日作，阴经所伏之邪，从阴而出，大妙大妙。孰知疟发日晏一日，所感风邪，仍从风府而下，盖以三阴之阳衰而不旺，不能乘势托出其邪，反被邪乘虚入，虚者益虚，饮食大减，肌肉暗削，身热无力，大腹软满，足跗浮肿，脉微无神，所谓无阳则阴无以化也。际此冬至阳生之候，而有如此病情，危乎危乎！

桂枝　附子理中汤　鳖甲　白芍　鹿角霜

朱 无锡

痃疟面色苍黄，皮肤浮肿，食则腹泻，自云痞满，舌苔满布，溲液浑浊。此系风湿之邪归并太阴也，不增喘胀乃妥。

桂枝　附子理中汤　防己　陈皮　草果仁

程 竹行头

但热不寒之疟，渴喜热饮，苔腻节疼，脉微自汗，邪盛阳虚，究恐不克支持而增昏喘。

栝蒌桂枝汤　理中　四兽饮

俞 台州

三阴疟后，小溲见红，又兼白浊，复为寒热似疟，日夜分争而作，左胁疟母，乘此升逆，口干脉弦，显系留邪于肝脾两经，不宜再厥。

一柴胡饮 去陈皮　加鳖甲　牛膝　归身

另：鳖甲煎丸。

丁 常熟

三阴疟疾，汗多而不发渴，寒湿为多，寒之余加以梦泄，邪入于肝也。

制首乌　制厚朴　鳖甲　白芍　小青皮　煨姜　生於术　归身
炙草　草果仁　云苓　白蔻仁

秦 海州

间疟变为三日一作，寒重热轻，脘腹胀闷，口鼻干燥而不发渴，脉形细弦，舌苔薄白。想是暑湿内伏，又有燥气加临。

清脾饮 去芩、草果　加桑叶　陈皮　神曲　藿香

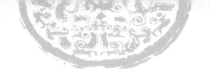

夏 上海

疟属脾寒。寒之为言，非温非热，乃阴象也。阴寒之气，聚于脾经，发于阳明，寒热往来，间日而作，喜饮热汤，舌上苔白腻而浊，脉息濡小之中隐隐带弦，面上之色黄中带白，汗出不少，小溲夜多，少纳少寐，嗳气不舒。际此冬至阳生之候，而患如是见证，阳之虚也甚矣。惟其阳虚，则阴寒之邪更不能消，所病之疟，无怪乎漫无愈期，急须温化。

　　桂枝汤加首乌　青皮　陈皮　归身　茯苓　厚朴　半夏　草果

包 王天井巷

三阴大疟，名曰痎疟。痎者老也，言疟老于三阴之界，漫无愈期。近来自觉神呆，且形痞硬，苔白脉迟，阳气渐虚，不但不化疟邪，而疟邪反欲成臌也。急须大补脾阳。

　　附子理中汤加桂枝　厚朴　陈皮　半夏　茯苓　鹿角尖

吴 太湖上

疟疾中之寒热，久而未了，咳嗽不止，夜重日轻，口中干苦，舌红苔黄。风邪湿邪，深入营中，无从化解也。

　　四物桔梗汤　泻白　加青蒿　鳖甲　丹皮

尤 光福

痎疟日久，黏汗头眩，脉形细而隐弦，此虚也，不可以作实治。

　　何人饮去陈皮　加炙草　白芍　牡蛎　茯神　花粉

吴 关上

进脾胃法，呕恶已止，纳食亦加，痎疟仍然，隐癖僭逆中宫，脉形弦细，舌苔干腻，暑邪正甚，阳气内伤。

　　清脾饮去朴、芩　加四兽饮　木瓜　牛膝

马 甘露

寒热如疟，久而不已，口中干苦，少寐少纳，咳逆，脉细弦数。阴血内亏，留邪于肝也。

　　四物汤去芎　加羚羊角　青蒿　鳖甲　沙参　川贝　防风
杏仁去皮

曹仁伯医案

马 黎里

痰疟日久，右脉弦细，左部模糊，元阳元气，都被邪侵。

　　桂枝汤　何人饮加半夏

　　另：金匮肾气丸，疟歇日服。

王 沈店桥

痰疟日久，气阴两伤，右脉小，左脉弦数，口干舌红，神疲盗汗，少纳言微，养中寓化为主。

　　川芎　鳖甲　当归　生地　淡芩　人参　花粉　川贝　橘红

史 芝苓巷

痰疟生于阴也，阴中之阳不足，则所感风寒气，无力以消，来势稍轻，而其移早移晏，自无定期。

　　桂枝汤加鹿角霜　当归　杜仲　香附　白薇　二陈汤

周 香山

疟疾本属脾寒，寒热往来，两轻一重，又有三阴大疟之根，肾气更弱，必须温化。

　　鹿角霜　桂枝　冬术　草果仁　当归　青皮　川朴　半夏　陈皮
穿山甲　鳖甲　茯苓

秦 海门

三疟皆生于阴，阴经之邪，无阳以化，所以寒重热轻，汗多不渴，项痛腰疼，苔白气喘，脉形弦细，右尺上冲甚锐。恐其枝叶未害，本实先拔，而有不克支持之变。慎之慎之。

　　桂枝汤合附子理中　加青皮　草果仁

龚 昆山

寒热往来，少阳症也，仲景早用和方。然小柴胡一汤，如遇口中干、咽中痛，往往撤去半夏而用花粉，盖为热伤阴耳。如此类推，则活泼泼地矣。

　　小柴胡去半夏　合栝蒌根汤人参易洋参　加元参　川贝　白芍　鳖甲

严按　二师心古法，巨眼如烛。

潘 震泽

三阴大疟，日久而轻，小有寒热，口干溺赤，体酸，加以咳嗽浓痰。想是疟

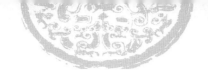

已伤阴，不耐风寒新感也。

小柴胡汤_{去半夏} 加栝蒌根汤 泻白散 鳖甲 川贝 橘红
枇杷叶

马 陆墓

寒热日作，邪并于阳矣。然其所自来者，三阴也。究须温化。

桂枝汤合何首乌散 二陈 加当归 鹿角尖 鳖甲 秦艽

张 宝山

寒热往来，所发之期，或一日，或两日，或数日，此疟也。

桂枝汤合小柴胡汤 加草果 槟榔 橘红 茯苓 神曲

陈 枫泾

但热不寒之疟，渴喜热饮，苔腻节疼，脉微自汗，邪盛阳虚，究恐不克支
持，而增昏喘。

四兽饮加桂枝

金 洞庭山

三阴大疟，疟邪伤营，血从咳呛而出，法当养化，未便用温。

生地 当归 青蒿 知母 苡米 川贝 白芍 丹皮 鳖甲 茅根
枇杷叶

沈 西汇

风寒之在三阴者，渐从外达，尚被湿热浊痰所阻，寒热分争，自无一定之
期，舌苔黄浊，然元阳不足，究难尽达。

小柴胡汤合何人饮 加鹿角霜

郑 港口

湿热召暑，风亦随之。寒热往来，间日而作。舌苔满布而白，脉息浮弦，头
痛口干，恶心多汗。

小柴胡汤加羌活 藿香 厚朴 橘红 大腹皮

汪 西汇

头痛之余，腰痛酸疼，始而小有寒热，后来变为间疟，苔白味辛，胸痞妨
食，便溏溺黄，渴喜热饮，脉息浮弦。暑风外感使然。

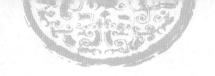

选奇汤合藿香正气_{去苏、大腹皮}　加柴胡

顾 青浦

痎疟皆生于阴，阴者肝脾肾三经也。脾肾之脉犹可，而肝之一部，见于左关者，弦而且浮，必有外感之风，留于肝部。良以风喜伤肝，肝为风脏，物以类聚耳！

桂枝汤合柴胡汤　何首乌散_{加鳖甲}　归身

张 关上

寒热往来，既不能除，又无定时，变为痎疟，已经六五发矣。脉形弦细，痞闷不开，舌苔薄白，饮食甚少，近更咳嗽，口淡溺黄。暑风湿热，归并三阴，不言而喻。

清脾饮加羌活　鸡内金

俞 斜港

三疟变为间日而作，盗汗隐癖，虚里穴跳，耳鸣筋惕，肝阴虚也，不独余邪为患而已。

桂枝加龙骨牡蛎汤

施 平望

冬时内不能藏精，外易以伤寒，寒藏精室，不为温病，必变温疟。温疟之形不一，此间先寒后热，甫经得汗而退，而又形寒自汗，然后退清。此等邪气自内而达于外，其所未尽达者，旋由自外而归之于内，虚使然也。十数发后，往往不克支持，而此病已患四十余日，精神不见大衰，想是先天本足，邪虽出入于肾家，犹可相安于无事。但自汗太多，肉削少纳，言微畏寒，阳虚已著。虚波陡起，不能不早以虑之。然补中寓化，已属一定章程，惟酒客湿热素胜，小溲短赤，舌苔满白，用药最难。

六味合桂附_{桂用桂枝}　真武　加黄连

陈 南京

三阴痎疟，音烁于上，腹膨于中，便溏于下，三焦又病可知。三阴病于前，三焦病于后也。舌苔冷白，四肢厥冷，脉息全无，阳分比阴分更亏，且至有阴无阳而欲绝也。勉拟生阳一法，然恐鞭长莫及。

来复丹_{米汤送下}

又　一阳来复，脉尚模糊，虽无暴出之忧，而少微续之喜，不足恃也。

生脉散

煎送来复丹。

张　太仓

三阴疟，右脉细软，左太弦急，脾湿有余，肝肾不足。

八珍汤去芎　加橘红　半夏　青蒿　丹皮　鳖甲

沈　西汇

痎疟变为日作，邪从外向可知。然脉弱体酸，胸闷少纳，元气内虚，无力化邪之候，只宜养化，以冀虚波不起为妥。

何首乌散加神曲　党参

又　元虚，内不耐疟邪发作，并不耐暑气所侵，防喘。

何人饮合首乌散

又　痎疟不歇有根，未发以前，已形气短，既发以后，更加气喘。恐其正不克邪而败。

何人饮加红枣　竹沥

叶　周王庙弄

疟发四末，先见酸疼，继以小热，然后寒大作，汗出渐解，舌苔多白，并不发渴，脉形濡小，一轻一重，已以一月有余。显系先患风湿，后患暑邪，气血同病也。

清脾饮加归身　防风

又　寒热仍然，经络有收缩之形，手足指冷，本身之阳气素来不足，无力化邪也。

柴胡　归身　白芍　冬术　茯苓　红枣　桂枝　木瓜　白薇　生姜　炙草

张　上海

痎疟日久，一载有余，轻而未止，瘾疹外发，瘙痒异常，咳嗽日久，痰出不少，舌苔尚白，溺色犹黄，脉形弦数。所患风邪暑湿，欲从三阴传出肺经而不能畅达也。

何人饮_{去煨姜}合追疟饮[1]_{去术}　加杏仁　淡芩　白蒺藜

王　太仓

痎疟皆生于阴，阴经受湿招风，右脉小，左脉浮，足肿不退，脘痛时作，鼻衄易见，小溲色黄。所患风温之邪，郁蒸为热，布满三焦，而不能从营卫以畅达也。邪发营卫之时，出入相争，寒热不重，亦不口干，亦不求救于水，是湿更重于风也。

清脾饮_{去芩}　加木瓜　防风

沈　竹行头

病转为疟，疟以三日一发者，所感暑邪深入三阴也。经事临期，治须兼顾。

柴胡四物汤_{去夏}　加瓜蒌　白薇　鳖甲

又　热重于寒，口干头痛，苔白舌红，脉形弦数，干咳少纳，阴血内亏，不能速化，留邪之兆。

照前方加丹皮　知母　秦艽　谷芽

高　芦墟

湿热之间疟，内因劳倦伤脾，外因寒邪入肾，所发寒热，变为三日一作，理之不易。

清脾饮_{去芩}　加细辛

又　得汗则寒气先消，而暑湿热三气之邪，尚在三阴之界，无力以消，所以脉形细小之中而带隐弦。

何首乌散加二陈　当归

陆　嘉兴

痎疟皆生于阴，阴者，三阴也。三阴经深受风寒湿，老于其界，所以寒热往来，止而复作，口不渴，苔黄浊，脉弦而数，四肢微浮。扶正达邪，方为正治。

桂枝汤合何首乌散　加茯苓　当归

疟来日前二时服。另附桂八味丸三钱，疟歇日淡盐汤朝服。

---

〔1〕　追疟饮：《景岳全书》方，药用何首乌、当归、甘草、半夏、青皮、陈皮、柴胡。方中并无白术，后文"去术"之语或为曹氏误记所致。

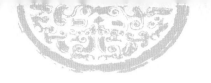

李 花街巷

寒热有往来之意，口中干苦，舌苔薄白，脉细弦数，少阳见证也，当以少阳之法和之。但络伤之体，血分本亏，往往有营虚不能作汗之弊。将此意治，合而用之。至于咳嗽日久，不过兼治而已，未便为主。

　　小柴胡汤合归柴饮　泻白散

廖 奉贤

三阴疟邪，曾经归腹而肿，幸尔已结疟母，其邪窃踞于肝胆，所以身热又如疟状，似夹雌雄，脉形弦细，苔白不渴，温化为宜。

　　清脾饮_{去芩、柴}　加川附　牡蛎　白芍　陈皮

又　痃疟仍属雌雄而作，苔白不渴，腹部又有肿意。邪盛正虚，舍温化奚为？

　　清脾饮_{去柴、芩、草}　加香附　桂枝　炒楂　木瓜

又　疟之雌者已愈，雄者亦轻，岂非美事。无如脐之下旁有内结，按之则硬，动之隐痛，苔白且滑，脉弦而小，阴结阳虚所致。

　　川附　茯苓　桂枝　於术　陈皮　木香　制蚕　牛膝　当归　白芍
半夏

曹 湖州

痃疟变为日作，三阴之邪，移出阳经矣。然阳经所受之邪，尚属不少，小有寒热，寒热虽止，而营卫分争之象，仍未脱体。舌苔嫩黄，脘腹不舒，小溲短赤，夜寐少安，咳嗽吐痰，肢体无力，脉形细小。邪少虚多之候，扶正为先，积邪自去。

　　何首乌散_{去姜}合何人饮　加青蒿　鳖甲　淡芩　丹皮

陈 周庄

寒热往来，口中干苦，舌色光红，脉弦而数。此伏暑化燥而发，阴气早伤。如欲提出其邪，势必兼顾其阴。

　　柴胡　白芍　淡芩　花粉　甘草　当归　大生地　沙参

陆 浦庄

寒热往来，口中干苦，舌苔白腻，脉象弦数，伏暑见症也。久咳且嗽之体，兼理为宜。

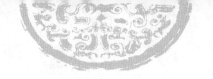

小柴胡汤　加玉竹　桔梗

某

间疟横连募原者也，转而为日作，道不远，气不深矣，似属可喜。然有轻重之别，轻者在卫，重者在营，营分之旧邪未已，而卫分又受新邪，新邪包之于外，旧邪更不能消，比之轻重相等，日衰一日者，未可同日语也。至于无痰不作疟，疟久伤阴，痰多咳嗽而兼血者，总不出乎此意。

何首乌散合清疟饮去栝蒌　合何人饮　加紫苏　川贝

周　崇明

痎疟皆生于阴，阴者，三阴也。三阴之邪，孰多孰少。少阴虽虚，虚者遗精；太阴独实，实则而色黄滞；厥阴则虚实各半，寒热往来，渴喜热饮，动则两胁隐痛，所以左脉细小而带隐弦，右部弦急而滑。欲治其疟，先重清脾，兼和肝肾，不问可知。况浮肿之邪，尚有留于脘腹者，更宜着手。

清脾饮加首乌　当归　陈皮　腹皮　莲须　栀子

沈　湘城

痎疟八阅月矣。而尚寒重热轻，头中胀痛，喜饮热汤，无汗而解。所感风邪，诚伏三阴之界，而卫中之阳气，营中之阴血安在哉？法当调和营卫，以使所伏之邪且化且达。

桂枝柴胡汤去芩、参　合清脾饮　加归身

薛　嘉善

不寐心悸，肝病也。病则肝虚，虚则招风，风则寒热；寒热之邪袭入肝经，则为痎疟；痎疟之邪，布于阳明，则为时病；时病之邪，仍归肝部，则又变为痎疟。

大生地　归身　白芍　秦艽　鳖甲　青蒿　丹皮　川贝　陈皮

胡　光福司

人生之阴阳皆有枢机，邪从阳枢而出，则为痎疟；邪从阴机而入，则为泄利。此间三阴大疟，虽经十有六发，尚属邪从外达。昨又加之以泄，日夜四五十行，又属邪从内陷。疟痢并行，元气更乏，况六旬以外之年，精力久衰，何堪磨耐。假使中土皆旺者，犹可生生不息，乃一饮一食，大减于前，反有痰涎上泛，呕哕恶心，甚至疟歇两日，亦小有寒热，以昭脾胃营卫，无一不虚。无怪乎神昏遗溺于疟时，气坠肛门于痢前，即不热不痢之际，火升面赤，少寐多烦等症，不

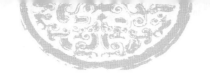

一而足。脉息芤弦者如此，大非所宜。病情既有出入，药饵自宜升降，然升则虚阳随疟而升，降则浊阴随痢而降，各有偏弊，则阴阳更加不固，斟酌其间，惟守中以和营卫，化气以通膀胱，出一理苓汤法。

理苓汤 即理中汤合五苓散方

◎ 便血

彭 上海

心肝所生所藏之血，不能统之于脾，渗入下焦，鲜者紫者尽从粪之前后而出，久而久之，面容黑瘦，脉息芤弦，饮食大减，将有浮喘之形。慎之慎之。

黄土汤 阿胶用蒲黄末拌炒

又 芤弦之革脉稍和，所患诸症，自属安适，前方的对无疑。所嫌小溲浑浊，内痔作痛，亦须兼理。

黄土汤 阿胶用蒲黄拌炒 合赤豆当归散

又 温通瘀血，革脉已和，独形芤象，腹痛已除，尚下渗血，痔痛溺浊，饮食虽增，口舌干痛。阴虚留热，暗伤营分可知，仿以黑止红意。

黑地黄丸合赤豆当归散 槐花散

郑 宁波

心生之血，脾气虚者失其统领之常，不能藏之于肝，反为渗入肠间，血从大便而出，谁曰不然。而不知渗之已久，不独气从下陷，而且阴络暗伤，所有之血，无不从穿处以行，有如轻车熟路，漫无止期，营卫肌肉，皮毛筋骨，有损无益，自知不觉支持，饮食减少，言语无神，脉形芤涩而数，归入虚劳重候也。劳者温之，虚者补之，原属一定章程，但血之下者，似属漏卮情状，如不以久塞其孔之法治之，虽日从事于温补，亦属徒然。

黑归脾加赤石脂 龙骨 牡蛎 阿胶 伏龙肝

马 上海

脾统血，肝藏血，统领失常，所藏者少，则左关脉息虽旺而芤，大便之余，带血不已，舌苔黄燥者如此，法当清养兼施。

加味归脾 大生地 地榆

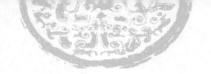

施 吴江

脾虚不能统血，或脱于上，或脱于下，补脾之虚，以摄其血，尚易为也。惟凝滞于中，中宫变出块垒者，腹部胀满，最为难治。难治初非不治，然亦竟无许治之理。

　　四物汤加丹参　炒楂　茺蔚　茯苓　灵草

◎ 淋浊

汪 北壕

气淋带浊，溺后更疼，左脉大，将见血之兆也。速宜静养。

　　导赤合大补阴丸　加茯神

沈 青浦

热郁下焦，血淋久而不已，脉数，左部带大。肾水大亏，心火失其所济，下入小肠而出之膀胱经也。

　　大补阴丸加牛膝　归尾　赤小豆　血余炭

吴 吴江

阴亏之体，心火下郁小肠，传入膀胱之府，尿中带血，时作时止，左脉沉数，小溲不利。

　　大补阴丸加牛膝合导赤　火府[1]
　　另：服大补阴丸。

李 通州

肾虚乃膀胱受热，尿血成淋，脉形沉数，清养为宜。

　　大补阴丸加归尾　血余炭　琥珀屑

邵 乍浦

欲便不通，不通而痛，此淋也。脉细而见弦数，干不多饮，必有留热未清，不独下虚而已。若论咳嗽，又属新感。

　　栝蒌瞿麦汤去附子　加麦冬　杏仁　草梢

────────────

[1] 火府：有火府丹和火府散之别。《万氏家抄方》卷五载火府丹，药用生地、木通、甘草、当归、山栀仁；《普济方》卷四十三引《旅舍备要方》火府散，药用生地黄、木通、黄芩、甘草。按下文内容，此处应为"火府丹"。

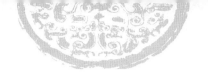

苏 吴江

梦遗之体，变为淋浊，已经一月之久，尚难向愈，《金匮》法主之。

　　栝蒌瞿麦汤_{去附子}　合封髓丹　加智仁

梁 长安

小便频数而赤，或浑浊，或紫块，脉象沉数，此淋症也。

　　大补阴丸加瞿麦

又　膏淋血淋，同病下焦，未有不因乎虚，亦未有不因乎热。热如化尽，则膏血之物，庶几下而不痛，始可以独责其虚。

　　大补阴丸合栝蒌瞿麦汤_{去附子}　加牛膝　血余炭

又　血淋渐止，膏淋亦薄，所患之热，原有化意，必须化尽乃妥。

　　照前方加草薢　黑栀

又　所下之膏，薄且少矣，然当便之时，尚属不利，已便之后，反觉隐疼，肢膝不温，脉小左弦，唇红嗌干，热未全愈，虚日益著。

　　栝蒌瞿麦丸_{去附子}　加草薢　黑栀　麦冬　猪脊髓

华 荡口

膏淋变为血淋，久而不已，脉数左弦，肾被热伤。

　　大补阴丸加血余炭　珀屑　归尾

张 江阴

膏淋日久，少腹不和，口干腰楚，肾虚湿热使然。

　　栝蒌瞿麦丸_{去附子}　加杜仲　草薢　五倍子　青盐

马 乍浦

小便不利为癃，痛者为淋。淋虽有五，而其致病之由，多属乎热，而况水液浑浊，皆属乎热，更有明证。

　　栝蒌瞿麦丸_{去附子}　合导赤　加草薢

钱 常熟

尿血成块，小溲作痛，脉数苔腻，湿热下注使然。

　　导赤散加淡芩　小蓟　血余炭　赤苓　灯芯
　　另：大补阴丸。

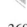

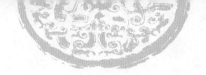

严 东山

漏久头痛之体，水亏木旺，不问可知。迩年小便淋痛，其状如脓，迁延不已，衰而复盛。然其所出者，不过水湿浑浊，苔白口干，足冷转筋，左关脉硬，寸部浮急，右惟濡数而已。必有心火湿热，下注于肾与膀胱也。理之不易。

栝蒌瞿麦汤合导赤　火府

裘 新街

血淋日久不瘥，加以咳嗽时作，脉息左细右弦，俱见数象，口燥苔黄。想是中宫湿热，上下充斥，阴液受伤也。

大补阴丸合麦门冬汤

唐 无锡

胞移热于膀胱则癃。溺血，水液浑浊，皆属于热。小肠有热者，其人必痔。具此三者而病于一身，若不以凉血之品，必有性命之忧。

导赤合火府丹　加灯芯

丸方：

大补阴丸合固本丸方　加萆薢　猪脊髓

为丸。

陈 海宁

心经郁火，下火小肠，变为淋症。曾经见血者，恐有瘀血内阻而喘，不独现在之蒸热口糜为患也。

导赤散加栝蒌根　瞿麦　怀药　淡芩

金 关上

尿血成淋，小便时无血亦疼，两月有余之病，脉数苔白，嗌干，湿热伤阴也。

大补阴丸加车前　麦冬　灯芯　血余炭

又　血已止，痛未除，病虽减半，尚须小心。

导赤合火府丹　大补阴丸　加麦冬　车前　灯芯

又　生心血，通水道。

六味丸加车前　竹叶

曹存心医案全集

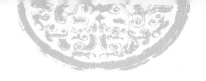

另：天王补心丹。

杨 _{专诸巷}

曾患淋症，小便本难，近来小便又淋，变为癃闭，少腹硬满，小便肿胀，苔白不渴，脉小而沉。下焦湿热被寒所遏，膀胱之气化不利，最为急症。恐其喘汗，慎之。

五苓散加木香　乌药　枳壳　桔梗_{二味磨}　葱_{一大把}　麝香_{三厘}

打成一饼，微温放脐上。

周 _{平望}

湿热不攘，大筋软短，小筋弛长，弛长为痿。痿病未痊，又来尿血，近更为淋，脉形细数，阴分更亏，丹溪法主之。

大补阴丸加血余炭　鸡蛋

张 _{朱家园}

白浊淋症之象，久而不能根除，小溲虽黄，并不作痛，口腻苔浊，嗌干色滞，湿热伤精，精从下漏使然。

封髓丹合三豆饮

另：猪肚丸。

朱 _{嘉兴}

肝肾湿热，不留于中，必犯于下，下焦膏淋血淋，以及小便无端而痛之气淋，时发时止。现在膏淋独见，脉象弦数，白苔满布，加以气从少腹左升，仍不外胃家湿热袭入肝经，扰动精房也。

六味丸

另：猪肚丸。

又　气淋不已，势必兼之乎膏，重之以血，下焦营卫，无不受湿热所伤。

六味丸_{黄肉易芍}　胡连　牡蛎　洋参

另：猪肚丸。

张 _{浦东}

浊淋日久，继之以膏，重之以血，归入下消门也。

固本丸合黄连解毒汤　加沙参

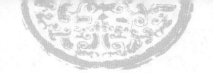

陈 崇明

湿郁为热，变作砂淋，有如煮海为盐之义。病经半载，左尺脉浮，按之弦数，阴分已伤，正须兼理。

六味丸加海金沙　石韦　知母　黄柏

张 浦东

痛之缓者，邪之轻也；膏之淋者，阴之虚也。痛减药亦宜减。

沙参　固本合黄连解毒　加萆薢

另：猪肚丸。

又 血淋虽止，膏则仍然，补阴不足，泻火有余。

大补阴丸_{去猪脊髓}　合固本　加沙参　萆薢　砂仁

另：猪肚丸。

又 脾气下陷，则湿热随之，而肾阴之虚者，容易渗入精房。补益中气之法，调补并行为要。

三才封髓丹合补中益气汤_{去术}　加萆薢

另：猪肚丸、威喜丸。

林 南壕

淋症见红，孰不知其为热？至于见砂，亦煮海为盐之义，不能不定为热。热邪已久，可以或有或无之淋象，虚多于实也。

固本合大补阴丸　加西洋参　石韦　海金沙

林 南壕

阴虚湿热，膏淋带血带砂，砂与血淋已愈，而膏则仍然亏内，尚带血砂两意，脉弦细数，养化为宜。

固本合大补阴丸　黄连解毒　加党参

朱 关上

阴虚湿热，白浊血淋，兼而有之，久则气陷不升，苦不胜言。

补中益气合三才_{用生地}　滋肾丸_{煎送}

又 溺痛有前后之分。痛在前者，湿热为多；痛在后者，阴虚为甚。湿热渐化，溺前之痛自衰；阴分仍虚，溺后之疼不罢。

 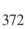

三才封髓丹

陈 太仓

阴虚则小便难，难之为日已久，变而为淋，溺管中隐痛，海底亦然。然仅有白浊之形，尚无血淋之意，一则以喜，一则以惧，究须谨慎小心。

栝蒌瞿麦丸去附子　加牛膝　合导赤散

孔 鞠花亭

湿热伤精，梦遗不作，变为白浊下行，而其行之不畅者，留于海底。红热作疼，阴虚湿汗，加以疮疡外发，脉反郁小而数，舌苔腻白，理之必费周旋。

萆薢分清饮去菖蒲　加龙胆草　车前子　茯苓

魏 姚弄

白浊成淋，湿热之邪所致。

萆薢分清饮

周 闻德桥

肾与膀胱相为表里，肾虚则溺后余沥，膀胱湿热则溺前见浊，溺之前后同病，而实表里相通，虚实各半之证也。

三才封髓丹

杨 震泽

败精成浊，常流不息，甚至肢体无力，下部不温，此虚也，当以封法。

三才封髓丹

施 松江

热淋变为血淋，脉形细致，细属阴亏，数为邪火，清补为宜。

大补阴丸合导赤　火府　加灯芯　血余炭

吴 嘉兴

疟邪与疔毒窜入大经小络，归并膏淋。膏淋不罢，邪又流入于肾，肛门前后之气盘旋酸痛，袭入于冲，左腿内廉之经脉麻木抽痛。病情自上而下，势必自下而上以出之，不惟化导而已。

萆薢分清饮加升麻　柴胡　陈皮　白芍

又　得汗则淋痛大减，升降同用之法，已为合作。然壅者尚未因宣而全去，滞者亦未因通而全消，所以膏淋不尽，阴茎作痒，肛门与左腿麻木抽疼，留而不去。仍取宣通以尽其邪为妥。

　　　　草薢分清饮加归尾　　白芍　升柴　柴胡　陈皮

陈 海门

血因胬肉而瘀，瘀在海底，附在筋经，自幼作疼，至今未愈。脉形沉涩，理之不易。

　　　　桃仁七分　制军三分　炙草五分　桂枝三分　归尾五分　红藤五分
　　　　乌药　木香

又　进桃仁承气汤，当便之时，海底已能不痛，阴茎尚带痒疼，涩脉渐有和意，显系所瘀之血，消者已多，而其留落者，一时未能扫除也。去瘀生新为治之中，仍以毒药寓之。

　　　　大生地　当归　白芍　阿胶　桃仁　桂枝　制军　丹参

接服方：

　　　　六味加当归　丹参　阿胶　赤豆

周 松江

淋症有五，膏居其一，久而日甚一日，舌苔薄白，脉小左弦，俱见数象。此系湿热之邪传入膀胱，且有肝火窜入其中也，不增喘乃妥。

　　　　草薢分清饮加萹蓄一钱

又　分理湿热，淋症仍然，惟淋后之大便，未必如前日随之而下，所患湿热，似有分利之机。然肾主二便，开窍于二阴，后阴之窍既随前阴而欲通，肾亦病焉，不独肝火从之为患而已。

　　　　照前方去萹蓄　加两头尖二十一粒

施 浙江

湿热下注为浊，色黄而浓，诸节酸疼，且兼红肿，牙龈作胀，饮食不思，舌苔白腻，大便不调。法当分理。

　　　　草薢分清饮去菖蒲　合导赤　加大豆卷　苡仁

程 小园上

阳虚于下，血痹于中，少腹硬满如石，小溲滴沥而下，比之不利为癃更进一层，恐增喘汗而败。

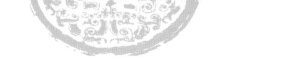

五苓散加滑石二钱,包　　白鱼十四个　　木香一钱五分　　牛膝一钱五分,盐水炒

另：抵当丸五两，研细末，醋、蜜、葱汁调涂硬处。

又　硬者稍红，癃者稍利。将前方守之可也。

照前方加戎盐一分

又　小便似和而不能畅通，少腹似和而尚硬满，舌苔湿白，脉息微弦。阳气大虚，无力以通其痹也。

五苓散加川附七分　　木香二钱　　韭子三钱　　归尾七分　　桃仁一钱五分

穿山甲四分

又　病情如昨，湿白之苔渐变糙色，脉形带数。所结之邪，郁而为热，阳虚难化也。

五苓合滑石白鱼散　　加木香　韭子　槟榔

煎送抵当丸二钱。

又　大便已通，瘀血食积未有不从此而去，然腹之坚者虽软，其形尚大，苔色嫩黄，口干溺热，脉形弦数，小溲通而不利。湿热郁结于膀胱，势所必致。

四苓合青囊丸　　加韭子三钱　　木香　滑石　白鱼四个　槟榔

沉香一分

吴 吴江

膏淋日久，往往变作血淋。

知柏八味

金 溪港

血淋日久，泌别无力，不独小肠之血，传入膀胱，而已成之粪，未归大肠者，亦随小肠之血，渗入膀胱而俱出。昔人云与交肠有间者，大都类此，然则大便之渐秘，不能不早以虑之。

八正散

◎ 遗精

章 江阴

肾者主蛰，封藏之本，精之处也。精者所以能处于肾者，全在肾气本足，封藏自不失其所职，如虚则反是，增出胫酸体倦、口苦耳鸣、便坚等症，势所必

曹仁伯医案

曹存心医案全集

然。然左尺之脉，浮而不静，固昭肾气下虚。而关部独大、独弦、独数，舌苔黄燥，厥阴肝部又有湿热之邪，助其内火。火动乎中，必摇其精，所谓肝主疏泄是也。虚则补之，未始不合，实则泻之，更为要着。

　　三才封髓丹加龙胆草　黑栀　柴胡

　　又　久积之湿热从大便而泄，且兼秽浊之气，从上而出，未始不可。然久病之体，脾胃元气内亏，又不宜再下，当从守中法。

　　异功散加白芍　荷蒂　粳米

　　又　大便畅行，口苦亦愈，左关之脉大者已小，弦数仍然，尺亦未静，可以前方加减。

　　三才封髓丹加茯神　胆草　柏子仁

　　又　大便已和，脉形弦数，数为有火，弦主乎肝。肝经既属有火，不但顺乘中土，而且容易摇精，精虽四日未动，究须小心。

　　三才封髓丹加陈皮　白芍
　　另：猪肚丸。

彭　江阴

肉虽为墙，筋不为刚，良由无梦而遗，肾虚不能摄精，失其作强之司耳。

　　三才封髓合水陆二仙　加龙骨　牡蛎　五味

马　王庄

精浊日久，尚未了了，又梦遗见血，显系精血内亏，俱被湿热所伤，所以左脉细小，右脉弦数。

　　三才封髓丹
　　另：猪肚丸。

施　芦店

梦遗日久，腰部作酸，是肾虚也。脉形濡小，左寸过大，舌苔白腻，湿热伤精而动者有之；心火太旺，不能下交于肾，肾气下泄者亦有之。此两端为要，不独填精补髓而已。

　　熟地　归身　杜仲　炙甘草　於术　茯神　枣仁　半夏　陈皮
　　党参

376

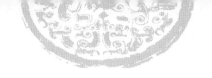

彭 溧阳

肝主疏泄，肾主封藏，疏泄太过，封藏失职，梦遗时作，小便余沥，甚至腰背俱痛，足膝无力。苔白舌紫，脉形细小，左关独大、独弦。久而久之，寒热温凉之品，备尝不愈，想是药之难得其宜也。

> 九龙丹〔1〕去萸肉　加炒楂　龙胆草

又　肝肾两经都被湿热所伤，以致精房不固，所以左关脉息独大、独弦，余则皆形细小也。

> 九龙丹加胆草　牡蛎
> 另：猪肚丸、威喜丸〔2〕。

叶 上海

肾者主蛰，封藏之本，欲本之固，势必大补肾阴。

> 九龙丹去莲肉须　加党参　固本丸

陆 常熟

肝主疏泄，肾主封藏。封藏之失职，都从疏泄而来。

> 三才封髓丹
> 另：猪肚丸、威喜丸。

徐 太仓

肾者主蛰，封藏之本，精之处也。精乃无梦而遗，肾失封藏之本，未有不用蛰方。蛰者，蛰其精也，然精之所遗，已有三年之久，阴分暗虚，虚者热从内起，蒸之于卫，则肌肤灼热；郁之于营，则手足心热。现在手足之心独热，口干多饮，脉来细数，甚至气不宣通，背脊酸疼，少腹不和，肢体无力，病势有加无已，窃恐夏至之一阴不生，而有多将熇熇、不可救药之叹。拟四物二连合清骨饮法，先化其热，后继之以补阴封髓，循循有序，则庶几焉。

> 四物　二连　清骨饮去青蒿加韭子　藕汁

又　进前方，背脊之酸痛，随即向愈，而内热之蒸蒸，尚与前日相同，此如不罢，势必津液重伤，早以甘露法参入用之，未始非防微杜渐之一术也。

---

〔1〕　九龙丹：《证治准绳》九龙丹，药用枸杞子、金樱子、莲花须、芡实、莲肉、山茱萸肉、当归、熟地黄、茯苓；《医学正传》引丹溪九龙丹方，药用枸杞子、金樱子、山楂、莲肉、佛座须（莲花心）、熟地黄、芡实、白茯苓、川归。按文中"去萸肉"，此处应为《证治准绳》方。存考。
〔2〕　威喜丸：《太平惠民和剂局方》方，药用茯苓、黄蜡。

曹仁伯医案

四物_{去芎}加二连　淡芩　骨皮　川斛　大生地　麦冬　天冬

枇杷露　藕汁

马 _{胥门}

无梦而遗，劳则为甚，且兼形寒膝酸。此脾胃两亏，封藏不固于内，卫阳失护于外也。

补中益气合封髓　加制首乌　牡蛎

又师转　形之寒，膝之酸，与卫阳之法而愈，即无梦而遗，亦未再作。未始无固精之功也，然肾为先天之本，三阴之蒂，肾气足则精处其室，而关门自固，肾气虚则封藏失职，而无梦自遗。当以九龙法继之于后。

九龙丹

朱 _{横泾}

肾主二便，开窍于二阴，大便一用其力，精先外泄，是肾虚也。

河车大造丸

吴 _{四摆渡}

遗精有三，每以瓶中贮水者为譬。此间脉息，不浮不沉，左关一部独见大弦，既非水满之覆，又非瓶破之漏，是肝经火旺，摇动其精，有如瓶中水，外被物所激而出也。

加味黑归脾_{去远志}　加龙胆草

丸方：

三才封髓　加味黑归脾　加牡蛎

◎ 飞尸遁注 _{痨瘵之别称，言其相互传染之义}

史 _{通州}

风邪从阳而亲上，加以尸气和之为胀。

桑皮　陈皮　羌活　防风　枳壳　桔梗　水安息_{一钱}

獭肝_{五分，磨冲}

施 _{崇明}

途中遇风作痛，痛从胃脘之上，后及于背，旁及于臂，动则如此，静则可安，已经一载有余，不能向愈。脉小而沉弦，想是冷风中必有飞尸遁注之邪，附而和之为患。

獭肝_一钱　水安息_二分　木香　四七汤　加橘红

◎ 妇人

毕　洞桥圩

一阴一阳结，谓之喉痹，所痹所结，仍不离乎一阴一阳之界，然其所以致此，实系乎阳明湿热薰蒸于上，是以久而久之，地道渐形其闭，饮食难以下咽，甚至邪传奇经，带下赤白，气怯神倦，脉软头晕且眩，不克支持也。防脱。

大熟地　西党参　淡天冬　牛膝　紫石英　川贝　当归身　鹿角霜

龟板胶　竹沥　生甘草　椿根皮

又　进前方一剂，饮食之下咽者稍易，夜来得寐，晨起畅吐浊痰。想是冲脉隶于阳明，阳明之湿热渐化，冲脉之逆气亦能稍和。然须日有起色，庶免喘脱。

照前方

曹　太湖上

经期落后，带下绵绵，牙龈肿腐，心悸且嘈，两耳时鸣，口中干燥。血虚生热，湿郁为热，二者皆伤八脉也。当从八脉立方。

椿皮丸　四物汤_去芎　加鹿角霜　龟板胶　茯神　紫石英　沙参

王　太仓

产后感冒风邪，肤热形瘦，口干腰痛，褥劳根也。

四物汤加猪腰子　葱白合泻白散　加二母　紫苏

朱　武进

血崩后寒热咳嗽，久而不已，腋下结核，足跗浮肿，脉细弦数。阴亏血弱之体，外感风邪，无力以消化，往往迁延日久，变作虚损，勿以吐血不多而忽之。

地骨皮饮_去芎　加青蒿　鳖甲　川贝　知母　枇杷露

陆　南浔

少腹之瘕聚及脘中胀痛，经年不愈，皮肤甲错，大便反溏，脉形细涩，饮食不思，难以支持也。防脱。

四物汤_用生地　制蚕　童便

龚 湘城

妇人首重调经，经调则百病不生，此间之月事，或趋前，或落后，责在气不调也。所以当来之日，逆气里急，即在平时，带下腰酸，头晕心悸，少寐耳鸣，诸虚不足之象，竟难脱体。非补不可，非调亦不可。

四乌汤去芎 加香附 紫石英 杜仲 龟板 莲须 甘菊 茯神

周 平湖

女子以肝为先天，先天不足，月事不来，两目干涩，左关脉息弦而且数且浮。肝经气火，少降多升也。

生地 归身 白芍 桑叶 芝麻 牛膝 甘菊 川贝 丹皮 香附 女贞 石决明

郁 江阴

寒热两月有余而愈，然热尚独留而不能退清者久矣，加之以腹大，重之以癥结，攻痛夜剧，月事不来，饮食递减，大便或溏或结，脉象弦而带涩，带下绵绵，肌肉瘦削，口舌干苦。寒凝血滞，八脉皆虚，棘手之候也。奈何！

紫石英一钱 龟板一钱 鹿角霜三钱 当归一钱 白薇三钱 白马尿三酒杯 香附一钱 制蚕三钱 童便一酒杯

又 癥结渐消，攻痛自除，腹之大者，亦从此渐和，大快事也。然口舌之干苦仍然，身体之留热加剧，带下虽少，月事未来，饮食递减，大便带黑，脉形弦细。八脉交虚，余邪未尽，形神俱夺者如此，容易反复，慎之慎之。

当归 白芍 川芎 大生地 骨皮 丹皮 鹿角霜 龟板 白薇 紫石英 香附 制蚕 童便

陈 枫桥

月事不来者，胞脉闭也。任主胞胎，任脉为病，女子得之，往往带下瘕聚。此间带下赤色，瘕聚攻痛，如是者久矣，已属重候。加之以内热口干，咳嗽音烁，痰曾带血，少纳肉削，右脉涩，左关弦数，自下而损及于上，何从下药乎！况因病而用药物，因药物而反增其病，变作真寒假热之体，自古以来，本无治法，作法治之，难又难矣。

椿根皮丸 鹿角霜 紫石英 归身 北沙参 龟板 麦冬 川贝 茯苓 陈皮 西黄 烟灰

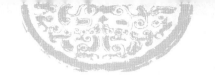

陆 江阴

经尽之年，月事尚来而无血色，是土败也，血枯也，气虚不能收摄也。无怪乎久而不止，面浮跗肿，嗌干心悸，饮食无味，脉息少神，接踵而来。以昭不克支持之兆。

乌贼鱼骨三钱　茜草炭　八珍汤去芎　加鹿角霜　紫石英　龟板

俞 徽州

妇人首重调经，然经有气血之别，又有虚实之分。此间经水前后不调，加之未来之前，脘腹肢节无不作疼，通则即已，是气滞也。所见之红色尚正，而不如往日之多，是血弱也。气滞为实，血弱为虚，二者皆不调和，焉能再孕？然则欲再孕之，势必既和其气，更补其血，以使营卫二十五度各得其常，庶乎近理。至于脘胁时疼，瘰痹违和，口干内热，心悸腰楚，亦营卫不调中之见证，兼理而已。权以逍遥散一补其血虚，一和其气滞者，并驾齐驱小试之。

丸方：

八珍合乌骨鸡丸　青囊丸　加杜仲　丹皮　阿胶　逍遥散用茯神
制香附　枣仁　远志　木香　丹皮

周 乌镇

脾主湿，湿生痰，痰生热，三者之邪，层出不穷，无一而非脾病。气一病则饮食或多或少，咳嗽时盛时衰，自汗或轻或重。舌上之苔，黄白相兼；口中之味，干苦不和。四肢易肿，指节不舒，经前腹痛，如是者久矣。将来缓以调之，权以汤法。

麦冬　北沙参　川贝　甘草　蛤壳　浮石　淮麦　香附　紫贝齿
茯神　白薇　苡仁　枇杷露

丸方：

大生地四两　归身二两　白芍二两　香附二两　麦冬二炳　白螺蛳壳三两　白薇二两　冬术二两　阿胶二两　牡蛎三两　淡苓一两　蒌皮一两　茯苓四两　川贝三两　蛤壳三两　紫贝齿三两　苡仁三两橘红二两

上为细末，淡蜜水为丸。

某

月事不来者，胞脉闭也。胞脉者，属心而络于胞中。今气上迫肺，心气不得

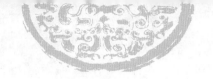

卜通，故月事不来也。《内经》已言经闭者，上气迫肺而作干咳之形，无怪乎病经五月，加以营虚则发热，卫虚则恶寒，欲成"一损损于肺，二损损于心"之见证。拟复脉汤与加味泻白散。

炙甘草汤去姜、麻仁　合泻白　淡苓　枣仁

◎ 瘀血

朱 王场河头

多气多血，莫甚于阳明。胃府每以下行为顺，兹乃逆而上行，血之盈盆盈盏，皆被气之上升，多且久矣。久则难免郁而为热，喉痹失音于上，当脐作痛于中。痹则恐其妨食，痛则更虑其喘厥。脉形细涩而数，中沉两按皆属有力。因病致虚，理之棘手。

芦根　丝瓜络　苡仁　牛膝　冬瓜子　雪羹汤荸荠、海蜇

陈 肖家巷

疟后中脘痞坚，得食则胀，加以咳嗽鼻衄，苔白舌红，血中壅热，气分多痰，非痨即臌之根。速为医治。

雪羹合泻白散　加杏仁　茯苓　茅花　枇杷叶

朱 王场河头

气者，血之帅也，气行则血亦行，气滞则血亦痹。阳明之气失其下行，阳明之血亦从此内痹。痹之既久，又郁为热，虽从咳嗽痰血分消，不足以泄其势，瘀塞于回肠曲折之处，当脐作痛，扪之觉热，二便不利，左足之经筋有时抽痛，脉来涩数，按之有力，肠间有壅塞成痈之象。将《金匮》法参入前方。

制军　丹皮　冬瓜子　桃仁　丝瓜子　苡仁　玄明粉　败酱草

周 震泽

前方进后，汗出如雨，大便同和，饮食不胀，阳已渐升，胃亦得益，所患之邪，自下而达之于上，自内而出之于外，大快事也。然下利尚未全和，口舌干燥，气虚液耗之时，尚须前法加减。

党参　冬术　茯苓　炙草　黄芪　川连　半夏　泽泻　白芍

吴 西津桥

少腹坚硬如石，隐隐作疼，小便不利如癃，又见不约遗溺。瘀血阻气使然，理之棘手。

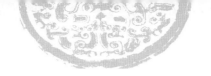

抵当丸_{二两,研为细末,取葱汁、白蜜调敷患处}

又　昨法之下,当脐之痛稍和,日间小便不利,夜卧又见遗尿,少腹自觉气坠,当溺必作淋疼。究其所以然者,寒热后湿热夹瘀,复又阻气,郁于其间,理之殊属棘手。

逍遥散　加韭子_{三钱}　抵当丸_{二两}

又　逍遥者,消散其气滞,摇动其血郁也。既消既摇之下,少腹之上部已软,溺之淋痛可轻,滞欲散而郁欲开也。但毛际之间,尚属有形,按之坚硬作疼,溺时仍然滴沥,交睫又觉自遗,脉弦数小,气坠未升,经言淫气遗溺,痹聚在肾。痹聚者,湿气聚而为痹也。古人治此,必以辛润为主,盖辛能散湿,润能就下故也。

韭子　归身　赤芍　桑螵蛸　木通　滑石　白鱼_{十四个}　鸡内金

◎ 种子

江　兴化

右尺相火之脉,宜大而不宜小,小则相火必衰,焉能有子。年未四十,当从再索得男立法,然肝火偏旺,动则心君之火不能下交于肾,肾精尤易疏泄,所以左关一部,弦得太过也。两者不和,调之本非易易,权以荡涤法,然后缓以调之。

香砂六君_{用香附}　加白芍　菟丝子

丸方:

五味子_{一斤}　大熟地_{八两}　西党参_{八两}　甘杞子_{四两}　菟丝子_{三两}
覆盆子_{四两}　生於术_{二两}　制半夏_{二两}　新会皮_{二两}　真坎炁_{十条}
云茯苓_{三两}　炙甘草_{一两}　绵黄芪_{四两}

炼蜜为丸,每服三钱,淡盐汤下。夜服一钱五分。服此丸方,切戒猪肉,方能有子。

某　兴化

阳道不举,举则即泄。可以丸药图之。

大熟地_{八两}　党参_{八两}　首乌_{六两}　龙骨_{二两}　诃子肉_{五分}
朱砂_{五钱}　五味子_{八钱}　杞子_{二两}　牡蛎_{四两}　金樱子_{三两,去毛}
菟丝子_{三两}　覆盆子_{一钱}

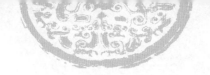

炼蜜为丸，再用朱砂为衣。

彭 溧阳

丸方：

大诃子皮_{五个}　白龙骨_{八两}　朱砂_{二钱五分}　砂仁_{五钱}

上方即秘元丹，亦名秘真丸。上为细末，取糯米煮烂糊丸如绿豆大，用朱砂二钱五分浸上为衣，空心淡盐汤中滴入煮酒少许，送下两丸。

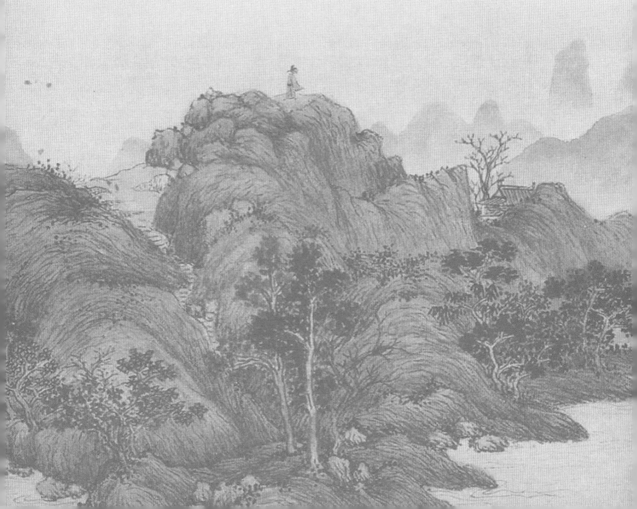

继志堂曹仁伯医案

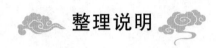

整理说明

　　本书录自苏州市中医药博物馆所藏《曹仁伯沈研芗医案》之《继志堂曹仁伯医案》部分，原藏于王卓若先生处，后捐赠给苏州市中医药博物馆。

　　《继志堂曹仁伯医案》约 14 000 字，共载 130 余案。原抄本为竖排、繁体，今整理为横排、简体，以方便阅读。笔者力求在保持原抄本面貌的同时，对抄本逐一加以句读、点校。对难以理解的词句，适当加以注释。对抄本中的异体字则加以改正，如"痠"改为"酸"等。书中一些药名，如"只壳""只实""白茆根"等，按照现行常规表述，改为"枳壳""枳实""白茅根"等。

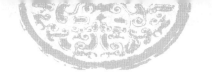

病经七日，头疼体痛，蒸热少汗，不食恶心，胸闷烦逆，口中干苦，白苔满布。温邪内伏，藉此昏昏不爽而变，不能不早以虑之。

达原饮　葛根　羌活　柴胡

达原之后，病从战汗而解，此方之灵于郡中者，鲜矣。然白苔转黄，黄者，里有伏邪未尽，所以脉静身凉，口干咽痛，容易复作，不能不虑。栝贝养营汤主之。

栝蒌根　川贝　归身　白芍　陈皮　甘草

栝贝养营汤后自云无病矣。脉虽虚，口尚干，然津液未润之候，养营一法，在所必须。

川斛　麦仁　花粉　白芍　甘草　知母　陈皮

膜原余邪，复瘀到胃，舌苔反白，漾漾恶心，肤热形寒，头胀节疼。乘其势而开泄之。

葱豉汤　黑栀　川朴　枳实　蒌仁　法夏　赤苓　橘红

肤热不能得汗而退，舌苔白腻，口中干苦，腰痛头疼。膜原伏邪又属张皇之候，防变。

柴胡　淡芩　知母　蒌仁　草果仁　枳壳　二陈汤　桔梗

病情如昨，舌上之白苔化为嫩黄，脉来不浮不沉而数，身热少汗，口仍干苦，烦热不寐。提化为主，如不战汗，必有变端。

柴胡　淡芩　知母　花粉　陈皮　赤苓　甘草　葛根　竹茹　黑栀
川连　赤芍

昨日病情又从战汗而解，舌上之苔仍未退清，口干，溺短，神疲。清理余邪为要。

川斛　白芍　花粉　当归　谷芽　二陈去夏

白苔已化，眼易花，头易胀，口易干。余火未清，清之为要。

照前方去当归、陈皮　加丹皮　麦冬
另：服资生丸、六味地黄丸，长服调理。

卯辰乃气血注于肠胃之时，宜旺而不宜病。兹乃神气反蒙，未几而醒，肠胃两经必有郁热在里，伤肝伤肾，无所不至，岂能画地以限哉?

六味_{去萸}　白芍　竹沥　更衣丸[1]

瞳子黑眼法于阴，阴中之精元不上于目，黑眼虽属无恙，瞳子散而不收，惟有填补一法而已。

人参固本丸　丹皮　云苓　山药　萸肉　马料豆　枸杞　女贞
甘菊　当归
另：晨服磁朱丸[2]三钱五分。

头痛发时方：

半夏　天麻　茯苓　炙草　石决明　蔓荆　橘红

又　长服丸方：

枸杞　五味　熟地　丹皮　白芍　车前　诃子　山药　香附　牡蛎
菟丝　覆盆子　云苓　龙骨
用炼蜜为丸，朱砂为衣，每服四钱。

病经六日，身热不随汗解。头犹痛，风犹畏，口已干苦，苔已黄色，便溏溺赤，更见昏昏不爽，胸闷恶心，疹点夹瘰以出。风温郁热，欲达而不能畅达也。乘此昏变，不可不防。

葛根解肌_{去前胡、木通、甘草}　枳壳　桔梗　防风　淡芩

辛凉解散，出汗遍身，瘰疹齐出，头痛畏风随之而愈。在表之邪，从表而出，表气和矣，未始不美。无如在里热邪，布于三焦，聚于阳明，正属不少，肌肤蒸热，舌苔干黄，胸前痞闷，便泄溺黄，脉形弦数，尚恐反复。

黄连解毒汤　豆豉　花粉　芦根　牛蒡　连翘　茅根

去秋痎疟，今夏又发。寒热不像痎疟之三日一发，而像时症之寒热如疟。现在已平两日，脉尚弦数，舌红苔黄，口中干苦。风温未尽使然。

栝蒌　川贝　归身　赤芍　陈皮　丹皮　淡芩　甘草

〔1〕更衣丸：《先醒斋医学广笔记》方，药用朱砂、芦荟。
〔2〕磁朱丸：《千金要方》方，药用磁石、朱砂、六神曲。

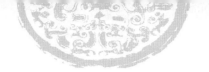

咳逆无痰，嗌干咽痛，寸脉沉数。风邪郁入营中也。

> 桑白皮　地骨皮　前胡　杏仁　象贝　枳壳　通草　枇杷叶露

风气胜者为行痹，久而不已，小溲常赤，似属郁蒸为热。然舌上虽起黄苔，不干不渴，且兼腻白之形，脉数而濡。所郁风热，处于湿中也。

> 白蒺藜丸　四苓　防风　钩勾　甘菊

水流湿，火就燥，所见之病如是，导湿润燥互用，例出一仲景寒热并进之方。阴分本虚，不能不以培养法兼及之。

> 防己二两　川椒三钱，开口炒　萆薢三钱　制军二两　白芍二两
> 土炒於术二两　熟地八两　归身二两　川芎一两　云苓三两　半夏二两
> 陈皮二两
> 　用炼蜜为丸，每服三钱。

哮为上喘，不过肺病而已，偶一发之，尚无大害。惟痰中所带之血，或点或丝，未有不属乎肝肾两亏、阴火上浮之意。中年保养，犹可收桑榆晚景。

> 八仙长寿去萸　白芍　童真　阿胶

咳呛络伤，继以寒热自汗，月余不解。昨日齿衄大出，肤布青斑，口中干苦，小溲短少而赤，脉数，胸痞。胃本有热，又受温毒，两阳相搏，血自沸腾，非清不可，防昏。

> 黄连解毒汤　犀角地黄汤　玳瑁三钱　青黛五分

已进解毒法，青紫之斑更多于昨，紫黑之血，仍盛于今。身之热，口之臭，便之黑，种种重证，毫无向愈之机。温毒之伏于中者，尚不知其多少。然元气旺者，未始不可徐图。而此间之脉息虽数，按之少神，窃恐不克支持，陡然昏喘而败。

> 犀角地黄汤　制军三钱五分　玳瑁三钱　青黛五分　芥茶三钱
> 归身炭三钱五分　人中黄二钱

青紫之斑，布出更多，紫黑之衄，尚涌于齿，口舌疳烂，口气秽臭。温毒之极多、极重，不言可喻。大清大化，本非难事，无如脉之无神者，更见数促，神

气虚疲，面青唇淡，一派"无阴则阳无以化"之恶候。古云：青斑为胃烂。此等症是也，勉拟一方，终恐无济。

  洋参 鳖甲 青黛 雄黄 生地 天冬 元参 当归 甘草

寒热发后，脘中痞闷不舒，食则吐逆，二便失调，右脉数大，停于左部。此非膈症，而实格证也。

  黄连汤

风淫末疾，湿流关节，四末之关节内肿外浮，酸而且痛，举动不舒，舌苔白腻，脉息浮缓，酿成痹证也。

  桂枝 川断 苡仁 茅术 甘草 赤芍 乌药 茯苓 白蒺藜丸

鼻衄，口干，火象也。宜乎能食，而反所食不多。火气所伤，殊属和盘托出。

  止衄散 茅花 麦冬 甘草 忍冬藤 川斛

脚气，脉駃[1]，每易陡然厥变。

  旋覆花 苏子 赤苓 白芍 防风 陈皮 犀角 归身 槟榔
木瓜 竹沥

脾虚不能统血，或脱于上，或脱于下。补脾之虚，以摄其血，尚易为也。惟凝滞于中，中宫变出块垒之形，在于腹部胀满，最为难治。难治初非不治，然亦竟无许治之理。

  四物汤 茺蔚 茯苓 灸草 炒楂

怒则气上，上而不下，浊痰蒙系心胞之间，仅能自言，而不能答述也。

  生香附二钱 茯神三钱 沉香一分 降香二钱 橘红二钱 灸草三分
  制半夏三钱五分 秫米三钱五分 磁朱丸三钱五分,研细调服

390

---

  [1] 駃：音 jué，古书上说的一种骏马。《淮南子·齐俗》："六駃骥；四駃騠。"此处为"快"的意思。

胞络之间尚被浊痰所闭，言语稍能答述，而喜笑不休。

照前方_{去秫米} 加竹沥 白金丸[1]

左右者，阴阳之道路也。左之偏废，阴血之凝滞可知。然阴血本非凝滞，全赖阳气以运行。阳气早虚，不能使阴血流利，若徒补阴血，病体断然难脱，废遂何从以举？但舌苔浊腻，气血中湿热又属不少，必须兼理。

六君 当归 川连 甘菊 首乌 黄芪 白芍 川芎 香附 川断

乌药 竹沥 虎胫骨 桑枝

大补气血，固合中病之体。然脉滞不利，阳气大亏，无力以驾驭阴血，又当以助阳为主。

六君子汤 首乌 杞子 虎胫骨 当归 苁蓉 川断 菟丝

毛鹿角 乌药 川附子 竹沥 黄芪 巴戟肉

表热不渴，头亦不疼，脉形弦细。营虚发热使然。

六君子汤 生地 白芍 当归 黄芪 白薇

肺肝风热，嗌干耳鸣，气升少寐。

竹叶石膏_{用洋参,去米} 羚羊角 甘菊

痛泻本有要方，所用之药，健脾理湿，和血祛风。此间之痛泻，每见于得食之余，是名飧泄，前人已定为胃风。胃家积湿，既被饮食所动，而作痛泻，即用此要方，未始不可。

生於术_{三钱} 防风_{三钱五分} 神曲_{三钱五分} 半夏曲_{一钱五分}

赤苓_{三钱} 灵草_{五分} 青皮_{七分}

疟癖攻痛，上下皆受其伤，便秘溺黄，恶心妨食，苔白干苦，脉形弦数。此皆甚于寒热之后者，暑湿痰食，交相为患。

黄鹤丹 鸡内金 牡蛎

---

〔1〕白金丸：源自《普济本事方》，由白矾、郁金组成。

风邪湿热，归并阳明，得寒则凝，得炅则泄。现在面部瘰块青紫者，渐转红色，已有开泄之机，乘此泻之，以绝其根。

泻黄散

泻黄之中，佐以培土。

泻黄　异功

丸方：

连理　泻黄　花粉　麦冬

五月间服药数剂，脘胁之作痛，口舌之干苦，大便之不实，无不向愈。所留腹部胀满，正望其日愈一日也。不意水寒之气，从外而侵，胀满之邪，深入营分，舌绛溺赤，欲其不成臌也，难矣。

黄鹤丹　四苓散　苏梗　腹皮　小温中丸

水寒之气，一经温散，则胀满之邪无所包矣，自能寻路而出。大腹稍宽，小溲渐利，咳嗽时作，将前议加减。

照前方_{去苏梗}　加川朴　陈皮

伏邪内溃，身热加剧，自昏昏不爽，舌苔满白，干不多饮，而反汗多、口腻者，夹湿也，防变。

达原饮_{去草}　赤苓

寒伤营，营中之血，不凝于内，脱之于外，久而久之，舌边色紫，咽中隐痛，渐郁为热也。仿吐血不止例治之。

侧柏叶_{四钱}　艾叶_{三分}　炮姜_{五分}　生草_{四分}　马通炭_{五钱五分}

咳逆无痰，头疼发热，脉浮紧数，苔白妨食。暑邪外被风寒所遏，法当解散。

柴胡　前胡　薄荷　香附　紫苏　陈皮　桑叶　杏仁　象贝　桔梗

寒热往来，间日而作，渴喜热饮，咳逆头疼，白苔满布，小水短赤。风邪未了，暑湿袭入膜原。

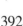

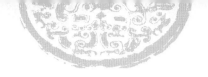

　　清脾饮　羌活　杏仁

　　间疟已得清脾而止，舌苔未净，小溲微黄，脉形弦数。湿气有余，势所必至。

　　二陈汤　白术　薏仁

丸方：

　　何人饮　归芍六君　藿香　砂仁
　　炼蜜为丸。

　　卧不得正偃，正偃则气逆，是胃病也。据述胃中积块已经一季不痊，腹形痞胀，二便失调，心从此悸，食从此停，足部之肿亦从此加剧。且兼子亥两时之逆者，似不能续。阳明之经久被湿食、痰浊所踞，又被木邪所克，漫无愈期。归入臟门，极为易事。仿心下坚，大如盘，边如旋盘之例，呑入调和肝胃法。

　　生冬术_{枳实拌炒}　细辛　川椒　乌梅　橘叶　雪羹　青盐

　　痞胀稍宽，亥子两时之气逆与前无二。仍从前例进以求之。

　　照前方加麻黄　附子

　　气逆之为时已短，所结之邪似有化意。然心下坚，大如盘，边如旋盘者，尚难据拔其根。

　　麻黄附子细辛汤　冬术_{枳实炒}　肉桂　川朴　乌梅　雪羹　青盐
橘叶

　　另：常服金匮肾气丸、香砂枳术丸。

　　阳络重伤，咳嗽加剧，口或干，溺或黄，头目或作眩晕，谁不知其为阴虚火旺？脉形细数而涩，舌上白苔满布，气短神疲，脾经之湿，亦属不少。火可刑金，湿岂不可以犯肺？一经而受两处之伤，极易成痿。

　　泻白散　杏仁　紫菀　川贝　蛤壳　薏米　紫苏　瓜蒌

　　痰之塞者虽除，而五更时气血注肺，痰必随之而逆，逆则咳嗽频作，肺气膹郁，水少生源，气机更弱。

　　金水六君丸　旋覆代赭汤_{去参}　苏子降气汤

内溃之瘀闷已得便通而愈，身热未随汗解，黄苔带灰，口舌更干，烦逆不寐，容易内传。

　　葛根解肌汤_{去地、贝、丹皮}　花粉　知母

寒热往来，间日而作，本为疟疾，孰知第次至疟发而不退，苔白垢腻，诸节酸楚，头蒙少汗。势欲归并阳明为病。

　　藿香正气散　柴胡　淡芩

胃脘当心而痛，久而久之，又增得食而噎，脉形细涩。血痹于中，欲成膈也。

　　旋覆花汤　延胡　桃仁　归须　红花　柏子仁　生藕

寒湿痰气郁蒸为热，脘腹胀疼，旁及腰背，下及足部。舌苔满白，口中干苦，嗳气吐水，幸未发厥。

　　越鞠丸　三子养亲汤　吴仙　薤白　延胡　川朴　白蔻

脘腹作疼，继之以胀，剧则为满，脐从外突，筋亦渐露，舌质深红，苔色满白，口味干苦，二便不调，脉弦细数。此系肝经郁邪，顺传中土而见膨也。化肝、越鞠并驾齐驱，以冀弋获。

　　化肝煎　越鞠丸　川朴

脘痛痞坚，吐逆苔白，脉弦而紧。寒、湿、食三者，交结于中，不厥乃妥。

　　吴仙　四七汤　良附丸　槟榔　陈皮

辛苦而受热邪，则阳络易伤，咽嗌易干，小水易黄，脉芤带数。清养为宜。

　　女贞　旱莲　淮小麦　苡仁　地骨皮　生草　十大功劳叶　茅根
枇杷叶露
　　另：用鲜金银花藤十斤，熬实白蜜收之，每服一两。

溏泄之后，脾气未升，久而久之，已属累事。前日头胀，胸又痞，口又干，小水更赤，足胫更酸，饮食更少，大便反秘八日，脉形弦细带数。暑邪分布三

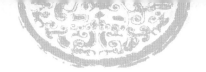

焦，失其如雾、如沤、如渎之常也。

川朴　山栀　杏仁　赤苓　生草　桑叶　枳壳　蒌仁　桔梗

分布三焦之病也，已得前方而愈，是新病也，但宿疾久而不化，脐之上下左右容易隐疼，四肢易冷，小溲易黄。脉仍弦细，弦细为湿亦为风，风湿为患，肝脾同病，又当从此为法。

白术　防风　陈皮　白芍　茯苓　木香　灵草

小水已白，而脐旁之隐疼、四肢之厥冷，不能与之而愈。风湿虽除，脾经之阳气本虚，不能完复也。

苓桂术甘汤　乌龙丸去车前　白芍

食则作胀，胀则必吐，吐已乃平。是脾虚不能为胃行其津液，资生法主之。

九味资生丸

寒热易作，食则胀泄，口干溺短，脉形弦细而数。东垣法主之。

升阳益胃汤　川朴　青皮

三焦咳嗽，咳而腹满，既见痰红为虚，又见舌苔浊腻，渴不多饮，小水色赤，又有湿热之邪，内踞中焦也。气息已短，须防喘急。

连理汤　淡芩　川贝　桑皮　地骨皮　知母　猪苓　泽泻

寒热之邪，错杂肝经，右部少腹有形攻痛，痛则吐泻可缓。土受木乘也。

乌梅丸　青皮　白芍　川楝子　雪羹

喉内之形，有似海棠叶底，红瘰发癣，咳逆嗌干，是阴虚发癣也。加之以气升，重之以昏厥，脉细数而且弦。所谓上升之气，自肝而出，中挟相火，亦从而和之为患。

化肝煎　花粉　知母　藕汁

脉形弦涩，舌苔满白，脘部作疼，痛及右胁部分。寒凝血滞，夹食夹痰为患，非厥即膈之根，早为调治。

济生推气散　六安煎_{去杏仁}　良附丸　旋覆花汤

去疾莫如尽，脐之两旁，尚有胀痛之意，邪未尽也，去之乃妥。

　　旋覆花汤　肉桂　茯苓　丹参　归身　陈皮　半夏　香橼

无毒治病，十去其九，不宜再去者，何法处之？自和为贵。

　　归身　赤芍　丹参　香附　二陈汤

丸方：

　　十全大补汤　陈皮　半夏　香附　乌药　瓦楞　楂炭　丹参

细绎前后病源，肺热叶焦则生痿躄之病也。究其肺热，原从胃热所传。犯肺则呛咳，入肠则痛脓，伤筋则大筋软短，小筋弛长，累及脾肉之间，经络时痛。百病丛生，总不外乎痿病，无寒之意也。热病宜清，而久则阴亏，不能兼养其阴，养阴于清热之中，恐非旦夕所能取效。

　　连理汤　二陈汤　薏仁　归身　白芍　砂仁　香橼　雪羹

脘部作疼，或左或右，或上或下，三载如此。脉形细涩，大便干结，饮食作胀，小溲违和，舌苔糙浊，容易恶心。丹田有热，胸上有寒，当以进退黄连汤。

　　进退黄连汤[1]　雪羹

脘痛时发，甚则吐血，但头汗出，肢冷脉伏，大便如栗，轻则不至于此，亦为累事。此瘀血也。

　　旋覆花汤　雪羹
　　又方：红曲、元明粉各等分研细，痛时将火酒送下。

疟后阴分本亏，虚阳上逆，嗌干咽痛，咳嗽音闪，漏管流水，脉形小数无神，神情困倦。虚损重症也。

396

────────────────

　　[1]　进退黄连汤：《医门法律》方，药用黄连（姜汁炒）、干姜（炮）、人参（人乳拌蒸）、桂枝、半夏（姜制）、大枣2枚。《古方选注》载："黄连汤，仲景治胃有邪，胸有热，腹有寒。喻嘉言旁通其旨，加进退之法，以治关格，独超千古。藉其冲和王道之方，从中调治，使胃气自为敷布，以渐通于上下。"

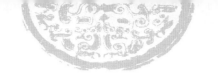

　　猪肤汤　牛蒡　阿胶　凤凰衣　甘草　山药　糯米

　　嗌干咽痛既得前方而减，即为小效，窃思不能清心寡欲，后来之方未必能再见小效也。

　　猪肤汤　凤凰衣　山药　黄芪　阿胶　牛蒡　甘草　桔梗　糯米

丸方：

　　生脉散　六神散　六味丸_{去泽泻}　白芍　阿胶　花粉　陈皮　苡仁

砂仁　桔梗

　　阴虚生内热，营虚则发热，二者之病，迟之已久不痊。舌红少寐，溺黄妨食，脉形细小而数。壮水之主，补心之用，以使水火两协，其平乃妙。

　　天王补心丹_{去三参}　六味丸_{去黄用芍}

　　血脱益气，谁不云阳生阴长，责重乎阴血亏也。而不知当脱之时，身中阳气亦随之而脱。自古以来，从未有人看破。所以此间失血之余，口已干矣。溺本黄也，而又见风畏寒，肢体无力，各呈其病，脉形细者细，小者小，而数则皆开，必须兼理。但初起失血，胸胁部分，先觉隐隐作疼，此时亦然。正恐阳络重伤，不能不为未雨绸缪之计，未便从事于气血阴阳之虚治也。未知治法缓急者，果如是否。

　　苇茎　丹参　杏仁　冬瓜子　苡仁　橘络　阿胶　丝瓜络

　　痢门云：白自大肠来，是气病之谓也。久而未了，大便常溏，近来加剧，苔白脉紧，溺短腹疼，气分虚也，容易受寒聚湿，不问可之。

　　二陈汤　茅术　木香　紫苏　防风　香附　薤白　蔻仁

　　寐则梦中行走，是梦也。此乃起身行走，如在梦中，仍归于寐，是魇也。胸闷心悸，苔白口腻，便秘，溺黄，头胀。内热痰火病于中，暑风病于外，两病同在一身，皆宜化法。

　　温胆汤　蒌仁　荷叶

　　肝阳内旺，每挟湿痰以升，嘈烦眩晕，接踵而来。右脉弦而左关更弦，脘中

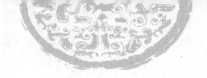

濯濯有声，舌苔薄白，项部不舒。

> 指迷茯苓丸　橘红　天麻　牛膝　石决明　甘菊

肝与痰病皆有向愈之情，所以脉之弦者，已有和意。然治肝实脾，绝其生痰之源。

> 照前方加党参　白芍　白术　灸草
>
> 另服缪氏资生。

头摇手痉，肉瞤筋惕，心中悸忡，劳则便作，逸则可安。诸风掉眩，皆属于肝，便是此等见证，其名颤振。

> 珍珠母丸_{去归、沉}　钩藤　洋参　橘红

食已乃吐，吐必得汤而来，亦必探吐以出。阳明胃经必有瘀热在里，所以脉数口渴。

> 制军_{六钱}　苏子_{二两}　莱菔子_{三两}　白芥子_{一两}
>
> 为末，用青盐橄榄汤泛丸。

脘中胀闷、便秘不通之宿疾正在发时，加以腹痛肢冷，身热不扬，关节酸痛，舌苔嫩黄，口干带腻，脉小且微。气食内阻，暑湿内动，阳伏不化也。

> 当归四逆_{去草}　二陈汤　吴仙

阳回邪达，达而未化，将提化之法忝入前方。

> 当归四逆汤　四逆散　二陈汤　黑山栀

诸恙向和，舌苔未尽，肢节未安，必有余邪内恋。

> 桂枝汤　二陈汤　归身

丸方：

> 何人饮　归芍六君丸　木香　砂仁　川断　乌药　炒神曲

胎毒留之于胃，化而为脓，或咳或吐而出。所以廿年之病，右关脉息独形滑数也。

> 忍冬藤　黑豆　绿豆　赤豆　甘草节

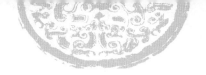

熬膏白蜜收之。

阳常有余，阴常不足，咳逆气促，脉细便艰。壮水之主，以制阳光，而腻厚之品，据述从来不能受者，必需斟酌以调之。

　　生脉散　燕窝　青铅　川斛　阿胶　白芍　甘草　谷芽

小肠有热者，其人必痔。痔疾见红，是名脉痔。

　　刺猬皮　霞天曲　萆薢　槐花　甘草梢　十大功劳叶　郁金　饴糖

咳呛痰出维艰，且兼血色，脉形细数，皮肤干热，大便溏薄。肺虚脾弱，金病日久，不能生水于下，脾土暗衰，又不能生血于中，何堪磨耐。

　　六味丸　桑皮　地骨皮　百合　米仁　川贝　阿胶　牡蛎　猪苓滑石

痎疟皆生于阴。阴经有三，三阴之经深受风寒暑湿，既变寒热往来，又形阳络上伤。然则络伤是邪，寒热亦是邪，邪盛则实之时，非化不可。

　　青蒿　鳖甲　冬术　防风　赤苓　青皮　霞天曲　橘红　灸草

形寒饮冷则伤肺，水浸肌肉则伤脾。脾肺两伤，咳吐肉痰而臭。舌上之苔中黄边白，便溏溺短，跗肿。理之棘手。

　　麻黄汤　石膏　冬术　苡仁

仲圣法既属小效，仍守之。

　　麻杏石甘汤　泻白散　苡仁　川贝　冬术　瓜蒂

厥阴之脉抵少腹，挟胃，攻逆之疼，适当其处。夜重日轻，便溏苔白，脉息沉弦。厥阴犯胃，不问可知。

　　苓桂术甘汤　吴萸　茴香　香附　半夏

寒热肠澼之余，食则脘胀，脾阳虚也。虚则有体无用，扶助之。

　　附子理中汤　治中汤　茯苓

心悸，可得归脾而暂缓，加味用之，自然合式。惟有动乎中，必摇其精，而阳事未尝一举。不是肝失[1]疏泄，实系心肾不交。

> 黑归脾丸　龙骨　牡蛎　诃子肉

时病之余，脐之上、脘之下，形如心积，长大如管，按之攻筑动气，食则胀逆，噫则稍松。中虚湿热，无力以消瘕，结于胃也。

> 枳实消痞丸

秋风咳嗽，阳络曾伤，燥气加临，咳更不已，血络又伤，近交十月，冬温外感，咳嗽痰血，又从外见。皆取清泄为宜，然一则宜甘，一则宜苦。

> 清燥救肺_{去参、麦、胶}　花粉　知母　淡芩　川贝　茅根

肺令人咳，风喜伤肝。肝经所伤之风，逆乘于肺者，适当其秋气平分，燥令火行之候，咳嗽浓痰，阳络重伤，胸前膹郁，火逆上气，苔白口干，右脉涩数，左关浮弦。不宣加喘。

> 清燥救肺汤_{去麻仁}　羚羊角　大生地　川贝

咳嗽日久，痰出稀稠不一，喉疼嗌干，动则气喘，脉形弦细。肺肾两虚，而夹风邪也。

> 金水六君丸　补肺汤　竹沥

小产后不能复原，内热加剧，头或作痛，营分虚也。本宜滋养，近来燥气加临，身热微汗，咳逆少痰，胸前痞闷，饮食不多，左脉弦数，右部涩数，当以嘉言法先理之。

> 石斛　桑叶　枇杷叶　杏仁　白薇　丹皮　陈皮　花粉　川贝

色苍形瘦唇红，是阴虚之体也。然阴虚者，往往大便干结，此乃五更或泄，平日溏薄，劳倦伤脾，脾虚不能制湿，湿从下走，欲其便之结也能乎？久而久之，脾气下陷阴中，少腹胀坠，似有攻动之形，脉沉小，苔薄白。东垣法主之。

---

〔1〕失：原抄本为"之"，据文意改。

补中益气汤

病日经久，不外阴虚痰火四字。阴虚则水不涵木，梦中遗泄，补偏救弊，一路章呈。惟操劳太过，头痛耳鸣，肝性上升，金更不能克木，病情又进一层。然犹未也，肝经之火挟胃家所贮之痰，易升难降，气逆神昏，汗出，龈疼，甚至嘈烦易饥，得物以押，才安片时。多梦纷纭，阳物易举。脉数左部细弦，右部小滑，舌苔糙腻，其质或红。近来脘部痞坚，痰火饮食又欲结聚中宫，非所宜也。

　　黄连温胆汤　胆星　甘菊　青黛　党参　石决明　柏子仁　龙齿

痞坚稍软，饮食痰火之结者似有开意，兹则嘈烦悸动，似属轻可。所嫌者，火本炎上，痰又随之，胸前气热，喉舌隐疼，口鼻冒火，子后不寐，阳物易举。从前法加减。

　　十味温胆汤_{去远志}　川连　元参　牡蛎
　　另服磁朱丸。

痞痛渐如常度，气火尚有盛衰，再以前法加减，俾得更和为妙。

　　大生地　竹沥　陈皮　枳壳　茯神　半夏　党参　白芍　枣仁
甘草　川连　龙胆草
　　另服朱砂安神丸、磁朱丸。

肺为贮痰之器，胸中者，肺之府也。痰贮肺家，胸前堵塞未免有诸。然右脉仍然小滑，而左关一部独形弦急，必有肝经气火，随时上下，以使胃中堵塞，或作或止，可有可无。未知然否，不过杜撰而已。

　　参须　青黛　川贝　沉香　牛膝　麦冬　蛤壳　橘红　砂仁　茯苓
浮石　石决明　竹沥　犀黄　枇杷叶

大腹胀满，按之坚硬如石，色苍黄，腹筋起，漱水不欲咽，鼻衄常流，脉形涩数，舌苔糙腻，口中干苦，小水短赤，夜烦少寐。此系脾虚湿热，血积痰积互相为患也。防脐突。

　　黄鹤丹　越鞠丸_{去芎}　炒楂　川朴　桃仁　泽泻　萆薢　大腹绒
茅花

寒热连发之后，面部浮肿，足部亦然，且冷，舌苔白腻，干不多饮，五更咳

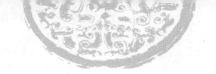

甚，脉象濡数，加以脘胀气急，卧难着枕，时发时止。肝经气郁，脾虚不能化湿，阳不宣通也。

  术附汤 二陈汤 四七汤 川连 五加皮

寒热后梦遗正发，精道未能更畅，少腹不和，小便黄赤，胁痛筋惕，脉形弦数，久而不化。

  加味逍遥散 豱鼠粪汤[1]

温病变为如疟，自汗盗汗，苔白口渴，腹形胀大，小便色黄，脉形濡数。温邪内恋，中气虚寒，势欲成臌也。

  栝蒌桂枝汤 牡蛎 越鞠丸_{用冬术}

湿邪本甚，肝木生风，头额不清，眩晕时作。近来湿多召暑，凛寒发热，白苔满布，口舌甜腻，小水浑浊，脉形弦细。温散为宜。

  五物香薷饮 鸡苏散 陈皮 半夏 白芷 茅术

身半以下，同地之阴。寒湿属阴，阴邪从阴而下注，气或坠，又或冷，漫无向愈之期者，阳气伤也。伤则阳气不但不能上升，而又下陷阴中，所以舌苔多白，脉息迟弦，而小水或黄或白，亦属阳虚寒湿，郁则生变也。

  附子理中汤 陈皮 半夏 小茴香 香附 鹿角霜 白蒺藜 归身

体丰者，血有余，气不足。不足则气滞不行，停湿生痰，郁久生热，心易悸，脘易疼，舌上之苔白厚而腻，小水短赤，右脉弦滑带数。调养气分为主，化湿、化痰、化热为末。

  六君子汤 藿香 砂仁 枣仁
  另服指迷茯苓丸。

病经十有一日，身热少汗，斑疹外发，舌红苔黄中黑，干苦，不多热饮，二便失调，夜烦无寐。温邪郁热，已入营中，防昏。

---

 〔1〕豱鼠粪汤：《外台》引《范汪方》方，由薤1大把、豱鼠粪14枚组成。

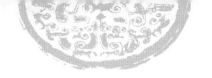

葛根黄芩黄连汤　荆芥　前胡　牛蒡　赤芍　山栀　楂肉　茅根

营行脉中，卫行脉外，营卫虚者，行则脉歇，未免有诸。然因虚而歇，必有定期，此乃十动或五十动一止。当止之时，或心悸，或胸跳，或饥饱失调，加以鼻中冒火，嗌干苔黄，必有湿生痰，痰生热，贯注于营卫道路之中。

十味温胆汤　川贝　枇杷叶　芦根

心惊胆怯，痰火内扰，多疑多虑，寤寐失常，苔白带糙，右脉小滑，左太弦急。蒸热火升，理之不易。

黄连温胆汤　陈胆星　羚羊角　天竺黄　秫米

食则腹痛，吐泻交作之宿疾又作，脉形弦细，舌苔薄白，小水短少。此系脾元大虚，积滞暗生而变。

益元散　枳实治中汤

左胁肋痛，容易升逆，是肝火也。然久则肝经之本火虽升，而脾胃虚者，反不能升木之正气。兼理为宜。

加味逍遥散　左金丸

头岑[1]日久，肌肤浮肿，神情困倦，脉小苔白。肝火脾湿不能向化，元气暗虚，不喘乃吉。

石决明　冬米　陈皮　竹茹　五加皮　茯苓　桑叶　甘菊　腹皮

纳食主胃，运化在脾，脾虚不能为胃行其津液，食后头眩喜睡。扶助坤元，最为要着。

缪氏资生丸

暑邪被湿所遏，手足心热，口鼻冒火，肤热微汗，溺赤头蒙，舌苔白腻，口中干苦，脉象濡数，饮食无味。其势正在盛时。

---

〔1〕岑：音 cén。《说文》曰："岑，山小而高也。"岑，意为"小而高的山"。此处疑为"涔"，与"岑"音同。《说文》曰："涔，渍也。"涔，意为积水，此处作"头汗"的意思。

鸡苏散　消暑丸　白芷　山栀　橘红　大豆卷

咳嗽日久，晨起为甚，月事超前，甚至一月三至，其色玄黄。脾肺同病，肝木内扰，风所生也。风喜伤肝，肝木招风，寒热时作。风成为寒热，更属和盘托出。汗之易泄，口之易干，头之易痛，无一而非风木所为。惟白苔满布，口味增甜，又属脾虚久病，湿郁为热。然则肝脾肺病无虚日，日损一日，容易事也。

桂枝加龙骨牡蛎汤　白薇　花粉　大麦冬　川贝　云苓　川连
郁金

脐之左旁攻筑动气，累及脘中，饮食之后，其势加剧，且兼胀痛之形。两三时候，坐卧不安，大吐浊痰，其形如胶，其酸如醋，方能舒畅[1]，常年如是。精神恍惚，肢体无力，寤寐违和，大便干结，脉形弦涩。想是胃强脾弱，初病不过湿痰为患，轻病而已。后来瘀血虫积，从而和之，增出心中愦愦无奈，甚至身中元气有损无益，共成蛊病之根。病情既起于脾，先从脾经立法。

九味资生丸　使君子　桃仁　雷丸

少腹坚硬如石，隐隐作疼，小便不利如癃，又见不约遗溺。瘀血阻气使然，理之棘手。

用抵挡丸二两，研为末，取葱汁白蜜调敷少腹上。

昨法之下，当脐之痛稍和。日间小便不利，夜卧又见遗尿，少腹自觉气坠，当溺必作淋疼。究其所以然者，寒热之后，湿热既夹其瘀，复又阻气，郁于其间，理之殊属掣肘。

逍遥散　家韭子
另：抵挡丸如前法。

逍遥者，消散其气滞，摇动其血郁也。既消既遥之下，少腹之上部已软，溺之淋痛可轻，滞欲散而郁欲开也。但毛际之间尚属有形，按之坚硬作疼，溺时仍然滴沥，多嚏[2]，又觉自遗，脉弦数小。气坠未升，经言：淫气遗溺，痹聚在肾。痹聚者，气聚而为痹也。古人治此，必以辛润为主，盖辛能散湿，润能就下

〔1〕畅：原抄本为"鬯"，音 chàng，原指古代祭祀用的酒。鬯又同"畅"。《汉书·郊祀志》曰："草木鬯茂。"故径改。
〔2〕嚏：原抄本为"睫"，似不通，疑为字形相似而误。据文意改。

故也。

韭子　当归　赤芍　桑螵蛸　木通　鸡黄皮　滑石　白鱼_{十四枚}

遗溺已止，痹聚似开，小便渐利，且滴沥之淋痛向和，所留湿热，暗化可知。然毛际之间，尚觉气坠不舒。胸前膹郁，肺经之气不能清肃，九地之气难以上升。

补中益气汤_{去术}　麦冬　枳壳　桔梗

少腹之气坠渐和，毛际间硬者亦软，小便之滴沥亦愈，其胸中之膹郁随之而解，气陷能升，肺之清肃得行矣。前意损益用之。

照前方去枳壳　韭子　鸡内金　茯苓

湿热痰饮，交阻中宫，容易呕吐，非所宜也。

干姜黄连黄芩人参汤　半夏　茯苓　风化硝　枳壳　丁香　神曲

进前法，呕吐大减，右脉稍和，左关弦硬。必有肝经气滞，不惟湿热痰饮内变而已。

党参　川连　陈皮　茯苓　神曲　干姜　半夏　青皮　蔻仁　生姜
木香　丁香

咯血与遗精并发，已历五六年之久。去年复因悲伤太过，病发更甚，咳呛气促，心悸少寐，纳谷亦减。脉象左右两寸虚数，左关尺沉，按皆空，右尺亦空。五志之火上炎，精液日涸一日，大便已溏，当顾中宫，未可过用阴药。

沉香末炒熟地　人乳拌蒸茯苓　金箔包龙眼肉　川贝　蛤粉拌阿胶
枣仁　炙草　牡蛎　沙参　谷芽
另用柿霜、川贝粉捣和为龙眼大，常服，嚼化。

吐泻腹疼，霍乱之症也。继之以寒热，重之以下痢，寒热渐轻，下利未止，所见之色，青黄赤白，无不有之。腹中常痛，后重不除，白苔带灰，干不多饮，左脉细弦，右滑数大。暑风积滞，互相为患，幸得小溲单行，膀胱之气化已出，大有分消之兆，未始不美。无如呃逆时作，声音不扬，中气大虚，最为痢门所忌。况平素上吐血，下遗精，肝阳内旺，肾水本亏，下焦阴火上冲，更属不宜。

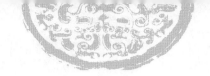

金匮橘皮竹茹汤　黄连阿胶汤　三奇饮[1]　木香　桔梗

虚则补之，塞则通之。寒热已退，青积已除，舌苔已薄，所患之邪，原有化意。然右寸脉形渐小，而寸关尚见弦滑，左部细数。所下痢者，黄粪不少，白而带红，腹中迫痛，后重不除，大有中虚气陷，积滞随之。思下者举之，未始不可为法。但呃逆时作，而声亮者为实，低者为虚，虚而音低，通阳镇逆，以使下降，亦有成法可师。然升举之法，于痢则合，于呃则逆，必得握枢运，而以使升降之常各得其所为要。

治中汤　驻车丸[2]　丁香柿蒂人参汤　竹沥

湿热风三者，生虫成积，二便失调，腹形痞满，脉息沉细，舌红苔浊。气机下降，嗜卧神疲，如不拔去其根，势必成胀。

四苓散　陈皮　杏仁　川楝子　雷丸三钱　锡灰三钱五分

寒热之痉，病久而未痊。项背强几几然，脚挛急，气上冲，急则喷饭，幸未口噤不开，且得桂附丸之温通，大便自泄，背部之酸痛，从此见轻。然寒湿渐生，风邪还留，太阳见症为多，不仰而反俯者，梦泄太多，少阴亦病。然则太少同病，不能以偏取长，又为累事。且仿太阳痉病出方，佐以少阴不足之法。

桂枝汤　真武汤　当归　羌活　杏仁

妇人咽中如有炙脔，痰气交结者，往往如此。然此系温散方法，宜于阴脉，而不宜于阳脉。此间脉息浮滑，左寸关弦数异常。心肝气火内甚，挟痰上扰，而作咽中介介如梗之例。

化肝煎　元参　蒌仁　盐半夏

阳虚湿热之体，外被风寒所束，痹症作焉。痛无定所之外容易结肿，肿在阳经者则寒，肿在阴经者则热。身半以下苦冷，身半以上汗多，口干苦腻，白苔满布而带糙黄之色，脉形弦数，月事不来，带症绵绵而下。如是者，十有余年，愈发愈勤，病情深矣。先哲云痹久成痿，不能不早以虑之。据述当痹之时，经筋拘

〔1〕三奇饮：未知出处，但《评选继志堂医案》中有三奇散记载，由黄芪、防风、枳壳组成。可参考。

〔2〕驻车丸：《千金要方》方，药用黄连、当归、干姜、阿胶。

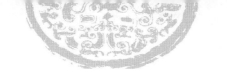

急而不能舒转者，即名筋痹。况风气胜者，为行痹，本属肝经所主之筋为病，未便以冬令遇此者，为骨痹，印定眼目也。当从筋痹立法，而出一羚羊角散方。

羚羊角　川附子　白蒺藜　白芍　大豆卷　米仁　竹沥　当归
橘红　桂枝　知母　木瓜

春初失血，入夏又伤，经水一月两至，寒热间日而作，口中干苦，脉弦浮数。此系温邪内伏，寻路以出也，不宣咳喘。

青蒿　淡芩　花粉　知母　川贝　白薇　川斛

血脱气空，空则所卫之阳、该化之湿，莫不内外交病。肢冷背寒，咳嗽气塞。

防风　黄芪　冬术　米仁　茯苓　旋覆花　炙草　陈皮　枇杷叶露

大便干结，阴络易伤，是血燥也。今春脘痛腹膨，变为肢体浮肿，延及至今未愈。又增尿血口干，脉形弦数。风邪湿热互相为患，清化为宜。未便以心悸头眩，误认为血虚也。

导赤散　火府丹　桑皮　地骨皮　腹绒　陈皮　冬瓜皮

血崩之后，带下绵绵，其气腥秽，腹中隐痛，小有寒热。湿热暗伤，理之不易。

椿皮丸　鹿角霜　龟板　紫丹参　紫石英　杜仲　归身　茯苓
白薇

寒热分争，自朝至夜半而止，止后内热不清，继以咳嗽妨食，汗多经闭。想是血络曾伤，阴分已弱。今年阳气亦虚，外招风邪，无力以化。此寒热之所以发于阳时，而延及阴候也，病属棘手。

桂枝汤　桑皮　地骨皮　陈皮　枇杷叶露　川贝　白薇

脉形细数，左尺独形浮大。不属乎阴虚，必属于风气损病之根也。仿风气百疾例治之。

八珍汤去芎　柴胡　淡芩　豆卷　白菝　山药

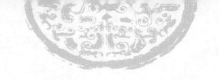

产之前后寒热，今日止矣。脉形微细无神，心悸头眩，咳逆，苔白干，喜热饮。风湿未清，气血更亏之候。浮肿虽退，颈脉尚动不安，须防腹大。

> 苓桂术甘汤　生姜

女子白淫久年者，一味沙参散主之。

> 北沙参_{一两，用无灰酒一杯煎服}

病经超前，脘胁时痛。近因咳血之余，肤热形寒，肉削妨食，心悸头眩，脉弦数。肝火因风而剧，养之熄之。

> 石决明　地骨皮　丹皮　山栀　茯神　白术　青皮　陈皮　白芍
>
> 白薇　甘菊　甘草　十大功劳叶露

气者，血之帅也。肝经之火气一升，阳明之营血亦逆，逆则从上而出，而气火仍属未平。胸喉痞闷，脘胁攻逆，脉形涩数，苔薄不浊。降气清通之外，佐以柔和。

> 旋覆花汤　四物汤_{去芎}　阿胶　郁金　枇杷叶　白茅根

气塞如厥而起，背脊常热，痛微于胸，胸前绷结，惊悸怔忡，舌苔薄白，口干微苦，饮食知味，不利多纳，肢震头眩，左关脉息独大、独弦、独浮、独数。想是月事超前，血虚生热之体，风邪外感，袭入肝经，所以目合之时肝风不能外泄，传入心包，弄舌、睡语诸症接踵而来，如是者经年矣。窃恐搜剔其风，不能应手，即使佐以养血，亦恐不能速愈。

> 白蒺藜丸　桑麻丸　羚羊角　四物汤_{去芎}　龙齿　二陈汤

阳维为病苦寒热，因带病日久，累及此经，势使然也。然三阴疟疾尚未了事，同病一身，未必不碍阴维。无论其阴维阳维之寒热，皆可以仲景法和之。

> 桂枝汤　龟板　归身　鹿角霜　紫英石　白薇　椿根皮　杜仲

阳络重伤，咳呛间作，从此旧时之心悸、耳鸣、眼花等症皆剧。然犹未也，加之以寒热，重之以浮肿，甚至月事淋漓，带下腰酸，少纳少寐，陆续而来。脉数，右小左弦，口干味苦，苔白而腻。必有风热之邪伏于营中，渐伤气血，必须

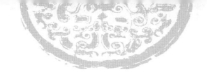

清养，以使夏至向安为妙。

地骨皮饮　羚羊角　山栀　茜根炭　桑叶　淡芩　枇杷叶露

咳嗽痰沫，寒热分争，头疼胸闷，苔白不干。病已百日有余，肌肉暗削，肢体无力，饮食递减，月事衰少，脉形细小，右寸独见滑大。此系伤风不醒，损及营中也。

党参　紫苏　柴胡　前胡　杏仁　川芎　茯苓　甘草　枳壳　桔梗

寒热疹块，偏头风痛，牙宣时作，环口红肿脱皮，月事衰少不来。肝胃两经，久受风热之邪为患。去秋时病后严冬，咳逆竟无一刻之安，惟卧则必止。加以腹形膨胀，大便溏薄，右脉濡数，左部弦紧，想是风喜伤肝，益造其偏，肝木之火反侮肺金，顺乘脾土，必须泻肝以熄风火。然但师其意，怒则气上，恐则气下，劳则气耗，思则气结，四者之病，已属难调。加之以惊则气乱，则更难调也。明矣。然气分难调，既行于上下，岂不可以自内而达之于外。外见气急而舌苔色白，小水短赤，口味干涩，漾漾恶心，泛出清水，脉沉而弦，咽中如有炙脔，脾经痰湿随气升降，无处不到，从而和之为患，势使然也，理之更属棘手。聊拟几味，观其动静为先。

半夏厚朴汤　乌梅核　川桂　橘叶　生姜　青盐

进观望法，上下内外之病，惟在内者稍和，余则仍然不改。且今小水浑浊，蒸热不已。湿郁为热于下，势必蒸之于上，汗出虽能如故，而气分久病者，失其条达之常也。

鸡苏散　平肝法　旋覆花汤

经期落后，腰腹酸疼，气郁血虚，本宜调补，但去年痧子后，咳嗽不了，口中干苦，咽部痒痛，左脉细涩，右弦滑数。风热之邪留于肺胃，无阴以化也。

四物汤　泻白散　羚羊角　紫苏　花粉　杏仁　陈皮

暑伤胎气，恶露未清，脘中按痛，身热夜甚，胸痞呻吟，舌苔白腻，口中干苦，或呕恶或谵语，脉形弦滑而数，欲咳不爽，二便违和。气血既伤，无力以化暑邪而剧，虽有白痦外布，不足以泄其邪，恐其难以支持而败。

半夏泻心汤去甘草　生姜　杏仁　归紫饮

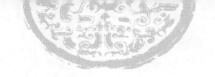

经尽之年，月事尚来，而无血色，是土败也，血枯也，气虚不能摄血也。无怪乎久而不止，面浮跗肿，嗌干心悸，妨食无味，脉息少神，接踵而来，以招不克支持之兆。

八珍汤去芎　乌鲗　茜根炭　鹿角霜　龟板　紫石英

月事不来者，胞脉闭也。任主胞胎，任脉为病，女子带下瘕聚。今带下色赤，瘕聚攻痛，如是者，久矣，已属重候。加之以内热口干，咳嗽音烁，痰曾带血，少纳肉削，右脉细数，左关弦数。自下而损及于上，何从下药乎？况因病而用药石，因药石而更增其病，变出真寒假热之象。自古以来，本无治法，权拟一方，未知弋获否。

椿根皮丸　龟板胶　鹿角霜　川贝　紫石英　犀黄三厘　北沙参
当归身　茯苓　陈皮　麦冬

产后寒热间断而作，疹痦齐发，汗无虚日。邪少虚多，不言而喻。因思汗为心液，多则伤阳，所以脉形细小而数，按之少神，肌肉暗削，语言无力，苔薄舌红，口干味淡，少寐呻吟，阴门未收，子宫下坠。虚热不能退清，大便干结，白痦小发，畏寒复衣，手指微动，日虚一日，竟有不克支持之兆。清提于前，滋养于后，层次得法，断不能出此范围，喜功生事。

人参　黄芪　大生地　阿胶　枣仁　茯神　苍龙齿　牡蛎
甘麦大枣汤

劳倦忧思之体，本宜培补，亦所逍遥。近日脘中胀痛，累及胃胁，大便不通，仅转矢气，苔黄带黑，口干又苦，右脉滑数不畅，左部弦急而数。想是肝经气火内旺，胃家痰食交阻也。但无力运通，必须挟其元气，消其痰食，缓缓图之，以冀不起虚波为幸。

旋覆花汤　金铃子散　雪羹汤

大便已通，黑苔已化，胸胁胀疼，尚与前日相同。据述胀疼之气，自左而移及于右。古经云：气从左边起者，肝火也。肝火挟痰，右部胀疼，反甚于左，左脉弦数，右更滑大，口干味苦，神倦色青。痰火虽病，气阴两亏，窃恐不胜其任，而加厥脱情形。

旋覆花汤　左金丸　白芥子　人参须　白芍

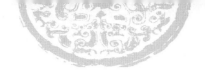

左边所起之气平而不升，胀痛大减，小胀小痛情形未能了之。脉来滑数，滑则为痰，数而为火。痰火之留恋者，在于脘胁部分，肝胃两经之界也。即从此处出方。

  化肝煎 参须 竹沥 乌梅 青盐 橘叶

肝胃已和，脾阳不运，脘部痞胀，得食则剧，且兼嗳出陈腐之气，舌苔根浊，脉形郁数。勿以小缓而忽之。

  生冬术 神曲 香附 腹皮 陈皮 山栀 竹沥 大荸荠 资生丸

脾阳不足，胃液还虚，饮食一多，自知少运，龈胀嗌干，脉来软数，大便如栗。主以化法。

  四君子汤 麦冬 川贝 陈皮 松子仁 麦仁 柏子仁 金石斛
资生丸

胃强脾弱者，心火有余，肾火不足也。

  资生丸 半夏 麦芽 山药 莲肉 麦冬 金石斛 菟丝饼 灯芯

饮食噎而不下，容易吐逆，脉形坚急，是膈症也。近来咳嗽咽干，燥气又戕于肺。兼理为宜。

  四物汤 白蜜 芦根 川贝 橘红 竹沥

昨夜咳嗽浓痰，不为胸闷络痛，而又带血于痰者。日间游走，未免受燥伤营。然静以养之，第一要着。

  泻白散 川贝 知母 侧柏叶 忍冬藤 丝瓜络 茯苓 枇杷叶
茅根 五汁肺丸

少腹气攻作痛，累及上脘，升则有形，降则少迹。便溏溺黄，或发寒热。寒凝气滞，病本在肝，顺乘中土，或夹痰食于中。

  吴仙饮 二陈汤 桂枝汤 川朴 延胡 青皮

脘中坚大如盘，腹中漉漉有声，时常作胀，日食更疼，便溏溺短，跗肿面浮。积饮在胃，而脾元虚者，无力消运，恐增腹满。近来咳嗽嗌干，土病日久，不能生金于上，燥气加临，势所必至，防喘。

　　枳术丸　二陈汤　鸡金　川朴　杏仁　桑叶　枇杷叶

右胁下痛，升则吐酸涎沫，降则脊旁不舒，舌苔薄白，脉息浮弦。此系胃家积饮，走入肺部络中。

　　推气散　二陈汤　白芥子　竹沥

阴虚血热之体，阳络曾伤，而痰带血点，病情又进一层。现在甫止，脉形芤细而数，当作未雨绸缪之计。

　　二至丸　泻白散　童便　苡仁　茅根　枇杷叶

去年病后，咳嗽未了。曾伤阳络，胸闷不开。所吐之痰，脓黄者少，白沫者多。或嗌干，或背胀，或凛寒，或溺黄，隐见不常，眼眵盗汗，兼而有之。显系肺为娇脏，余邪留落其间，无力以消以化，清肃不行。际此燥金行令，当以西昌法救之。

　　清燥救肺汤　川贝

左偏头痛，发于秋冬，近来失血之余，心悸少寐，苔白舌红。阴分已亏。

　　酸枣仁汤　金石斛　淮小麦　生藕

色之苍，唇之红，谁不知其为阴弱者？阴弱发热，夜分为多。此乃日间为甚，咳嗽音闪，头胀且眩，苔白舌质青紫，必有阳邪外感。防损。

　　金沸草散　橘红

下体酸夹无力，小水清白，而肌肤发热，口中干苦，舌苔满白，动则气喘，多汗心悸，头眩，脉形弦数。显系肾气本虚，不能蒸腾脾土，土中湿热为病，理之不易。

　　甘露饮

肌肤之发热，口中之干苦，已经向愈。下体之酸夹，舌苔之满白，亦渐向

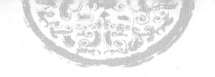

和。所进甘露饮，颇为合法。惟动则气喘自汗，头眩心悸尚未向衰，脉形弦数，左偏为甚。肾气虚者，既不能蒸腾脾土，又不能涵养肝木。盖肾虽属水，而真火寓焉。

　　四君子汤　金石斛　菟丝饼　枸杞　陈皮　大熟地　牡蛎　白芍

曹存心医案选按

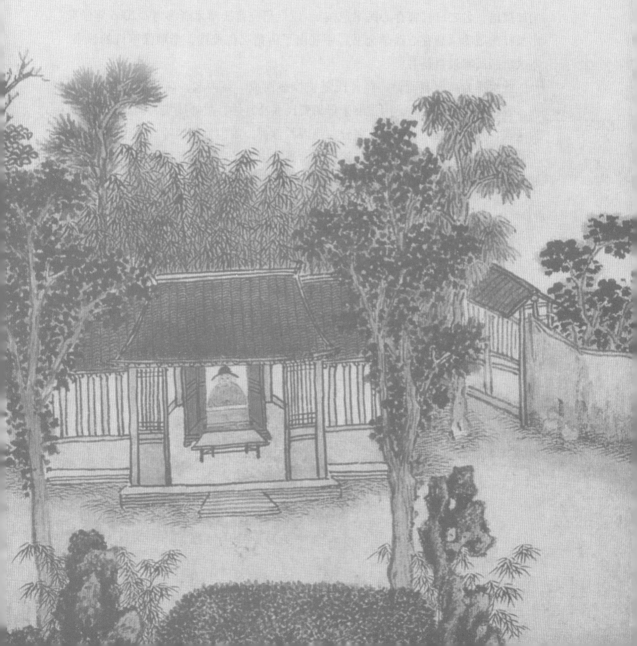

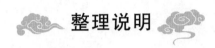

整理说明

　　《曹存心医案选按》，一卷。此书系曹氏弟子高丙叔所著《养心庐医案》中随师临证时存录的医案。原为抄本，褚玄仁从其所藏的抄本中选取 68 例医案，间加按语，名之曰《曹存心医案选按》，以供研究曹氏学术者参考。2006 年学苑出版社出版的《曹存心医学全书》中刊出了由褚玄仁校按、李顺保审订的该书，本次出版医案录自是书。

　　此医案为高丙叔所诊，经曹氏复核修改而成。高丙叔，名廷燮，常熟淼泉人。曹仁伯祖父本姓高，因过继于母舅曹氏而易其姓，故师徒实为同族，相处极为亲密，凡常熟地区之病人，多分与高丙叔诊视，盖预为其满师后计也。高丙叔不负师望，卒业后在淼泉祖居应诊，兼营高大生堂药店，诊务遍及常熟城乡，并邻县太仓。著有《养心庐医案》，内附随师临证案 129 例。

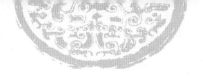

目录

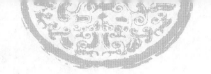

◎ 温病

秦 问村

风温上犯肺经，寒热之时，鼻衄如注。鼻乃肺之外候，位高气肃，少血多气。惟阳明为多血之乡。热蕴阳明，蒸动络血，脱出于胃，上行清道，此衄之自阳明而出于太阴也。阴分虽亏，必先事于凉血清邪。

　　鲜生地　侧柏炭　茜根炭　淡黄芩　山栀　净连翘　赤茯苓

细白薇　荆芥

朱 谢家湾

病逾一候，外热不扬，里邪弥炽，咳逆咽痛，舌绛且剥，神倦黏汗，脉数而郁。风温欲从火化，正气先见不支。如增虚波，甚不稳妥。

　　香连翘　焦山栀　白薇　赤苓　肥知母　象贝母　鲜沙参　淡芩

青蒿　淡竹叶　活水芦根肉

复诊

　　去淡芩　加杏仁　瓜蒌皮

温 六村

风温发痧，从肺胃来。阳邪不从阳达，陷入于肠，转而为痢。肺与大肠为表里，胃与肠为痢门，无形有质，病归一辙。分头而治，未识能应手否？

　　粉葛根　淡黄芩　香连丸　赤芍　桔梗　银花炭　江枳壳　山楂炭

大力子[1]　连翘壳　西河柳枝叶

玄仁按　此症为麻疹夹痢疾，药用葛根芩连加味止痢；柽柳、牛蒡（大力子）疏风透疹；复以银、翘清热解毒。用药周到，案语亦精当明了。

彭

湿温亲时，邪火独炽，伏时湿浊齐露。症经七日，正属缠绵之际。现在热势已退，脉尚弦数。症情颇安，脉情颇逆。凭脉不凭证之训，其一征也。

　　芎术[2]　生石膏　知母　连翘壳　淡子芩　杏仁　郁金　飞滑石

红栀　槟榔

玄仁按　此病必有白腻苔，热势虽退而脉还弦数，因凭脉而投以苍术白虎汤加味。

---

〔1〕大力子："牛蒡子"之别称。
〔2〕芎术："川芎""白术"之合称。

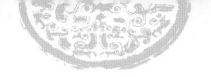

邹

伏邪内溃，身热加剧，自觉昏昏不爽，舌苔满白，干不多饮，而反汗多口腻者，夹湿也。防变。

　　达原饮_{去草果}　加赤苓

徐

寒热将两候，不类乎疟，上鼻衄，下如痢，舌绛，脉右数。肠胃暑毒内蕴，证情涉险。

　　小川连　淡黄芩　统连翘　赤芍　青皮　郁金　香青蒿　地榆炭
益元散　鲜荷边

郑

热势或盛或衰，去来如潮。其来也，非朝感暮发；其去也，非旦汗夕安。盖暑湿之伏于夏而发于秋，其邪不在表而在里。病则动关三焦，而募原，而阳明，最为黏腻，剥去一重，推出一重。汗吐下俱无当也。俟两候外平善，以冀弋获。

　　制茅术　川朴　草果　肥知母　炒香豉　连翘壳　滑石　黑山栀
淡子芩　海南子〔1〕

金　苏尖

喉痹本属外感，现在喉中腐痛之外，身热无汗，红点隐约，更属外感，此名重感也亦宜。然目兼上视，竟有谵语之忧变。

　　豆豉　连翘　牛蒡　通草　荆芥　鲜地　蝉衣　赤芍　大贝　杏仁
西河柳　茅根

玄仁按　此为痧疹症。药用解肌透达，兼以甘寒解毒，乃此症初起治法。

◎ 疟疾

笪

劳倦伤中，间疟十余作，汗多喜唾，右脉无神，舌苔白腻。不独中虚，阳亦告困。防脱。

　　小建中汤　青皮　草果　淡黄芩　白术　绵芪皮　青蒿

---

〔1〕　海南子："槟榔"之别称。

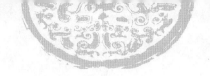

施

三疟伤阳，阳衰则阴邪弥合，四体恒寒，六脉已绝。阳一分将尽矣，奈何？

制川附_{青盐水拌，七分}　淡干姜_{一钱}　炙甘草_{一钱}　西洋参_{元米炒，一钱}

另：金匮肾气丸一两。

复诊　真阳渐转，阴寒外达，脉复肢温，是佳兆也。寒热无汗，病邪初彻，元阳素亏，安危未定。

桂枝　赤芍　白薇　杏仁　制半　象贝　大豆卷　桑叶　橘红

花粉　赤苓

金　璜泾

怀麟五六月之间，脾胃司胎，无力以化疟邪。疟势颇盛，窃恐伤胎坠下。就口渴喜饮热汤而论，当以茅术白虎汤加减治之。

茅术　生石膏　肥知母　白粳米　甘草　纹银　白芦麻　苏梗

薄橘红　竹茹　砂仁　桑枝

◎ 痢疾

徐　六河

痢疾古称滞下，亦谓之肠澼。凡暑湿外伤经络，则为疟；内伤肠脏则为痢。痢之一证，无形多而有质少也。兹先泻后痢，脾邪传肾。痢后夺精，肾复叠伤。今经一月，前阴短缩，后窍溜水。《内经》云：肾主二便，开窍于二阴。肾阴因久痢而耗竭，肾阳亦因痢久而虚衰。肾兼水火，水亏火亦衰也。不内外因之体，常行升令，其关键处，全凭中土有权，庶几培植先天。缓图之计，实不得已之数也。今舌苔花剥，下溜如卮，中州失安，此一征也。脉右小数，凝按无神，胃元告困，脾液下流，又一征也。势必阴竭阳绝，阴尽痢止而后已，奈何？

金匮肾气丸_{炒炭}　茯苓　炮姜　於术炭　台参须　米粉炒阿胶

东白芍　元米炒洋参　荷蒂　赤石脂

复诊　久痢伤阴，阴伤必累乎阳。少阴之开阖失司，肾兼水火，水亏火亦衰也。

大熟地_{切，制川附三分，浸汁拌炒}　归身　奎白芍_{上肉桂三分，酒浸拌炒}

人参　赤石脂　炮姜炭　於术_{土炒}　真阿胶_{蛤粉拌炒}　荷蒂　乌梅炭

煅龙骨　云茯苓

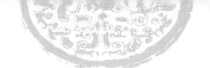

玄仁按 此症痢下如水，"后窍溜水"，故方用桃花汤温中涩肠，肾气丸温肾，四君健脾。增入之药，亦均恰当病机。

胡 常熟南门外

痢疾古称滞下。滞下者，暑邪食皆可壅滞于肠胃，从下而泄也。泄而畅下者，便可不疼，疼则下而不畅也显然。然则痢疾门中，首推芍药汤，良有以也。

制锦纹　川雅连 吴萸炒　淡黄芩　赤芍　木香　全当归　花槟榔
川厚朴　甘草

顾 浒浦

下痢白积，腹不痛，里尚急，色萎黄，脉濡数。脾虚气陷，中土无权，实少虚多，从乎虚治。

大有芪　冬术炭　西贡潞　防风　枳壳　升麻炭　炮姜炭　煨木香
乌梅炭

李 河村

下痢红积，将及二月。苔白带黄带黑，不惟后重腹疼，而且气升胀逆。易增呃忒肢冷，勿泛视之。

驻车丸　吴萸炒川连　蒲黄炒阿胶　茯苓　三奇散

玄仁按 驻车丸中已有川连、阿胶，再加此二味，似嫌重复。

曹 支川

痢久无不伤阴，腑热多还于脏。所以久下红积，咳嗽作焉。继以音闪喉痒，肉削少纳，舌红脉细。此与下损及上之意相同，如其损过于脾，浮濡之证，接踵而至，则不许治矣。

黄芩汤　泻白散　槐花米　茯苓　川贝

王 才角

湿热留滞未楚，元阴两见其伤。养化一法，或可两得。

元米炒洋参　白术　土炒当归身　楂炭　煨木香　粉桔梗　炙甘草
酒炒芍　驻车丸　滑石

复诊　前方既适，损益用之。

西洋参　冬术　山楂炭　地榆炭　橘红　乌梅肉　升麻　滑石
驻车丸

◎ 泄泻

钱

脾虚积湿，阳运失司。

> 土炒冬术　白蔻仁　苡仁　益智仁　白扁豆　煨木香　怀山药
> 茯苓　干荷蒂　炙草

秦 问村

久泄脾虚气陷，中州之湿热随气下注，始而伤气，继则伤营。粪中带红带白，腹中不痛。实少虚多，即宗古人七虚三实例治。

> 西贡潞　生冬术　炮姜　茯苓　煨木香　丹皮　升麻炭　怀山药
> 小川连　炙草　伏龙肝

玄仁按　此症粪中有红白黏冻，故补脾之中，参入香连丸。

◎ 黄疸

萧 天字号

黄乃中央土色，入通于脾。脾虚则黄色外露，中州之湿热从此泛溢。然黄病有阴阳虚实之分，是症也，虽从湿热而来，参诸脉象，责在脾虚。况酒客中虚，湿热尤甚，而湿热之邪，全赖脾以运之。阳运不司，乾健失职，素积之邪，从何而解。且湿热之淹留不化，脾元受此无穷之累，将来中气不立，真阳淹没，《内经》所谓失守之证也。拟景岳法。

> 西党参　归身　远志　建莲肉　怀山药　干姜　仙灵脾　制茅术
> 冬术　桂枝　茵陈　茯苓　泽泻　木香　炙草

玄仁按　此茵陈五苓散加味，治脾虚湿热偏于湿重之黄疸，可称恰对病机。

◎ 中风

徐 梅李

外邪引动内风，骤尔偏中在左，左属血虚，而运气痰内扰，血中气病也。质素丰腴，气阳早泄。风邪从阳亲上，湿邪从阴亲下，风湿相搏，气痰交滞。其来有渐，其去亦不易也。

> 川桂枝　白芍　炙草　巴戟肉　络石藤　制半夏　白茯苓　西绵芪
> 橘红　秦艽　粉当归　白蒺藜　鸡子黄拌炒　竹沥　姜汁冲

◎ 咳喘

蔡 塘坊桥

哮为上喘，喘出于肺也。肺本清肃，何以作喘？而不知肺为贮痰之器，容易招风，亦易阻气。气机不利，则呀呷有声矣。

> 三子养亲汤　指迷茯苓丸

柯 高墙段

痰饮咳嗽本甚于冬，今已延及初秋，痰浓口燥。风化之火，胎中之火，无不伤之于肺。

> 白虎汤

玄仁按　火热伤肺而咳，用白虎以清热生津，竟不兼用肺药，所谓治病必求其本也。

翁 湖田

胃热上冲其面，面红而四肢必厥，病根又属乎肝，然则肝火内旺，自可以摇精，亦可以动血，并可以刑金咳嗽。

> 大生地　麦冬肉　白芍　茯苓　北沙参　川百合　生苡米　广陈皮
> 石决明　清阿胶　川贝母　茅根　水炙甘草

◎ 虚损

黄 周行桥

脉大为劳，失血之脉必芤，芤而且大，因失血而成痨也，不问可知。然劳者逸之，以使阴火不冲，胃气得清，则咳嗽、神倦、色青等症，亦可渐入佳境，然非烈汉不能。

> 四阴煎　百花　川贝　杏仁　阿胶

褚 苏州

望得色夭肉削，闻得咳嗽气短，问得便溏少纳，切得脉涩而弦。四诊之下，无一而非积虚成损，积损成痨也。劳者温之，损者益之，虚者补之。

> 六味　生脉　干河车　陈皮　坎炁

章 虹桥

咳嗽而见音嘶，金受火刑也。为日已久，肺花生疡，一饮一食，无不呛逆，嗌干咽痛，脉形软数。虚损极矣，奈何？

八仙长寿　知柏　元参　白芍

另：鸡子一具，留白去黄，入制半夏三粒，杵碎，再滴醋一茶匙，安置铁圈上，放在武火中煎三沸。取出独将鸡子吃之，一日一二次。

玄仁按　肺花生疮，即喉癣。其症喉咽形如苔藓，痒而微痛，声音嘶哑，由肝肾阴亏，相火上亢，肺阴耗损而成，故方用麦味地黄加知柏治之。

◎ 内伤杂病

冯 白茆

不知味香，五脏皆有伤意，不独胃气无权而已。脉软心烦，虚阳渐露，日重一日。不得已，仿《内经》谷肉果菜，食养尽之之训，罗列几品以调之。

台参须　麦盐橄榄　扁豆散　砂仁　燕窝　陈皮　淮小麦

林 福山

土能生金，金声不能嘹亮者，土气必虚。虚则补之，盖补土即所以生金。

异功散　桔梗半生半炒　通草半生半焙　诃子肉半生半煨

徐 昆山

善食而瘦，是食㑊。寒不甚，热不甚，是名解㑊。诊得脉缓而细，缓为脾脉，细属血亏，肌肉自削，营卫不谐，所进饮食，徒供给其虚耗而已。

黑归脾汤去远志　加丹皮

玄仁按　《内经》谓食㑊症是多食而形瘦，解㑊症为肢体困倦，骨肉懈怠，少气懒言，形体消瘦。可见此病当还有肢体困倦等候，故方用黑归脾汤加减，以健脾益气补血为治也。

◎ 血症

盛 西周市

木旺于春，春气助肝上升，必乘胃土，胃中所聚之血，容易妄行。究其由来，水亏不能涵木也。

党参　固本　十大功劳叶　旱莲草　芍药　甘草

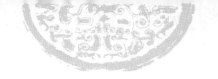

另膏方：

干剪叶一斤　忍冬藤十斤

洗净寸截，和入清水煮汁，去渣，熬浓成膏，溶入龟板胶四两、清阿胶三两，白蜜八两收之。

韩 昆山

阳络伤则血外溢。血从口鼻而出，张氏所谓大衄血也。《内经》云：缓则治本，急则治标。当以黑止法。

鲜生地　茜根炭　荷叶炭　侧柏炭　炒丹皮　三七　丝瓜络猩绛屑　咸秋石　白薇

钟 六县

阳络伤则血外溢，血外溢则吐血。凡血得热则行，得寒则凝，动止必随乎阳，升降必随乎气，所谓阴必从阳，血随乎气。盖血属阴而气属阳，阴主静，阳主动，营行迟，卫行疾。络中之血，常被气阳激动，不止一络中出，而统提诸络，并从阳明而出。且血乃气配，久之气失所依，虚气游行，漫无止期。前人治血不应，必治其气。正治从治，权变法耳。搜索枯肠，俾得应手为幸。非然则正经之血溢尽无余，而吸取一身之血，倾囊而出，能无虑其冒脱乎！

台参须　花蕊石　清童便　归身　白薇　三七　童真　侧柏炭大生地　绵芪

施 花庄

咯血证自古以来未有不言乎肾病者，然肾病诚能咯血，而血之咯者，已经十有余载。而面无晦滞，气无喘状，左脉虽小，不见其数，右寸关部数而且浮，肺胃之间，必有湿热内伏。所以湿热一门，多有咯痰，而湿热之邪，传其营分者，岂有不形咯血。然则咯痰、咯血，亦关乎肺胃，不过同出异名耳。

玉女煎　童真

黄 董浜

久咳阳络恒伤，动则气喘，舌本带辣，脉右数，左细弦。心阴不足，肝火偏旺，而肺金清肃之令久已失司。法当兼理。

鲜生地　侧柏炭　淡秋石　茯神　茅根　川贝母　地骨皮　冬桑叶生蛤壳　款冬花　冬虫夏草

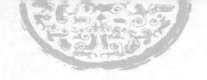

◎ 浮肿　臌胀

居　浒浦

下焦肿者从乎湿。脾阳久弱，积阴不化，足膝浮肿，至夜则剧。气陷不举，阴中阳亦馁也。

　　金匮肾气丸　绵芪　桂木　茯苓　炙草　生冬术　汉防己　牛膝

苈蔚　丹参　升麻　橘红

朋　通海镇

脾虚则湿热内郁为臌，从去菀陈莝例治之。

　　川朴　冬术　腹皮　赤苓　紫苏　泽泻　莱菔子　香附

　　另：小温中丸。

◎ 癖积

夏　梅李

壮人无积，痃癖乃积中之一，踞于右偏，适在脐旁，偏之于上。气分受伤，为病非痰即食。所成三年之久，可磨而不可攻。

　　鸡金散　雪羹　归芍六君丸

徐　九里

胃为市廛，百物所聚，气血痰邪，并聚于胃，久之结而成癖。偏在左旁，下连少腹，按之坚，大如盘，痛着不移。症邪为害，血中气病也。时令木气渐旺，肝邪肆横，乘胃贼脾，势所必至。拙见或攻或补，两属非宜。盖攻其癖，癖不散；补其虚，虚无益。用泄肝和胃，磨积软坚。日积月累之症，徒恃药力，恐无益也。

　　蓬术　川芎　香附　山栀　神曲　枳实　青皮　瓦楞子　延胡

桂木　雪羹

朱　沈市

瘀血结于少腹，坚硬如石，月事虽通，淋漓不断，其色多黑。治以温通。

　　四物汤　制天虫　白马尿　制香附　泽兰叶

洪　湖田

阳虚于下，湿痹于中。少腹硬满如石，小便滴沥而下，比之不利为癃，更进一层。恐增喘汗而毙。

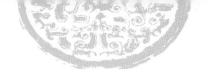

五苓散　白鱼　滑石　木香　牛膝

另：抵当丸五两，研细，入醋、葱汁、白蜜调，涂硬处。

玄仁按　白鱼（原本作"白条鱼"，今据《金匮》"滑石白鱼散"方改），即衣鱼，生于久藏衣帛及古书中，咸温有毒，功能利尿通淋。抵当丸治下焦蓄血，少腹硬满，今改内服为外敷，具有巧思。

又　硬者稍红，癥者稍利，将前方守之可也。

前方加戎盐_一分_

又　小便似和而不能畅通，少腹似和而尚硬满，舌苔湿白，脉息微弦。阳气大虚，无力以通其痹也。

五苓散加川附　木香　韭子　归尾　穿山甲　桃仁

又　病情如作，湿白之苔，渐变糙色，脉形带数。所结之邪，郁而化热，阳虚难化也。

五苓合滑石白鱼散　加木香　韭子　槟榔

煎送抵当丸二钱。

又　大便已通，瘀血食积未有不从此而去。然腹之坚者虽软，其形尚大，苔色嫩黄，口干溺热，脉形弦数，小溲通而不利。湿热郁结于膀胱，势所必然。

四苓合青囊丸　加韭子　木香　滑石　白鱼　槟榔　沉香

◎ 脘腹痛

夏 吴市

脾为使，胃为市。胃能为市，则食而知味；脾不为使，则食而作痛。古语云：食入而痛，是有积也。无乃胃家有积，脾虚不能使其消乎？

归芍六君　保和丸_同煎_　雪羹

沈 玄帝庙

胃脘久疼，时静时躁，躁则有形，静则无迹。肠鸣吐水，甚至四肢逆冷。寒热错杂之邪，出入于肝胃两经。防厥。

黄连汤_去姜、枣_　加乌梅丸_同煎_

余 方浜

肝经受寒，胃家积湿，以致三焦之生气内伤，巨阳之引精失职。申酉之间，

曹存心医案选按

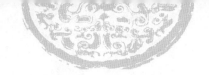

脘中必痛，得后与气，虽则快然如衰，总不及一卧而安。胃必以和，升降自如也。

  二陈汤 良附丸 越鞠丸 薤白 鸡距 葛花 旋覆花

  玄仁按 脘痛一卧而安，似属中虚之象。越鞠丸改为黄芪建中，或许对病情更贴切。

  方 支川

腰为肾之府，奇经所循之经也。腹痛连腰，经邪入络，诊脉沉弦，舌白不渴。风寒袭入奇经之络无疑。

  上肉桂 赤芍 炙草 防风根 晚蚕砂 木防己 茯苓 姜黄
白蒺藜

  王 吴市

绕脐痛，或延少腹，旬日矣。昨晚经水适来适断，胃不思纳，黏汗时出，脉濡弦，舌红苔腻。肝邪滞气，奇经暗病。气血虽伤，尚难投补。古人谓痛无补法，不通则痛是也。防厥脱。

  旋覆花 猩绛 茺蔚子 归须 广郁金 延胡 青皮 制香附
枣仁 茯神 淮小麦 大红枣

  复诊

  前方加制半夏 炒秫米

◎ 噎膈 呕吐

  施 通海镇

失血之余，阴血下损。七情郁怒，五志阳升。食饮下咽即吐，胶痰腥秽，大便闭结，心中如焚，狂渴冷饮。左脉微细而涩，右脉沉实而滑。《经》云：三阳结，谓之膈。此症血液大亏，阳火锢结。所谓阴枯于下，阳结于上矣。又云：天气在秘塞，地气在冒明。必得天气下降，然后地道自通。然六旬外之年，膈症垂成，危期迫矣，奈何！不得已，仿喻氏法，希冀侥幸而已。

  台人参 旋覆花 代赭石 半夏 归身 杏仁 天麦冬 橘红
炙草

  另：用荔枝一枚，入蜒蚰一条，冰片少许，将荔枝肉包好，外用壳合线缚，含口内，冷涎利出即咽下，尽，吐出。

复诊　服药后，下结粪畅甚，右脉稍柔，诸恙依然。再仿前法，参以理痰气。

台参　旋覆　青皮　陈皮　乌药　半夏　炙草　楂肉　乌梅

另：代赭石三钱，研末，参汤调服。

三诊　呕止进谷，脉亦柔和，佳兆是也。心中如焚，口渴引饮，虚阳未宁故也。

六君子　川连　川柏　乌梅炭

玄仁按　此病得力，尤在代赭石一味。代赭研末，用参汤调服更佳，我曾验证过。

黄 梅李

肠主津液，津液内枯，不能敷布于下，大便艰难。已形下膈，而得食噎塞者，更难调治。盖下既不通，必返于上也。

大生地　白芍　归身　沉香　淡苁蓉　火麻仁　柏子仁　橘红

半夏　甘杞子　青盐　玄明粉　鲜首乌　竹沥

田 田家巷

食已乃吐，吐必得阳而来，亦必探吐以出。阳明胃经，必有瘀热在里，所以脉数口渴。

制军_{六两}　苏子_{二两}　莱菔子_{三两}　白芥子_{一两}

为末，将青盐橄榄十枚，泡汤，泛丸。每服二钱。

◎ 痰症

吴 问村

恶味为臭，半载不瘥。痰火之怪，往往如此。

礞石滚痰丸_{七钱，分七服，饭后开水送下}

金 张市

胆者中正之官，决断出焉。胆精不足，决断无能。多疑多虑，变作晦淫惑疾。

十味温胆汤

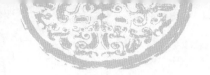

◎ 痫症

陈 张泾

水亏于下，火浮于上，挟痰于行，变为痫症。

> 黄丹 一两　　白矾 二两
> 二味入银罐中煅红，为末。入腊茶一两，取不落水猪心血为丸，辰砂为衣，如绿豆大。每服卅丸，茶下。

◎ 遗精

赵 苏州

遗精有三，或以瓶中贮水者为譬。此乃脉息不浮不沉，左关独见太弦。既非水满之覆，又非瓶破之漏，是肝经火旺，摇动其精，有如瓶中之水，被外物所激而出也。

> 加味黑归脾 去远志　　龙胆草

丸方：

> 三才封髓丹　　加味黑归脾　　龙胆草　　生牡蛎

◎ 失眠

季 常熟

卫气行阳则寤，行阴则寐。寐少寤多，卫气偏行阳分，不入于阴，阴虚不能敛阳，阳不下潜。舍补阴之外，别无他法可求。

> 黑归脾　　龟板　　半夏秫米汤
> 另：磁朱丸。

◎ 虫病

张 六河

中虚湿热生虫，然虫必有风，兼理之。

> 槟榔　　雷丸　　杏仁　　防风　　茯苓　　冬术　　陈皮　　锡灰　　川楝子

原注 人身游热，化而为虫，如萤出于腐草中，亦气化也。或得地之气，或得人之气，感气而生，动者一也。善行数变，非风不成。虫必有风，金针暗度。

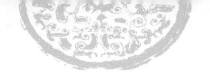

◎ 痰核

葛 支川

肝胆气郁之痰，结于耳下，一载未愈。近来胀痛，发热，脉形不畅，势欲发扬外溃也。法当消散。

    黑逍遥　二陈　丹皮　昆布　海藻　白芥子

雷 三里桥

乳囊，肝胃所循之经也。痰核结于此间，久而不愈。胃家所贮之痰，即因肝经偶郁之气所结。

    十味逍遥　两头尖　橘核　蒲公英

◎ 痹症

唐 支川

项背强几几然，是风也。风无出路，或行于左，或行于右，痛楚靡常，脉缓细小。无血以行其风，反有湿气为伍。

    桂枝汤　当归　冬术　茯苓
    另：刺风池、风府二穴。

孔 彭家桥

风寒湿三气合而为痹，痹在足经。流走不定者，风气胜也。邪入足之至阴，已四载不痊，法当搜剔。

    活络丹_一丸，煮酒送下

◎ 白癜风

朱 谢桥

白癜风。此风从外来，入于气分，则为白也。风性善行，急须化之，息之，以冀不再蔓延为妥。

    白鲜皮　白蒺藜　大麻仁　防风　归身　白芍　桑叶　云苓

◎ 脐突

花 绍兴

脐乃上下之枢也，内通肾气。肾气先天之气也，气被先天之物蒸动而开，开

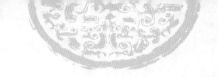

则肠胃游热之邪亦从而内动。脐从外突，日大一日，有似蟠桃光景，不知脐突而不肯已也。天地之大，无所不有，人身之病，亦无不有怪。则其气必乱，调理中焦，为第一要着。

连理汤　牛膝

原注　此人年甫四旬，患症脐大如斗，形如蟠桃，按之坚热，视之紫黑。据说初患脐汁，曾用麝香、荳苗等敷脐法，于是愈敷愈大，延成是证。

玄仁按　此证罕有，似为脐疽。先生药用理中调理中焦，牛膝活血，消症。颇具巧思，但不知其效如何！

◎ 妇科

张　白苧新市

寒热类疟十余发后，骤然咳嗽络伤，血从上溢，溢后胎元从此不动。少阴养胎之候，血去则失其养，而水源欲绝。腹中阵痛，面㿠带青，神情倦怠，脉数而芤。邪热有伤胎之兆，正气有欲脱之机。不下则危，下之则危且迫矣，奈何？

生脉散　当归身　绵黄芪　白芍　青蒿　淡子芩　茺蔚子　香附

复诊

原方加淡姜渣　刀豆子

玄仁按　忽加姜渣、刀豆子二味，想必另有呕恶、呃逆症状。

徐　茅浜

脉弦无力，两尺软弱，怀麟五六月之间，脾胃司胎，腹腰频痛，绵绵带下，病经月余。此属八脉损伤，肝肾大亏之候也。久延不已，有伤胎之虑。拟从奇经立法。

淡苁蓉　柏子霜　菟丝饼　归身　石莲　炒杞子　左牡蛎　辰茯神
甘菊花　桑螵蛸　水炙甘草

高　大虹桥

逆产三朝，今晚不语神迷，舌黑兼白，少腹坠痛，小有寒热。风温郁遏，瘀逆上蒙。三冲之忌，尤险冲心。

西血珀　大生地　归身　荆芥炭　泽兰　天竺黄　郁金　楂肉
赤茯神　连翘心　五灵脂　生延胡

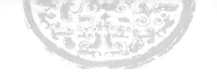

杨 小市桥

产后二月，气血未复，寒热止而复作，忽冷忽热，周身骨节烦疼，脉虚舌白。此属营卫二气大衰，阴阳偏胜为忽冷忽热；阳明虚不司束筋骨而利机关，则身痛；土虚则木乘，心中惊惕。拟以调和营卫，培土泄木，冀其寒热渐平。

川桂枝　归身　白芍　灸甘草　天花粉　炮姜炭　牡蛎　茯苓
红枣

王 塘桥

少腹痛，癸水适来不止，经两旬矣。肝邪乘胃，病及奇经也。

粉归身　黑山栀　茺蔚　西赤芍　柴胡　茯苓　茸术　甘草　丹皮
乌药　制香附　醋延胡　青皮　棕炭

王 庙浜

停经三月，卒然血下如崩，腹中板痛，尚带淋漓。新血去而瘀滞凝，谨调乃嘱。

大生地　荆芥炭　炮姜炭　当归　赤芍　泽兰　延胡　茺蔚子
白薇

郭 问村

带下，经事不调，腰脊酸痛，忙忡。病在奇经，当与八脉推求。

淡苁蓉　归身　柏子仁　炒杞子　菊花　枣仁　茯苓　生杜仲
灸甘草　丹参　茺蔚

后　记

　　初读曹存心的著作还是在大学期间，恩师肖少卿向我推荐了《琉球百问》，意在让我更多地学习古文知识，兼而通达一些医理。似懂非懂之间我竟然也渐入佳境，做了一些读书笔记。读至书末所附《语录》："凡少年人看病，心中必谓天下无死症，如有死者，总由我功夫不到。一遇难处，遂打起精神，与他格算，必须万全而后止。学医者，不可无此种兴会。"方知医学无坦途。曹存心能成为"德被吴中，名驰海外"的第一人，在于他的勤奋治学，融铸古今，着意揣摩各家学说。后又读到《柳宝诒医论医案》中曹氏之《教言》："为医第一要虚心，虚心则学无止境，自觉有错误处，便刻刻用功夫，求所不逮，则学日进而所救者亦多，可以将功折罪。"医学称为活人之术，虚心为第一要务，岂能浅尝即止而满足于成法？此等醍醐醒脑之言，着实对我影响颇大。

　　工作后我开始留心曹存心医学成就及其医学著作。"国朝嘉道间，以医名吴下者，推曹氏仁伯先生。先生生常熟，居苏垣，以儒生通医术。不泥成法，不执成方，变化从心，神明矩镬，以故从游者如云，而名驰于域外。""观其所列百问，剖析毫芒，非博通斯理者，恶能及此哉！而先生随证疏明，穷源竟委，或治本经而先及他经，或论此证而兼通彼证，发挥则层出不穷，精约则片言可了。学者深思而会通之，洵足以为证治之津梁。"此为《琉球百问》杨泗孙所作序言中对曹氏一生的大致经历与医学成就的记述，诚如是也。

　　曹存心（1767—1834），字仁伯，号乐山，江苏常熟福山人。曹存心先世本姓高，清康熙年间，祖父裕德因其舅舅家无子而将其过继给曹姓舅家，于是袭母舅之姓为曹。曹氏父亲名振业，为诸生，以医为生，有医名。曹氏自幼家贫，兄弟四人，他为长兄，本想通过考取秀才功名之类"娱亲心"，只是随着父母年事渐高，曹氏考虑到秀才这样的功名难以支撑家庭门户开支，"乃袯被走吴阊"，开始了学医的生涯，并从吴中名医薛性天学。薛氏是吴中著名温病学家薛生白的族孙，医名隆盛，他对曹存心的评价为："曹生非终窭人也，异日光吾道者必曹生！"

　　曹氏终有所成，为人治病，辄奏奇效，名震于时，求治者摩肩接踵，填街充巷，医名远播海外。道光四年甲申（1824），琉球国遣使来华，特派吕凤仪执弟子礼从学于曹仁伯，"原问""札问"，师徒对医学问题的深究，终成《琉球百问》。《琉球百问》中，问答之间，曹存心毫无保留地介绍了自己的临证经验和体会。"治病求本，示人以法"，"证治处方，独具匠心"，"死必求因，剖析入微"，这是今人对曹氏之医的概述，确能体现曹氏卓越的医学见解和不凡的处方能力。

曹存心的医学著作，除《琉球百问》外，《琉球问答奇病论》《过庭录存》也为大家熟知，更多的曹氏著作却散见于其他医书之中。《增订医方歌诀》，最早刊行于1923年上海千顷堂所印《王旭高医书六种》中；《延陵弟子纪略》，1924年被裘庆元收编入《三三医书》中；《曹仁伯先生医说》，经清代名医柳宝诒评阅，竟未有刊刻本，直至1994年中国中医药出版社出版的《吴中珍本医籍四种》中之《柳宝诒医论医案》内才见其大部分内容；《评选继志堂医案》，初刻于清光绪三十年甲辰（1904）《柳选四家医案》中；等等。

笔者易岗于吴门医派研究院后，有了更多的时间静心研读曹氏著作，所谓"丈夫丁壮而不耕，天下有受其饥者；妇人当年而不织，天下有受其寒者"，岗位责任使然。一日偶见清道光年间昆山儒医潘道根所抄曹存心弟子姜秋农随师诊疗而录的《曹氏医案》五卷本，叹为观止，萌生汇聚曹氏医案全集之意。后又得见《曹仁伯沈研芗医案》之《继志堂曹仁伯医案》，此意更一发不可收。除却对曹氏医学成就敬仰之意，曹氏医案本身审病程久暂，察治疗转变，候三部脉象，辨邪正盛衰，以至随机立法，以法处方，足可为现代临床所借鉴。

"凡临证，须审病人情状，酌配方药。但记每方治某病便非。""凡看病须要格分寸。谅病之分寸，而定药之分寸，格成一方，看去增减一味不得。""大约功夫到时，眼光中无相同之病。看一百人病，便有一百人方，不得苟同，始为有味。若功夫不到，便觉大略相同。""学医当学眼光。眼光到处，自有的对之方，此中有说不尽之妙，倘拘拘于格理，便呆钝不灵。"曹氏之语，非虚也！

曹存心作为吴门医派历史上著名的医家，又是中外医学交流的佼佼者，其独到的医学造诣非只言片语所能尽及，需要有志者尽心研究。笔者聚所见曹存心医案文献为一集，名之为《曹存心医案全集》，旨在反映曹氏医案全貌，为有志于依据曹仁伯医案者提供一定的方便。书内《过庭录存》《延陵弟子纪略》《评选继志堂医案》《吴门曹氏医案》《曹仁伯医案》《继志堂曹仁伯医案》《曹存心医案选按》种种，均为曹氏门人随师临证实录，有些也经过曹氏的审定。因曹氏门人众多，所记述的医案各有不同，有些抄本的医案也存在一些重复，为尊重原著风貌，笔者未作删减，研究者需加以甄别。自然也有一些未见医案，需待来日发

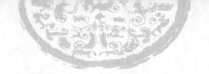

现后补入。

本书之成，同道孙柳、张晖，弟子徐青青、管淑萍、李晶晶，贡献良多，录入查询，复核校正，倾注着他们诸多心血。本书的出版得到了江苏省中医药科技发展计划重点项目（项目编号：ZD201909）、苏州市吴门医派传承与发展专项、吴门医派杂病流派建设项目等的经费资助，在此一并予以感谢。

欧阳八四

2022 年 4 月